贵 州 省 科 普 丛 书
贵州省科协科普作品专项经费资助

贵州省哲学社会科学创新工程资助项目
贵州省科技厅黔科合支撑[2023]一般092

健康多景图

养生文化与健康

杨 静 陈信羽◎著

新 华 出 版 社

图书在版编目（CIP）数据

养生文化与健康 / 杨静，陈信羽著 .
北京 : 新华出版社，2024. 12. -- (健康多景图).
ISBN 978-7-5166-7677-6

Ⅰ. R212

中国国家版本馆 CIP 数据核字第 202410XF20 号

健康多景图（全六册）

全书作者： 杨　静　杨　熙　石永忠　朱　珠　伍　禹　鄢　超
张　宏　张晓春　陈信羽　方　乐　高玉梅　代亮亮

责任编辑： 蒋小云　丁　勇

出版发行： 新华出版社有限责任公司
（北京市石景山区京原路 8 号　邮编：100040）

印刷： 北京亚吉飞数码科技有限公司

成品尺寸： 165mm × 240mm　1/16　　**印张：** 44.5　　**字数：** 419千字
版次： 2025年3月第1版　　**印次：** 2025年3月第1次印刷
书号： ISBN 978-7-5166-7677-6　　**定价：** 216.00元（全6册）

康养系列丛书编撰委员会

主　编：贵阳康养职业大学

委　员：杨　静　杨　熙　石永忠　朱　珠　伍　禹　鄢　超
　　　　张　宏　张晓春　陈信羽　方　乐　高玉梅　代亮亮

贵州省科普丛书工作委员会

主　编：朱洪波

委　员：宋宝安　胡瑞忠　杨泳滨　黄远红　陈　积　周　琦
　　　　苏向东　冯新斌　杨　松　傅　涛　王　涛　沈祥春
　　　　李红林　夏峥嵘　潘学军　李　飞

前　言

当代社会，随着科技的飞速发展和人们健康意识的不断提升，健康问题已经成为全球关注的焦点。本书正是在这样的背景下应运而生的，旨在从多个角度深入探讨影响人类健康的各种因素，并提供科学的健康指导和建议。

当前，健康领域的研究已经从单一的生物医学模式扩展到了包括心理、社会、环境、生活方式等多方面的综合考量。随着互联网技术的广泛应用，健康信息的获取和传播变得更加便捷，但同时也给信息真实性和权威性带来了挑战。此外，化学制品在日常生活中的普遍使用、环境污染的日益严重、社会压力的不断增加，都对人们的健康产生了深远的影响。

本书旨在通过对健康相关领域的深入分析，揭示影响健康因素的内在联系，同时普及健康知识，增强公众的健康意识和提高自我保健能力，促进健康生活方式的形成，为构建健康社会贡献力量。

本书内容丰富，涵盖了化学与健康、营养与健康、运动与健

康、心理与健康、养生文化与健康，以及互联网技术与健康等多个层面。每一部分都从不同的角度出发，系统地介绍了相关领域的基础知识、研究进展、实用技巧和案例分析。

本书的编写具有以下特点：

（1）融合性。本书内容融合了医学、营养学、心理学、社会学等多个学科的研究成果，旨在全面解析健康问题。

（2）实用性。本书提供了大量适用于日常生活的健康指导和实用建议，如合理膳食、科学运动、情绪管理等。

（3）科学性。本书以最新的科学研究和权威数据为依据，确保所提供信息的准确性和可靠性。

（4）通俗性。本书以浅显易懂的语言解释复杂的健康概念，使读者能够轻松理解和掌握。

（5）时代性。本书特别关注互联网技术在健康领域的应用，如在线医疗、健康管理 App 等，体现了健康研究的时代性。

本书参考了各领域的相关专业知识，并结合丰富的实践经验，为读者提供了一份全面、深入、实用的健康指南。希望通过本书的阅读，帮助每一位读者更好地理解健康，掌握科学的健康方法，享受健康、快乐的生活。

作者

2024 年 8 月

目　录

三、四季有别，顺应四时自安康 / 038

四、十二时辰里的养生之道 / 049

健康多景图

之养生文化与健康

养生文化与健康紧密相连，互为表里。养生文化强调顺应自然、调和身心，通过饮食、运动、作息等多方面的调节，达到预防疾病、延缓衰老、提高生活质量的目的。健康则是养生的终极目标，体现了身心的和谐与平衡。在现代社会，养生文化为人们提供了一种积极的生活态度和科学的保健方法，有助于人们更好地理解和维护健康，实现身心健康的全面发展。

一、文雅生活，健康养生

1. 诗词中的养生智慧

诗词中的养生智慧涵盖了饮食调养、生活起居、心态调节、运动健身和穿着保暖等多个方面。这些智慧不仅体现了古人对生命的尊重与珍视，也为现代人提供了宝贵的健康启示。通过学习和实践这些养生智慧，我们可以更好地保持身心健康，享受美好生活。

（1）饮食调养

①食粥养生

陆游在《食粥》一诗中写道：“世人个个学长年，不悟长年在目前。我得宛丘平易法，只将食粥致神仙。”这句诗道出了食粥的养生之道。清粥虽然味道寡淡，但具有养胃健脾的功效，尤其是在寒冷的冬季，一碗热腾腾的粥不仅能暖胃，更能滋养身心，是冬季养生的绝佳选择。

②半饱无兼味

龚廷贤在《摄养诗》中提道：“食惟半饱无兼味，酒止三分莫过频。”这句话告诉我们，饮食应适量，避免过饱，这样有利于脾胃的健康。同时，食物的选择也应多样化，但不宜过于繁杂，以免加重脾胃的负担。

（2）生活起居

①梳头养生

陆游在《杂赋》中写道：“觉来忽见天窗白，短发萧萧起自梳。”醒来时发现窗外的天已经亮了，头发有些凌乱，于是自己动手梳理头发。这里提到的“每天早起梳头”，不仅有助于滋养秀发，防止脱发，而且现代医学也证实，梳头能加速头部血液循环，有助于缓解压力，增强记忆力。

②午睡习惯

陆游在《夏日杂题》中描述了午后小睡的惬意：“午梦初回理旧琴，竹炉重炷海南沉。茅檐三日萧萧雨，又展芭蕉数尺阴。”午后的小憩能暂时忘却烦恼，使心情愉快。刘子翚在《张守唱和红字韵诗八首》中写道：“午枕回清梦，疏林逗远风。”午睡不仅能帮助我们消除疲劳，还能提高免疫力，对身体健康大有裨益。

③晒太阳

周邦彦在《曝日》中描述了冬日晒太阳的惬意：“冬曦如村

酿，奇温止须臾。”这与《黄帝内经》中“阳气者，若天与日，失其所，则折寿而不彰”的观点相呼应。晒太阳可以补充人体所需的阳气，增强免疫力，促进新陈代谢，对身体健康具有重要作用。因此，我们应该充分利用阳光资源，适当进行户外活动，享受阳光带来的健康益处。

（3）心态调节

①乐观豁达

程颢在《春日偶成》中说道：“云淡风轻近午天，傍花随柳过前川。时人不识余心乐，将谓偷闲学少年。”这说明了“心乐才有身乐”。在他看来，乐观旷达的心态是健身强体的关键。当我们保持乐观、豁达的心态时，内心会感到愉悦和满足，这种情绪状态会进一步影响我们的身体健康，使我们更加有活力和抵抗力。

②少思寡欲

龚廷贤在《摄养诗》中写道：“少思寡欲勿劳心”。他强调减少忧虑和欲望，保持心灵的宁静。在现代社会中，我们常常因为各种事情而烦恼和焦虑，这些负面情绪会消耗我们的精力和能量，影响身心健康。因此，学会放下一些不必要的忧虑和欲望，让自己的心灵得到放松和休息是非常有益的。

（4）运动健身

苏轼在《游诸佛舍，一日饮酽茶七盏，戏书勤师壁》一诗中，细腻地描绘了饮茶后的舒适感受。他提道，在品尝了浓郁香醇的茶水后，食物的油腻感似乎被神奇地中和，而身体的疲劳也在茶香中逐渐消散。更重要的是，他强调了在这之后进行的各种活动，这些活动不仅是身体上的运动，更是精神上的振奋与灵魂的唤醒。它们展现了运动对于生命的重要价值，体现了运动是维持生命活力与生机不可或缺的要素。

龚廷贤在《摄养诗》中也对此进行了深刻的阐述。他倡导适度运动，强调运动不仅能帮助人们保持健康的体魄，还能促进精神的愉悦与心灵的宁静。通过适度的运动，人们可以远离疾病的困扰，享受更加美好与充实的生活。这些诗句与观念都深刻揭示了生命与运动之间的紧密联系，彰显了运动对生命健康的重要价值。

（5）穿着保暖

在古代文人墨客的笔下，衣服常常被赋予深刻的文化意涵和实际的功用价值。韩愈作为唐代的文学巨匠，在他的作品《江汉答孟郊》中，以深邃的文笔巧妙地提到了“狐裘能御寒”。这不仅是对衣物保暖功能的一种描述，更是对生活智慧的一种提炼。他通过这样的话语向我们传递了一个朴素而又深刻的道理：在严冬凛冽之际，身着合适的衣物是保障身体健康的重要措施。

（6）顺应自然

古人在长期的生活实践中，深刻理解并掌握了顺应自然规律的养生智慧。这种智慧体现在他们对自然环境的尊重和适应上，从而达到与自然和谐共生的境界。正如唐代著名诗人杜甫在《茅屋为秋风所破歌》中所描述的那样："八月秋高风怒号，卷我屋上三重茅。"在这里，杜甫虽然描绘了秋季风暴的猛烈和破坏力，但字里行间也透露出一种顺应自然、接受自然洗礼的哲学思考。

这种哲学思考在古代养生文化中有着鲜明的体现。古人认为，人类的生活和健康状态与自然环境密切相关，四季的更替、气候的变换对人的生理和心理都会产生影响。因此，他们主张养生应顺应自然，随四季变化而调整生活节奏和养生方法。比如，春季，万物复苏，肝气旺盛，此时应注重养肝，保持情绪舒畅，以促进身体健康；夏季炎热，心火旺盛，应注重养心，避免情绪激动，保持内心的宁静；秋季干燥，肺气收敛，应注重养肺，多饮水，保持室内湿润；冬季寒冷，肾阳收敛，应注重养肾，保暖防寒，适当运动。

这种顺应自然的养生哲学不仅体现了古人的智慧，也为现代人提供了宝贵的养生之道。在快节奏的现代生活中，人们往往忽略了与自然的联系，过度追求物质生活，导致身心健康问题。因此，重新审视并践行古人的养生哲学，对于改善现代人的生活方式，提高生活质量，具有重要的指导意义。我们应该学习古人顺应自然的智慧，调整自己的生活方式，与自然和谐相处，从而达到身心健康、延年益寿的目的。

（7）睡眠的重要性

睡眠是维持生命活力和健康的关键要素，它在我们的日常生活中扮演着至关重要的角色。正如唐代诗人孟浩然在《春晓》中所描绘的“春眠不觉晓，处处闻啼鸟”，这不仅生动地勾勒出春天的宁静与生机，也隐喻了充足睡眠对我们精神焕发和身体健康的重要性。

古代人们早已认识到睡眠的重要性。他们相信，高质量的睡眠有助于恢复体力，增强免疫力，是保持健康的关键。正如孟浩然所表达的，春天是充满生机与希望的季节，良好的睡眠就像春天的阳光，为我们带来新的活力和力量。因此，我们应该重视睡眠，培养良好的作息习惯，确保每天有充足的睡眠时间。这样我们的身体才能得到充分的休息和恢复，免疫力得以增强，更好地应对各种疾病和压力的挑战。

（8）养生与修身的结合

古代的养生智慧不仅限于身体健康的关注，更是一种追求身心和谐统一的哲学思想。在古代文人的作品中，我们经常可以看到他们对这种养生智慧的深刻体现和阐释。例如，苏轼在《和子由渑池怀旧》中写道：“人生到处知何似，应似飞鸿踏雪泥”，这句话不仅表达了对人生无常、世事变迁的感慨，也反映了古人对修身养性的高度重视。

在古人看来，修身养性是提升精神境界的重要途径，而精神境界的提升，最终目的是实现身心的和谐统一。他们相信，只有身心达到和谐统一的状态，人才能真正实现健康和幸福。因此，古代的养生智慧不仅关注身体的锻炼和保养，更注重内心的修养和精神的提升。

这种注重身心和谐统一的养生智慧，在古代的文学、哲学和艺术作品中都有所体现。例如，在古代绘画中，常常可以看到描绘山水、花鸟的作品，这些作品不仅展现了大自然的美，也反映了古人对自然和谐的追求。在古代音乐中，也常常体现出对和谐音律的追求。这些都说明了古人对身心和谐统一的追求，已经深入他们的日常生活和文化艺术中。

通过学习和实践这些诗词中的养生智慧，我们可以更好地理解古人的养生之道，并将其应用到自己的生活中。同时，这些智慧也提醒我们在追求健康生活的道路上，要注重身心和谐、顺应自然、节制欲望、保持乐观心态等方面，从而达到养生的最佳效果。

2. 歌唱的养生功能

在深入研究歌唱对于人类身心健康的积极影响时，我们不难发现，这种影响是多方面且显著的。歌唱这门艺术不仅为听者带来了音乐的愉悦感受，更在无形中对人的身心健康产生了全面的提升意义。

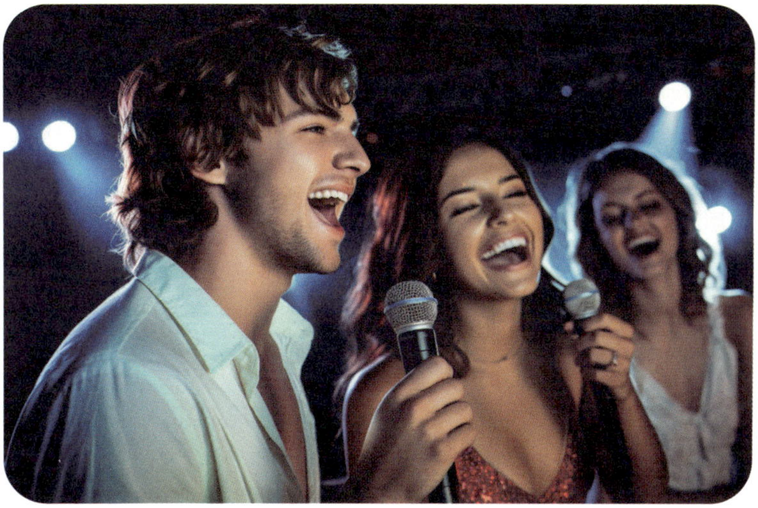

图 1　歌唱艺术

（1）提升人体免疫力

歌唱对于提升人体免疫力的效果尤为显著。当个体全身心投入歌唱时，其大脑倾向于聚焦于音乐的旋律，这种聚焦状态不仅为个体带来愉悦的心理体验，还促使个体从日常生活的心理压力中解脱，进入一种心灵宁静与舒适的状态。从医学研究的视角出发，歌唱过程中大脑会释放一系列与吗啡类似的神经递质，这些物质在缓解压力的同时，也促进了免疫球蛋白和抗压力激素的合成与释放，进而强化了人体的免疫防御机制。

（2）增强心肺功能

歌唱对心肺功能的积极影响亦值得关注。作为一种有氧运动形式，歌唱能够显著加速人体的新陈代谢过程，促进血液的流畅循环，从而增加了组织细胞的氧气供应，使个体保持高度的精神活力。更为重要的是，歌唱在缓解支气管哮喘、肺气肿等呼吸系统疾病方面亦展现出积极作用。它通过增强心肺的锻炼效果，促进肺容量的扩大，提升肺部的通气与换气效率，使呼吸过程更为顺畅无阻。

（3）缓解精神压力

在精神压力的缓解层面，歌唱彰显出显著且独特的作用。当个体遭遇生活压力的困扰时，歌唱作为一种有效的情感释放途径，通过音乐的媒介，使个体能够抒发内心的情感，表达心声，进而实现心理压力的释放与舒缓。这种方式不仅优化了人的心理状态，还对缓解抑郁、焦虑等精神健康问题具有积极作用。

（4）增强记忆力

歌唱在增强记忆力方面也展现出显著效果。作为一种需要大脑深度参与的活动，唱歌要求个体从记忆中检索、恢复并重新演绎歌曲的相关信息。这一过程不仅锻炼了大脑的认知功能，还有助于提高个体的记忆力。通过参与唱歌活动，个体能够维持大脑的活跃状态，进而在一定程度上延缓认知功能的衰退。

（5）促进体重管理和身体塑形

歌唱不仅作为一种艺术形式，还蕴含着显著的健康效益，尤其在体重管理和身体塑形方面。具体而言，当采用腹式呼吸法进行歌唱时，腹部肌肉得到了显著的锻炼，进而促进了脂肪的分解和消耗。此外，唱歌过程中要求身体保持平衡和稳定，这种姿态的维持对于塑造优雅的身体线条同样起到了积极的作用。

（6）抗衰老

在抗衰老的层面上，歌唱也展现出了其独特的价值。通过歌唱活动，人们能够调节体内部分激素的分泌水平，从而加速新陈代谢过程，这在一定程度上延缓了人体的衰老进程。同时，歌唱还能改善皮肤的生理状态，使皮肤保持紧致和弹性，从而有效延缓了皮肤的老化过程。

（7）促进新陈代谢

深入研究歌唱的好处时，我们会发现它对消化系统健康的积极作用尤为显著。在歌唱过程中，我们通常采用腹式呼吸，这不仅是一种呼吸技巧，更是一种促进身体健康的自然方法。这种呼吸方式能够有效地促进大肠蠕动，进一步刺激消化液的分泌，帮助身体更有效地消化食物和吸收营养。对于经常面临便秘、腹胀等消化问题的人来说，这种作用尤为重要，因为它能在一定程度上缓解这些症状，提升生活质量。歌唱不仅是一种生理活动，更是一种心理享受。当我们全情投入歌唱时，可以忘却烦恼，享受音乐带来的愉悦。这种放松的状态有助于缓解紧张情绪，减轻压力，而心理状态的平衡与舒适，也会进一步促进消化系统的健康。

总的来说，歌唱具有多重养生功效。它不仅能让我们在享受音乐的同时体验到身心的愉悦，还在不知不觉中促进了身心健康。因此，我们强烈推荐大家在日常生活中多参与歌唱活动，无论是与朋友一起合唱，还是在家中独自轻声哼唱，都能让我们在享受音乐的同时，获得健康与快乐。

3. 音乐养生的秘诀

音乐养生是一种融合了音乐艺术与身心健康促进的独特的养生方式，它汇集了古老东方的智慧和现代科学研究的精髓。

（1）音乐与肺功能

歌唱过程中，横膈膜的规律性运动显著促进了空气的深度吸入至肺部。在这一过程中，气息的流动对声带产生冲击，进而在共鸣腔内引发声音的共鸣回响。此机制对肺部气机的扩张与宣发具有显著的积极影响。歌唱的正确方法强调依据歌曲音调的变化（高低、长短、强弱）进行精确的呼吸调控。此种调控方式不仅有效锻炼了肺部的生理功能，而且使呼吸与歌唱声线达到了一种和谐的统一，从而实现了对肺气的有效调养。进一步而言，歌唱的艺术实践对慢性阻塞性肺病（简称“慢阻肺”）患者的症状缓解具有积极作用。通过歌唱活动，患者的呼吸功能得到了显著的提高，进而提升了其整体的生活质量。

（2）音乐与情绪调节

音乐作为一种情感表达的高级形式，其蕴含的情感力量能够深刻触及人心，并对人的情感状态产生调节和激活作用，从而对身体健康产生积极影响。在音乐的聆听过程中，音乐的旋律、情感内涵与人体脏腑之气形成了一种微妙的互动，共同作用于血脉的激荡、精神的舒畅与心脉的畅通。具体而言，角调式音乐如同春日的暖阳，温暖而宜人，其旋律明朗而亲切，蕴含着“木”的属性，能够发挥滋养肝脏、调和气血、畅通经络的功效。这些音乐养生的原理深刻揭示了音乐与人体健康的内在联系，进一步展现了音乐在维护身心健康、提升生命质量方面所具备的巨大潜能。通过深入探究这些原理，并将其应用于日常生活之中，我们能够更加有效地利用音乐这一珍贵的资源，为身心健康的养护提供有力的支持。

（3）音乐与身体运动

音乐在促进身体运动方面展现出了显著的有效性，其作为一种激励手段，能够显著增强个体的身体素质，进而提升整体的健康水平。当个体在运动中融入音乐元素时，音乐的魅力不仅为运动增添了趣味性，而且能够显著增强运动的动力，从而实现运动效果的显著提升。音乐的节奏与运动节奏的协调配合，使个体能够更深入地投入运动中，进而获得更为理想的运动成效。

针对成年人而言，学习歌唱也是一种极佳的身体运动形式。这一活动不仅有助于增加脑部血流量，促进大脑与氧气的充分交换，还能促进大脑的新陈代谢过程，进而提升大脑的整体功能。此外，歌唱作为一种呼吸运动，对增强心肺功能、提升身体健康水平具有显著作用。

（4）音乐与睡眠质量

音乐的疗愈力量在促进睡眠方面表现显著，它作为一种独特的媒介，能有效缓解日常生活中的紧张与繁忙，赋予人们片刻的宁静与欢愉，进而对睡眠质量产生积极影响。当我们在临睡前沉浸于柔和的旋律之中，我们的心境会随之趋于平静，身体的肌肉与神经也能得到舒缓，这在很大程度上减少了夜间噩梦与失眠的困扰。

根据科学研究的深入探索，音乐对睡眠的积极作用得到了确凿的验证。其不仅加速了我们进入睡眠的自然过程，还显著提高了睡眠的深度与质量，使我们在睡眠中能够获得更为充分的休息与恢复。因此，为了优化个人的睡眠质量，我们推荐在就寝前聆听一些柔和的音乐作品，借助音乐的魔力，引领我们步入宁静而甜美的梦境。

（5）音乐与免疫力

音乐在生理层面展现出的多重效应中，显著的一点是其对个体免疫系统功能的正向促进。在聆听音乐的过程中，能够有效激活副交感神经，进而调控内分泌系统的稳态，促进免疫细胞的活跃性，从而显著增强机体的免疫能力。免疫能力作为人体抵御外界病原体侵袭的首要防线，其维持在一个良好的状态对于个体的整体健康至关重要。而音乐作为一种非传统的治疗手段，其独特的疗愈效应在提升免疫力和增强机体抵抗力方面展现出显著的效果，使个体在面对各种疾病和外部压力时更具韧性。因此，我们应积极发掘并应用音乐这一天然的疗愈资源，以维护并提升个体的健康水平。

（6）音乐与注意力

音乐对于提升注意力有着显著的效果。无论一个人的年龄大小或者健康状况如何，聆听那些具有放松效果的音乐都能有效延长其注意力集中的时长。这种效果是普遍存在的，不分年龄和健康状况，音乐都能够起到提升注意力的作用。

（7）音乐与疾病预防

音乐具有疗愈的力量，能够对身体健康产生积极影响。恰当的音乐疗法不仅可以缓解各种疼痛，还能改善身体的各项功能，对于预防和治疗多种疾病都有着显著的效果。音乐的力量不容小觑，它能够在医疗过程中发挥重要的作用。

（8）音乐与消化系统

在用餐时播放一些柔和而舒缓的音乐，有助于食物的消化。而在饭后欣赏音乐，则有助于让身体的元气回归中部，健脾消食。音乐对于消化系统的调节作用是显著的，它能够使人们在享受美食的同时，也能关注到身体健康。

（9）音乐与记忆力

音乐中的节奏和旋律的重复性，为我们的大脑提供了一种强化记忆的模式，这对提升我们的注意力具有显著的益处。音乐以其独有的韵律和旋律，能够激发大脑皮层的活动，进而有助于记忆力的增强。

（10）音乐与缓解疼痛

音乐的影响力不仅限于情感上的共鸣，它还具备实际的生理功效。在众多患者的治疗中，音乐被用作一种工具，以减轻他们的身体痛感。科学研究表明，音乐能够激发大脑释放如内啡肽这类具有止痛效果的物质，从而辅助患者缓解痛楚。

综合来看，音乐养生是一种全面综合的健康管理方式。它融合了音乐在情感共鸣、生理影响以及对身体的直接作用，旨在促进健康、舒缓疾病、提升生活的品质。在享受音乐带来的美好体验的同时，我们不仅能够获得精神上的愉悦，还能享受到身体上的健康益处。这是一段身心受益的旅程，让我们在音乐的伴随下，迈向更健康和幸福的生活。

知识窗

何为“音乐治疗”？

音乐治疗这一古老而又现代的治疗手段，以其独特的魅力和深远的疗效，成了一种备受推崇的治疗方法。它不仅仅是简单地聆听音乐，更是通过音乐的旋律、节奏、音色等要素，深入人心，达到恢复、维持及改善心灵与身体健康的目的。

（1）音乐治疗的定义

音乐治疗，就是利用音乐的各种特性，作为治疗手段来达到心理健康和身体健康的恢复和改善。这种治疗方式基于音乐的广泛影响力，通过音乐的刺激和共鸣，对人的生理和心理产生积极的影响。

（2）音乐治疗的原理

① 生理层面的影响

音乐治疗在生理层面上的影响不容忽视。它能够直接作用于人体的血液循环、脉搏跳动、心跳速率以及呼吸节奏等生理参数。音乐的节奏和旋律激发神经反应，调节人体的自主神经系统，促进健康有益的荷尔蒙和酶的分泌，实现生理状态的平衡与协调。

② 心理层面的影响

音乐治疗在心理层面上同样具有深远的影响。它有助于提升个人的自我意识和自我价值感，协助人们管理和缓解诸如焦虑、抑郁等负面情绪。音乐作为一种情感表达的媒介，促进了人与人之间的情感交流和相互理解。此外，音乐还能激发人们的想象力和创造力，为人们提供心灵的慰藉和归属感。

（3）音乐治疗的类型

① 被动式音乐疗法

被动式音乐疗法是音乐治疗中的一种基础形式。在此方法中，患者通过聆听音乐来调节和平衡自己的心理和神经系统。患者可以根据自己的需求和偏好，选择一些舒缓或欢快的曲目进行聆听。在音乐的陪伴下，患者能够体验到身心的放松和愉悦，进而实现治疗和康复的效果。

② 主动式音乐疗法

除了被动聆听音乐外，患者还可以通过唱歌、演奏乐器等活动主动参与音乐创作。这种参与方式使患者更深刻地体验到音乐的治愈力，并通过自我表达和创造性活动进行心理和生理上的调整。例如，参与卡拉 OK 或音乐会等活动，可以让患者有机会在舞台上展示自我，获得自信和快乐。

③ 音乐电流治疗法

音乐电流治疗法结合了传统电疗、针灸、磁疗等技术，通过音乐电流直接作用于人体，更直接地影响人的生理机能和心理状态，从而提高治疗效果。

（4）音乐治疗的适用范围

音乐治疗不仅可以用于治疗和康复精神疾病患者，如抑郁症、焦虑症等，还可以帮助普通人缓解压力、调节情绪。无论是承受巨大工作压力、生活节奏紧张的现代人，还是身体虚弱、需要调养的患者，都可以通过音乐治疗获得心灵的安抚和身体的放松。

（5）总结

音乐治疗以其独特的魅力和治疗效果，在医学和心理学界受到高度评价。音乐的刺激和共鸣能够让人们感受到身心的放松和愉悦，促进心理和生理的和谐与健康。因此，我们应当更加重视音乐治疗的重要性和实际价值，并将其更广泛地应用于临床治疗中。

4. 对弈有益身心

对弈作为一种古老的智力游戏，其益处不仅仅局限于棋盘上的一得一失，更能深入身心，给人带来诸多裨益。

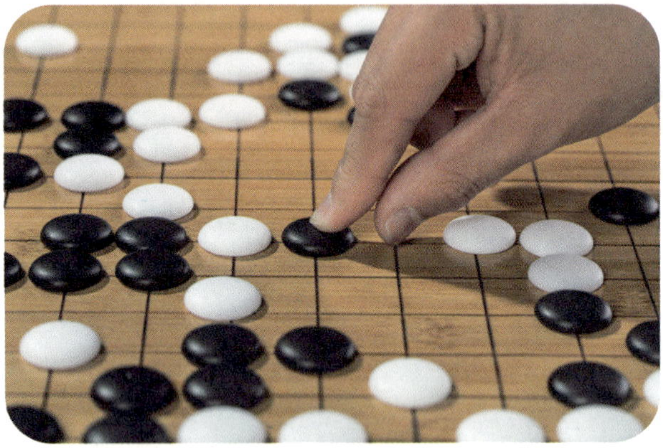

图 2　围棋对弈

（1）培养人的耐心和定力

从健康视角考量，对弈活动要求参与者维持长时间的坐姿，全神贯注于棋局的演变。这一过程不仅锤炼了人们的耐心与定力，使他们在应对日常生活琐事时亦能维持内心的宁静与专注；同时，持续性的坐姿亦有助于身体内部循环与代谢的促进，有助于降低因长时间坐姿可能诱发的健康问题，如颈椎不适、腰椎疲劳等。此外，对弈过程中大脑的快速思考与运作，进一步促进了血液的流通，使得身体状态更为活跃，从而实现了对身体健康的积极影响。

（2）有效地提高人们的抗压能力和情绪调节能力

对弈对于提升个体的抗压与情绪调节能力具有显著作用。在棋局之中，胜负更迭乃是常态，无人能永远立于不败之地。然而，正是这种胜负交织的过程，塑造了人们面对失败与挫折时的应对机制，学会在逆境中保持冷静与乐观的态度。这种历练不仅有益于个体应对日常生活中的种种挑战与压力，更能促使其形成更为积极、向上的心理状态与情绪调节能力。

（3）是一种极佳的脑力锻炼

从心理学的视角出发，对弈实为一项卓越的脑力训练形式。它要求参与者持续进行逻辑推理、思维预测以及策略构建。每一步棋的决策都需经过深思熟虑，预判对手潜在的行动，并预先设计自身的应对策略。这种高度集中且充满挑战的思维模式，在有效锤炼个体思维能力和逻辑推理能力的同时，使之在日常生活与工作中展现出更高的智慧与敏捷性。此外，它还有助于个体塑造坚定不移的意志力，在面对困境与挑战时展现出更为坚定的决心和自信。

（4）是一种极佳的社交方式

从社交学的视角出发，对弈无疑是一种卓越的社交媒介。在棋盘的方寸之间，人们能够跨越背景与领域的界限，与多元化的对手展开深入的交流与对话，分享彼此的思维与洞见。这种交流不仅有助于加固人际关系中的友谊与信任，更为人们提供了拓展社交圈层、增加社交触点的宝贵机会。在棋局的推演中，人们有机会结识志同道合的棋友，共同追求对弈所带来的愉悦与挑战；同时，在与高水平对手的较量中，也能持续学习、自我提升，精进棋艺。

综上所述，对弈对个体的身心健康具有显著的正面效应。它不仅锻炼了身体，促进了思维的活跃度，更在潜移默化中塑造了人们坚定的意志力和应对压力的能力。此外，对弈还加深了人与人之间的情感纽带，强化了友谊与信任。因此，我们应当积极投身于对弈的活动中，体验其中的乐趣与挑战，使对弈成为我们生活中不可或缺的一部分。

5. 书画的养生功效

书画作为一种传统的艺术形式，不仅承载了丰富的文化底蕴，而且在养生方面也具有显著的功效。

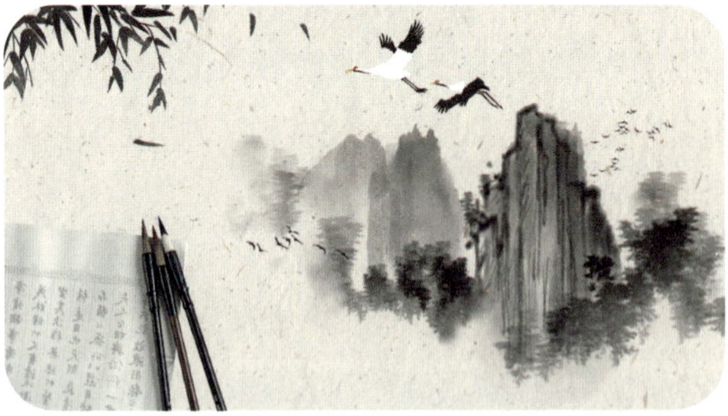

图 3　书画艺术

（1）调和气血，通经活络

书画创作不仅是一种艺术表达，更是一种身心合一的修行方式。在创作过程中，艺术家需将精神、气息和笔墨融为一体，这样的活动涉及手部的细腻动作、腕部的灵活转动、肘部的适度弯曲以及臂部的稳定支撑。这种全方位的身体运动能有效激发体内气血的流动，使创作者在创作过程中达到一种内外平衡的状态。随着气血的调和，身体的各个器官，如心、肝、脾、肺、肾等，能够协同工作，达到一种内在的和谐；同时，经络中的气血也得到了滋养和疏导，从而使整个身体机能得到提升。

陆游在他的诗作中以自己为例，描述了书画对于调和气血、通经活络的显著效果。他曾在诗中写道："病体为之轻，一笑玩笔砚"，描绘了自己在挥洒笔墨之际，原本衰弱的身体竟然感到轻松许多，精神也为之振奋。这不仅是对书画艺术的一种热爱和赞美，也是对书画在养生保健方面功效的一种肯定。通过书画，人的气血得以调和，身体的经络也因此而得到活化，从而达到强身健体、延年益寿的效果。

（2）静心宁神，调和心理

书画创作需要创作者将注意力高度集中于笔尖之上，这种全神贯注的状态有助于人们暂时忘却生活中的烦恼和压力，从而达到静心宁神的效果。在这种状态下，人们可以沉浸在艺术的世界中，感受到一种内心的宁静与平和。

在书画创作的过程中，呼吸与笔画的运行会自然地协调配合。这种呼吸与动作的和谐统一关系不仅有助于调节人的身心健康，还能促进神经系统和心肺等脏腑的功能运作。通过书画创作，人们可以在享受艺术的同时，达到调节身心健康的目的。

（3）培养高尚情操

书画创作不仅仅是艺术表达，更是创作者内心世界的展现。它体现了创作者的高尚情操和深厚的书卷气。这种精神境界的传递，无疑对于提升人们的道德修养和艺术修养具有积极的作用。

在书画的世界里，楷书、隶书、行草等不同的书体，各有其独特的韵味和气质。楷书以其端庄稳重，能助人除去烦躁，使人内心平静；隶书以其古朴典雅，使人感受到一种恬静与安宁；行草以其自由奔放，激发人们的激情和创造力。这些不同的书体都能对人的心理产生积极的影响，促进人的身心健康。

（4）防病治病

书画创作的过程需要凝神静虑、全神贯注。这种专注的状态有助于调整大脑神经的兴奋和抑制状态，使人达到一种身心的平衡与和谐。这种平衡与和谐的状态对于预防和治疗一些与心理、情绪相关的疾病具有显著的效果。

在书画创作中，人们可以忘却烦恼，沉浸于艺术的海洋中。这种身心的放松和愉悦，有助于缓解压力，减少焦虑，提高人们的心理健康水平。同时，书画创作中的手眼协调、身心合一等动作也有助于促进身体的健康，提高身体的免疫力。

（5）增进全面健康

书法和绘画不仅对身体健康有益，还能提高人的艺术修养、道德素质和审美水平。通过书法和绘画的练习，个人的心性得到锻炼，心态变得更加宁静。书画艺术要求高度的专注和耐心，这样的练习有助于增强个人的意志力和自控力，同时也能提升个人的审美和艺术创造能力。长期投身于书画创作，可以塑造一个人的高雅气质和崇高情操，对于提升个人的道德修养和个人魅力具有重要作用。

在现代社会，书画也是一种极佳的爱好和休闲方式，有助于人们缓解压力、放松心情。书画艺术为人们提供了一种逃离现代快节奏生活的途径，让人们在书画创作中找到宁静和心灵的平和。在创作过程中，人们可以全神贯注于笔法和色彩，暂时抛开生活的烦恼和压力，对于身心健康大有裨益。书画不仅是一种艺术表现形式，更是一种精神的慰藉，能够给予人们心灵上的安慰和放松。

书画作为一项传统艺术形式，具有显著的养生效果。通过书画创作，人们不仅能够实现身心和谐、气血流通，还能培养高尚情操、提升整体健康水平。书画艺术是一种内涵丰富且深奥的文化体现，它能够提升个人的综合素质，丰富人们的精神生活。因此，我们鼓励大家在日常生活中更多地关注和学习书画艺术，享受它带来的养生益处，让身心在书画艺术的熏陶下得到进一步的提升和滋养。

二、饮食有道，延年益寿

1. 饮食与养生

饮食作为我们日常生活中不可或缺的一部分，不仅是满足生理需求的基本途径，更是维系身体健康的重要基石。养生是一种追求身体健康、预防疾病、延年益寿的生活方式。饮食与养生之间紧密相连、相互影响，共同构成了一个完整的健康体系。

（1）饮食养生指导

①摄入均衡营养

在日常饮食中，我们必须确保摄入各类营养素，包括蛋白质、碳水化合物、脂肪、维生素和矿物质等。这些营养素是维持身体正常功能和健康状态的基础，对预防疾病也至关重要。为了达到营养均衡，我们可以采取以下措施：

饮食多样化：选择各种不同食物，如蔬菜、水果、肉类和豆类等，以获取全面的营养。

粗细粮搭配：在主食选择上，注意精制与全谷物的结合，如麦片、玉米面和高粱米等，以增加膳食纤维，促进肠道健康，预防便秘。

适量原则：在摄入各类营养素时，遵循适量原则，避免过量或不足，以防对身体造成不利影响。

② 控制饮食分量

饮食中还应控制食物的摄入量。过量饮食可能增加身体负担，影响消化吸收，甚至导致肥胖及相关慢性疾病。因此，应遵循适量原则，避免饮食过量或不足，并注意餐后不宜立即大量饮水，以免影响消化。

③ 调整季节性饮食

根据中医理论，人体健康与自然环境紧密相连，季节变化对人体生理和病理状态有显著影响。因此，饮食应随季节调整，如春季宜食用芽菜类食物补充能量；夏季多食用水分丰富的瓜果以清热补水；秋季宜食润肺食物以缓解干燥；冬季应多食坚果和温补食物以增加热量和营养。

④ 增加蔬菜水果摄入

新鲜蔬菜和水果是维生素和矿物质的重要来源，对健康至关重要。应确保每日摄入足够的蔬菜和水果，并优先选择新鲜、无农药残留的产品，以保证食品的安全性和营养价值。

⑤ 采纳健康饮食模式

一些健康饮食模式，如地中海饮食、日本饮食等，已被证明能有效预防多种慢性疾病。这些饮食模式强调食物的天然性、多样性和平衡性，提倡适量摄入各类营养素，并结合适量运动。我们可以根据个人情况，借鉴这些健康饮食模式并加以调整。

（2）饮食养生注意事项

① 个体差异

饮食养生应根据个人差异进行调整，如年龄、性别、身体状况等，以满足不同人群的特殊需求。

② 地域特性

地域环境、气候和文化差异会影响饮食习惯，饮食养生应考虑地域特性，选择适合当地的食物和养生方法。

③ 季节性变化

每个季节都有其特定的饮食和养生策略，如夏季宜清淡，冬季宜温补。

④ 规律合理饮食

养成规律合理的饮食习惯，定时定量，避免不良饮食习惯，以维持身体健康。

（3）其他养生建议

除了饮食养生，以下建议也有助于提升健康水平：

定期锻炼：选择适合的运动方式，如散步、慢跑、游泳等，增强体质。

热水泡脚：每晚用热水泡脚，促进血液循环，缓解疲劳。

心态与睡眠：保持积极心态，确保充足睡眠，维持身心健康。

戒烟限酒：避免吸烟和过量饮酒，保护身体健康。

2. 饮食养护五脏

在中医的理念里，心、肝、脾、肺、肾这五脏是构成人体生命活动的基础，各自担负着独特的生理角色，同时又相互联系、相互影响。因此，通过合理调整饮食来滋养这五脏，是中医养生学中非常关键的一部分。

（1）滋养心脏的食物与方法

心脏负责血液循环，维系精神活动，有“君主之官”的称号。为了维护心脏健康，可以选择以下食物：

龙眼：含有丰富的铁、磷等矿物质，有助于补养心脾、补血安神。对于心气血不足或心悸的人群，适量食用龙眼可以起到良好的调养效果。

红枣：被称为“天然维生素丸”，铁质含量丰富，具有补血功效。同时，红枣还能安神，缓解因心血不足引发的心悸、失眠等问题。

金橘：具有理气、解郁、化痰的作用，适合痰阻心络或气滞血瘀引起的心悸患者，适量食用有助于缓解症状。

葡萄：味道鲜美，能补气血、强化心脏功能和利尿。对于心气或心血不足的心悸患者，葡萄是理想的滋养食品。

胡萝卜：含有维生素 C、E 和膳食纤维等，这些营养成分有助于保护心血管，降低患病风险。

全谷类：如燕麦、糙米等，富含叶酸、Omega-3 脂肪酸和钾等，有助于降低血压和血脂，对心脏健康有益。

（2）滋养肝脏的食物与方法

肝脏负责疏泄和储藏血液，具有解毒作用。为了维护肝脏健康，可以选择以下食物：

韭菜：有助于促进肝气流通，缓解肝气郁结，适量食用可养肝护肝。

葡萄：含有白藜芦醇等成分，有助于提升血浆白蛋白、增进食欲，对肝脏健康有益。

青色蔬菜：如菠菜、黄瓜等，富含叶绿素和维生素，有助于舒缓肝气、促进循环。

富含维生素 C 的食物：如西红柿、柑橘等，有助于肝脏解毒，减轻负担。

蛋奶类：如鸡蛋、牛奶等，提供优质蛋白质、卵磷脂等，有助于肝脏组织的修复和细胞再生。

（3）滋养脾脏的食物与方法

脾脏负责运化和统血，是气血生化的源头。为了维护脾脏健康，可以选择以下食物：

高粱：有助于健脾和胃、消食，适量食用可改善消化不良等症状。

猴头菇：具有养脾健胃的效果，适量食用可增进食欲、改善脾胃虚弱。

鲫鱼：富含蛋白质和维生素，有助于健脾利湿、活血，适量食用可改善脾胃虚寒等症状。

红枣：除了补血养颜，适量食用还能调养脾胃，改善消化不良。

（4）滋养肺脏的食物与方法

肺脏负责呼吸，具有宣发肃降的功能。为了维护肺脏健康，可以选择以下食物：

梨：具有化痰止咳、滋阴清肺的作用，适量食用可缓解咳嗽等症状。

银耳：富含胶质蛋白，有助于补气润肺、提高免疫力，适量食用可改善肺部炎症。

百合：具有养阴润肺、清心安神的效果，适量食用可缓解肺部炎症引起的咳嗽等症状。

（5）滋养肾脏的食物与方法

肾脏负责储藏精气、调节水液代谢，是人体的“先天之本”。为了维护肾脏健康，可以选择以下食物：

虾：富含蛋白质和矿物质，有助于补肾益精，适量食用可改善肾虚引起的症状。

淡菜：含有蛋白质和碘，具有补气益肾的效果，适量食用有助于养护肾脏。

3. 常见疾病的食疗妙方

在日常生活中，食疗作为一种辅助治疗手段，对于许多常见疾病都具有不可忽视的作用。下面将针对几类常见疾病，详细介绍其相应的食疗妙方。

（1）呼吸系统疾病

①咳嗽

咳嗽是呼吸系统疾病中最常见的症状之一。除了药物治疗外，食疗也能在一定程度上缓解咳嗽。例如，松子仁、胡桃肉食疗方法：取松子仁、胡桃肉各一两（约 30g），加入适量的蜂蜜（约 25g），一同研烂后和匀，用开水冲服。这种方法不仅口感香甜，还能润肺止咳，对于缓解咳嗽症状有一定的帮助。

②痰喘

痰喘常见于老年人和儿童，表现为咳嗽、咳痰、喘息等症状。核桃生姜汤是一种简单易行的食疗方法：每晚临睡前，取核桃三颗、生姜三片，一同煮汤。将核桃和生姜嚼下后，喝汤两三口，然后再次嚼食核桃和生姜，再饮汤两三口。这种方法可以温肺化痰，有助于缓解痰喘症状。

（2）神经系统疾病

失眠是现代人常见的神经系统疾病之一。大枣葱白汤是一种简单易行的食疗方法：用大枣二七枚（即 14 枚），葱白七茎，加入适量的水（约 1500mL），煮取一升（约 500mL）。去渣后顿服，有助于提高睡眠质量。

（3）循环系统疾病

① 水肿现象

水肿是循环系统疾病中的一个普遍症状。一种传统的食疗方案是鲤鱼赤小豆汤：选用一条大鲤鱼和 200g 赤小豆，加入大约 20 升水熬煮，食用鱼肉并饮用汤水。此法有助于促进尿液排泄，减轻水肿。

② 高血压问题

高血压作为循环系统的常见疾病，可以通过食疗辅助控制。海带草决明汤适合高血压患者：使用 30g 海带和 15g 草决明，加水煮沸后，食用海带并喝汤。另外，陈醋冰糖混合饮用也是一个简便方法：将 100 ~ 200mL 陈醋与冰糖混合溶解，饭后服用一汤匙。这两种食疗方法有助于降血压。

（4）消化系统疾病

① 肉食消化不良

消化不良尤其是针对肉食，可以通过山楂消食法来缓解：取

200g 山楂肉，水煮至软熟后食用并饮汁。山楂具有促进消化、化解积食的效果。

② 胃胀气

胃胀是胃部不适的一个常见症状。山楂麦芽茶适合胃胀患者：将生山楂和炒麦芽混合，加水煎煮成茶。这种茶饮有助于消化，减轻胃胀。

③ 胃寒症状

胃寒通常指胃部受凉引起的不适，如胃痛、腹泻等。莲子糯米粥适合胃寒患者：使用适量莲子、糯米和 1 汤匙红糖一起煮成粥。这种食疗能够温暖胃部，驱散寒气。

（5）其他疾病

① 脱发问题

脱发是常见的毛发问题，不同类型脱发可采用不同的药膳进行改善。肝肾阴虚型脱发可用熟地黄、枸杞子等药材制作药膳；血热风燥型脱发可用当归、生地黄等药材制作药膳。应根据个人情况选择合适的药膳方案。

② 耳聋耳鸣

耳聋耳鸣是听觉系统中的一个常见问题。核桃仁汤适合耳聋耳鸣患者：取 6 ~ 7 颗核桃仁煮汤并连汤食用。干百合磨粉后用温水冲服，每次 6g，每日两次，也是一种简便的食疗方法。

重要的是，虽然食疗可以辅助疾病治疗，但不可替代专业医疗。在采用食疗时，应根据个人体质和具体病情，咨询医生或营养专家的意见，确保治疗的安全性和有效性。

4. 饮食养生中的注意事项

在探索饮食养生的丰富领域时，我们深刻认识到合理饮食对于保持身体健康和预防疾病的重要性。以下是对饮食养生中一些关键要素的详尽阐释和总结，目的是帮助大家更深刻地理解这些养生原则，并将其应用于日常生活中，以促进健康生活。

（1）饮食适量，合理控制食量

适量饮食是养生的基本原则。饮食过量或无节制的进食行为会增加消化系统的压力，还可能引发肥胖、心血管疾病等健康问题。我们应根据个人的具体情况，如年龄、性别、身高、体重和日常活动量，来合理规划每日的食物摄入量，保持适宜的饱腹感。同时，也要关注食物的热量和营养构成，确保食物既能满足身体所需，又不致营养过剩。

（2）增加蔬菜和水果摄入，补充必要营养素

蔬菜和水果是饮食中极为重要的部分。它们含有大量的维生素、矿物质和膳食纤维等必需营养素，对健康维护、新陈代谢促进和疾病预防至关重要。我们应确保每日摄入充足的蔬菜

和水果，特别是那些颜色较深的蔬菜水果，因为它们含有更丰富的抗氧化物和营养成分。此外，多样化的食物选择有助于获取更全面的营养。

（3）控制糖分和脂肪摄入，预防肥胖和心血管疾病

糖分和脂肪作为高热量营养素，过量摄入易导致肥胖和心血管疾病。我们应减少这些成分的摄入，特别是饱和脂肪和反式脂肪。在日常饮食中，应优先选择低糖低脂的食品，如瘦肉、鱼类和豆类，并控制烹饪油的使用。同时，应减少加工食品和高糖饮料的摄入，因为它们通常含有较高的糖分和脂肪。

（4）营养均衡，保障身体健康

营养均衡是养生的关键。我们应确保每日摄入各类食物，如谷物、蛋白质来源、蔬菜、水果和低脂乳制品，以满足身体的营养需求。在选择食物时，应注重其多样性和营养价值，优先选择新鲜、无污染的食品。同时，应注意食物搭配，如谷物与豆类的组合可以提高蛋白质的利用效率。

（5）减少盐分摄入，降低高血压风险

高盐饮食是高血压的主要风险因素之一。长期高盐摄入可能导致血压升高和心血管负担加重。我们应减少盐的摄入量，避免过咸食品。烹饪时，可使用香料、醋等替代盐来调味。同时，注意食品的钠含量，选择低钠或减盐产品。

（6）关注食材安全，防止食品安全问题

食品安全在饮食养生中极为重要。我们应选择新鲜、无污染的食材，避免食用过期、变质或受污染的食品。购买时，选择信誉良好的正规渠道，注意查看生产日期和保质期。在储存和烹饪过程中，注意食品安全，防止交叉污染和细菌生长。

（7）避免不良的食物搭配，预防食物中毒

食物搭配在饮食养生中具有重要作用。某些食物组合可能导致不良效果，如猪肉与菱角、牛肉与栗子等，可能引起食物中毒或健康问题。我们应了解食物相克的知识，避免不良搭配。同时，注意食物相生相克的关系，如山楂与海鲜不宜同食。

（8）规律饮食，维持健康作息

规律的饮食对身体健康至关重要。我们应按时进食，避免长时间空腹或暴饮暴食。合理安排三餐时间和食量，确保身体获得足够的营养和能量。注重早餐的营养和均衡，同时保持良好的作息，避免熬夜和过度疲劳，确保身体正常代谢和休息。

总结来说，饮食养生的注意事项涵盖适量饮食、蔬菜水果摄入、糖分和脂肪控制、营养均衡、盐分摄入、食材安全、食物搭配、规律饮食、适量运动和心态保持等方面。遵循这些原则有助于维护身体健康，预防疾病，实现更健康的生活。同时，我们应注意个体差异和特殊情况，调整饮食以满足不同需求。

三、四季有别，顺应四时自安康

1. 春季养生：生发阳气

春季作为自然界万物生长、生机勃发的时节，是调整人体阴阳、促进健康的重要时期。在这个季节，如何恰当地提升体内阳气，与自然界的生长节奏相匹配，是养生的关键。以下是春季养生、促进阳气生发的五个建议。

（1）饮食调整

春季饮食应以温和补益为主，旨在促进体内阳气的顺畅生发。应减少生冷、寒性食物的摄入，如避免冷饮和冰激凌，这些可能会伤害身体的阳气，影响正常生理功能。宜多食用一些温暖的食材，如姜、葱、大蒜等，它们有助于驱散寒气、增强阳气。春季是享用时令蔬菜的最佳时节，如菠菜、韭菜、春笋等，不仅味道鲜美，而且营养价值高，有助于身体适应季节变化。

适量食用富含维生素 B 的食物，如黄豆、红豆，以及大米、小米、燕麦等谷物，有助于维持身体代谢，促进阳气生成。在烹饪上，推荐采用清蒸、煮、炖等方法，避免过于油腻和辛辣的调味，旨在保护脾胃健康。

（2）适度运动

春季的运动应以轻柔为主，避免剧烈，以免损伤阳气。根据《黄帝内经》的建议，通过规律的作息，如早睡早起，以及在开阔的空间中悠闲散步，可以帮助身心放松，促进阳气生发。还可以选择一些户外活动，如太极拳、慢跑等，这些运动有助于提升身体循环和机能，同时让人更亲近自然，感受春天的活力。户外运动时，应注意适当保暖和防晒，防止阳气过度耗散。

（3）情绪管理

春季万物生长，人们情绪也易波动，因此情绪管理在春季养生中极为重要。保持心情轻松愉快，有助于气血流通，增强阳气。可以通过听音乐、阅读、社交等活动来调节情绪，维持积极心态。同时，避免过度劳累和压力，保护阳气不受损害。

（4）生活习惯改善

春季养生还应注意生活习惯的调整。比如，适度晒太阳，春季阳光柔和，有助于人体吸收钙质，补充阳气。但要避免在日晒强烈的中午时分长时间暴露，防止晒伤。同时，注意保暖，春季温差大，应适时增减衣物，避免受寒。作息上，应避免熬夜，养成规律的睡眠习惯，保证充足的休息时间，以促进阳气的生发。

（5）中医养生

春季养生中，中医方法也很重要。可以通过艾灸来促进阳气生发，尤其是选择膀胱经的背俞穴进行艾灸，有助于驱寒、通畅经络。但要注意艾灸的时长和温度，防止烫伤。另外，在医师指导下，可以服用一些补充阳气的中成药，如右归丸、金匮肾气丸等，它们有助于温补肾阳。但要注意用药方法和剂量，避免过量。

通过这些春季养生的方法，可以帮助我们更好地调和身体，促进健康。同时，也应注意个体差异，根据自身情况适当调整养生策略。

2. 夏季养生：养心安神

在炎炎夏日中，保持身心的宁静和谐显得尤为重要。夏季养生，特别强调养心安神的重要性，旨在帮助我们度过一个舒适宁静的夏天。

（1）药物治疗

在中医博大精深的养生之道中，药物治疗作为其中一项重要手段，在夏季养生中扮演着不可或缺的角色。在炎热的夏季，人体的新陈代谢加快，容易出现烦躁、不安等情绪问题，这时通过药物的辅助调理，可以达到养心安神的效果。

根据中医的辨证施治原则，医生会针对个体的体质、病情及环境等因素，推荐相应的药物。例如，柏子养心丸和天王补心丹等药物就是夏季养心安神的良药。这些药物不仅具有养心安神的基本功效，更能在健脾养心方面发挥显著作用，有效缓解因高温天气带来的情绪波动，帮助人们维持内心的平和与宁静。

（2）饮食调理

在炽热的夏季，我们特别需要在饮食方面注重调理，以确保身体获得均衡的营养同时避免过热。清淡而营养丰富的食物成为这个季节的首选。西红柿如同夏日的翡翠，不仅色泽诱人，更蕴含丰富的维生素和矿物质；而清脆的黄瓜则是炎炎夏日的清甜甘露，口感爽脆，又饱含水分。

我们还应注重选择一些具有特定功效的食物，如清热去火、养阴生津、清心安神等。苦瓜这一名字虽然带有些许苦涩的意味，但它的独特苦味却具有极佳的清热效果，能够帮助我们化解夏日的燥热。绿豆则以其特有的清凉特性，为我们在炎炎夏日带来一丝凉爽，仿佛清风拂面。当然，水果也是夏季饮食中不可或缺的一部分。梨，清甜多汁，能够润肺止咳，为身体补充水分；荸荠，脆嫩爽口，既能解暑又能开胃；冬瓜，清淡可口，具有利尿消肿的功效；而西瓜，更是夏日的消暑佳品，其甜美的汁液不仅能满足口腹之欲，更能迅速补充身体因出汗而流失的水分和电解质。通过精心挑选和搭配这些食物，我们可以让夏季的饮食更加健康、美味。

（3）生活调理

在养心安神的过程中，培养良好的生活习惯具有重要的意义。特别是在炎炎夏日，坚持早睡早起的生活习惯尤为关键。这样做能够避免剧烈运动带来的过度出汗，这是夏季养生的一项基本准则。

清晨，当阳光初升，选择进行晨练是极好的选择。此时，可以选择太极拳或太极剑等平和而优雅的运动方式。这些运动不仅能够锻炼身体，增强体魄，还能调节呼吸，使身心和谐，从而达到静心安神的效果。午间时分，短暂的小憩如同给身体注入一股清新的能量。这不仅能补充睡眠，让身心得到充分的休息，还能改善冠脉血供，增强体力，有效消除一天的疲劳。下午茶时光是品味生活、放松心情的绝佳时刻。此时，泡上一杯绿茶、苦丁茶或莲子心茶，细细品味，不仅能清除心火、润燥生津，更能让人在茶香中感受到宁静与平和，使心情得到充分的放松。当夜幕降临，傍晚时分，不妨听听轻音乐，让心灵在音乐中徜徉，静心调息，让心灵得到充分的休息，使心脏在宁静中恢复活力。夜晚，泡脚是一种极好的养生方式。在泡脚的同时，轻轻按摩涌泉穴，不仅能够祛除体内的暑湿、增进食欲，更能促进睡眠，让人在宁静的夜晚中安然入睡，享受甜美的梦境。通过这些良好的生活习惯，我们不仅能够养心安神，更能提高生活质量，让身心得到充分的滋养和呵护。

（4）穴位按摩

在炎热的夏季，养心安神显得尤为重要。穴位按摩作为一种古老而神奇的方法，为我们提供了一个简便且高效的途径来达到这一目的。精心挑选的穴位，如百会穴、四神聪穴、太阳穴和神门穴，都是心神安宁的关键所在。当我们将指腹轻轻置于这些穴位之上，进行柔和地揉按或点按时，仿佛是在与身体的内在力量进行对话。但力度要适中，避免过重导致的不适，同时也要确保能够感受到一种微微的酸胀感，这通常意味着穴位已经得到了有效的刺激。通过这样的按摩，我们能够有效地缓解紧张的情绪，舒缓身心的疲惫。在炎炎夏日中，这不仅是一种身体的放松，更是一种心灵的洗涤。让我们在繁忙的生活中找到一丝宁静，享受片刻的安宁。

（5）养心安神香囊

为了进一步提升养心安神的效果，我们还可以尝试自制养心安神香囊。选用酸枣仁、柏子仁、合欢花、灯芯草、丁香、夜交藤、远志、浮小麦等中药材，各取适量打磨成粉后混合装入香囊袋中。在夏季将香囊挂于床头，这些中药材的香气能够随风飘散，带来宁静与安详的氛围，有助于提高睡眠质量，让人在睡梦中也能感受到心灵的宁静。

3. 秋季养生：收敛除燥

在金秋时节，养生之道在于“收敛除燥”。这是一个充满了沉静与沉淀的季节，不仅自然景观如诗如画，也是调养身心的最佳时机。下面我们深入探索一下如何在秋季实施“收敛除燥”的养生策略。

（1）饮食调养

秋季气候干燥，饮食调养应以滋阴润肺、防燥护阴为主。此时，应多食用富含水分的水果，如甜美多汁的梨、酸甜可口的苹果、晶莹剔透的葡萄以及软糯香甜的香蕉等，它们不仅美味可口，更能助生津防燥。同时，绿叶蔬菜如菠菜、芥蓝等也是秋季养生的好选择，它们富含多种维生素和矿物质，有助于保持身体健康。

在烹饪时，应尽量减少使用葱、姜、蒜、辣椒等辛辣燥烈之物，因为这些食材会加剧秋季的燥气，影响人体的阴阳平衡。相反，可以适当增加酸味食物的摄入，如柚子、山楂等，因为酸味食物有助于收敛肺气，符合秋季养生的原则。

（2）精神调养

秋季的景色虽然美丽，但也可能引起人们的悲伤情绪。因此，精神调养在秋季养生中尤为重要。我们应保持乐观的心态，积极向上，避免产生忧郁、烦躁等不良情绪。可以尝试通过听音乐、画画、写书法等方式来舒缓情绪，保持平静宁和的心态。这些活动不仅能帮助我们放松身心，还能提高我们的艺术修养和审美能力。

（3）起居调养

秋季昼夜温差大，应根据天气变化及时增添衣物，避免着凉。早晚时分，气温较低，出门时应多穿一件外套或围巾。同时，应保持室内空气流通，避免过于干燥。早睡早起是秋季养生的好习惯，晚上10点左右入睡，早上6点左右起床，中午可适当午睡，但不宜超过半小时。这样有助于调整生物钟，提高睡眠质量。

（4）运动调养

秋季天高气爽，是锻炼身体的好时机。我们可以选择散步、爬山、打太极等运动方式，这些运动不仅能提高肺部生理功能，增强身体免疫力，还能让我们更好地欣赏秋季的美景。在运动时，应注意循序渐进，强度不宜过大，避免过度劳累。运动前应做好热身活动，避免运动损伤。

（5）防秋燥妙招

在秋季，皮肤干燥是常见问题。为了保持皮肤水润，我们可以每天多喝水，保持身体水分充足。此外，手提包里可以带上一瓶保湿喷雾，时常喷一喷皮肤，为肌肤补充水分。沐浴后，应及时涂抹身体保湿乳液，锁住肌肤水分。

除了皮肤保湿外，我们还可以通过按揉迎香穴来疏通鼻周经络，缓解秋燥引起的鼻塞等症状。迎香穴位于鼻翼外缘中点旁，鼻唇沟中，具有宣通鼻窍、疏散外邪的作用。通过用食指指尖点按此穴位数秒钟后，轻揉一下即可有效缓解秋季鼻塞症状。

（6）防秋乏与防秋愁

秋季容易出现倦怠、乏力等秋乏症状，这是由于夏季消耗的能量过多而秋季补充不足所致。为了缓解秋乏症状，我们可以适当增加运动量，如散步、慢跑等有氧运动。同时，保证充足的睡眠也是缓解秋乏的关键措施之一。晚上应保持安静的睡眠环境并尽量避免熬夜等不良作息习惯。

另外，秋季还可能引起悲伤、忧郁等不良情绪即“秋愁”。为了预防秋愁的发生我们可以多参加一些户外活动如登山、赏菊等欣赏美丽的自然风光；或者听一些轻松愉快的音乐如古筝曲《渔舟唱晚》、钢琴曲《秋日私语》等以调节情绪；还可以与朋友家人多交流分享彼此的心情和感受以减轻心理压力。

4. 冬季养生：进补固本

冬季养生：进补固本，这不仅是一个简单的养生理念，它蕴含了深厚的中医智慧和丰富的实践经验。在银装素裹、寒风凛冽的季节里，我们通过一系列精心安排的养生方法，旨在增强体质，扶正固本，为来年的生机盎然打下坚实的基础。

（1）冬令进补

冬季是大自然收藏能量、准备越冬的季节，而我们的身体亦需要在此时期充分进补，积蓄力量。这时，我们可以选择一些富含营养、口感温润的食材进补，如大白菜以其鲜嫩多汁、甘甜可口、富含维生素和矿物质而备受青睐；萝卜以其独特的辛辣味和通气消食、润肺止咳的功效，成为冬季餐桌上的常客。此外，如牛羊肉等温性食物，以及海参、鲍鱼等珍贵的海产品，它们不仅富含高质量的蛋白质，还具有补肾壮阳、滋阴润燥的功效，是冬季进补的绝佳选择。这些食材不仅能够补充人体所需的营养，还能帮助身体增强阳气，抵御寒冷。

（2）作息安排

冬季的作息应依循“早睡晚起”的养生法则，确保有充分的休息时间。夜间是身体进行自我修复的黄金时段，因此建议成人每晚至少保证 8 小时的睡眠。若晚间睡眠不足，可在午间安排 0.5～1 小时的补充睡眠，以补偿夜间的不足。此外，在阳光充足的中午时段，宜外出接受阳光照射，特别是背部晒太阳。阳光中的紫外线能够促进背部穴位和经络的活跃，有助于增强体内阳气，带来温暖与舒适的感觉。

（3）情绪调养

在冬季养生中，情绪调养同样占据重要位置。冬季气候寒冷，日照时间较短，人们容易感到情绪低落和精神萎靡。因此，保持一颗平和、淡泊的心态，减少欲望和需求，避免情绪的剧烈波动至关重要。同时，积极参与一些集体户外活动，如登山、滑雪等，不仅能够提升身体素质，更能让人感受到自然之美，有助于提振精神，驱散忧郁情绪。

（4）适度运动

冬季适当的运动是增强体质、提高免疫力的有效手段。但应注意控制运动量，防止过度运动造成阳气流失。推荐的运动项目包括散步、慢跑、太极拳、瑜伽等。这些运动不仅能够锻炼身体，还能调整呼吸和心律，帮助我们在寒冷的冬季中找到身心的和谐与平衡。

（5）保暖防寒

保暖防寒在冬季养生中占有一席之地。冬季气温下降，天气寒冷，我们需特别注意身体的保暖，尤其是背部和脚部。背部若受寒，可能影响体内阳气；脚部由于距离心脏较远，血液循环相对较差，也容易受到寒冷的侵袭。因此，应选择优质的保暖衣物和鞋袜来保护这些部位。可以选择羽绒服、毛衣等保暖衣物，以及加绒皮鞋或雪地靴等保暖鞋履。对于老年人、儿童和体质较弱的人群，更应重视保暖，防止因受寒而引发的健康问题。

四、十二时辰里的养生之道

在古老的中国，养生之道一直被视为追求健康与长寿的重要途径。其中，时辰养生法作为一种独特的养生智慧，强调根据一天中不同时段的自然规律和人体生物钟来合理安排养生方法。

1. 子时养生：睡觉养藏，养护胆经

子时养生这一古老的中医智慧，传承千年而不衰，尤其在现今这个快节奏、高压力的社会中，更显其珍贵与重要。子时，即夜里 11 点到次日凌晨 1 点，这一时段在中医养生学中被誉为“黄金时段”，是天地阴阳交会、人体气血调整的关键时刻。在这深沉的夜色中，如何正确养生，如何抓住这一时段的养生奥秘，对于追求健康长寿的我们来说具有举足轻重的意义。

（1）深度沉睡养藏

在子时，随着夜幕的降临，天地间的阳气开始悄然收敛，阴气逐渐上升。此刻，人体也应顺应自然界的阴阳变化，进入

深度睡眠状态，进行气血的调整与养藏。深度睡眠对于人体来说，不仅是一种休息方式，更是一种深层次的自我修复和养生过程。

在深度睡眠中，人体的新陈代谢会放缓，但细胞修复和再生的速度却会加快。此时，身体各器官和系统都会得到充分的休息和恢复，尤其是肝胆等解毒器官，会在此刻发挥最大的作用，帮助人体排除毒素，净化血液。因此，子时保持充足的睡眠对于维护人体健康、增强免疫力具有至关重要的作用。

然而，在现实中，由于工作压力、生活习惯等因素的影响，很多人难以在子时进入深度睡眠状态。针对这一问题，我们可以采取一些措施来提高睡眠质量。例如，保持规律的作息时间，避免熬夜和过度劳累；营造良好的睡眠环境，保持安静、舒适、温暖的睡眠氛围；进行适当的运动锻炼，如散步、瑜伽等，以缓解身心压力，促进睡眠。

（2）精心养护胆经

除了深度沉睡养藏外，养护胆经也是子时养生的重要环节。在中医理论中，胆经被认为是人体的重要经络之一，与全身气血的运行密切相关。胆经的畅通与否直接影响到人体的健康状况。因此，在子时这一关键时段，我们需要精心养护胆经，以确保其健康运作。

在子时养护胆经的方法有很多，其中最为简便易行的方式是拍打胆经。具体操作方法为：双手沿着裤线位置往返拍打大腿外侧的胆经区域，力度要适中，以微微发热为宜。同时，在大腿外侧的四个穴位点（环跳、风市、中渎、膝阳关）上用力敲打，每敲打四下算一次，左右大腿各敲打五十次。这样的方法可以有效刺激穴位，促进胆经的畅通与运作。

在拍打胆经时需要注意以下几点：首先，由于大腿肌肉和脂肪较厚，我们在拍打时要用力适度，以确保刺激到穴位；其次，敲打的节奏要保持稳定，以每秒大约两下的速度进行；最后，在拍打过程中要保持自然呼吸，不要憋气或过度用力。

除了拍打胆经外，我们还可以采取其他方式来养护胆经。例如，在饮食上多食用一些具有疏肝利胆作用的食物，如苦瓜、黄瓜、芹菜等；在生活习惯上保持良好的心态和情绪状态，避免过度焦虑和压力过大；在运动锻炼上选择适合自己的运动方式，如散步、慢跑等有氧运动，以促进气血流通和身体健康。

（3）总结

子时养生是中医养生学中的重要组成部分，其关键在于深度沉睡养藏和精心养护胆经。通过保证充足的睡眠和正确的养护方法，我们可以确保胆经的健康运作，维护整体身体健康。同时，这样的养生方式也有助于我们在次日醒来时展现出最佳的精神状态与活力。在快节奏的现代生活中，我们更应重视子时养生的重要性，将其融入日常生活中去实践和应用。

2. 丑时养生：深度睡眠，养好肝血

丑时即凌晨 1 点至 3 点，是一天中极为重要的时刻。在这个时间段，自然界的能量似乎特别有利于肝脏的调养，因为肝经在此时最为活跃，是肝脏进行造血和解毒的关键时刻。在夜深人静的夜晚，肝脏如同一位勤劳的园丁，在我们体内默默工作，净化血液，带来健康与清新。

（1）丑时养生与深度睡眠的联系

丑时养生的关键在于获得深度睡眠。深度睡眠是一种高质量的睡眠状态，此时身体各器官都在休息和恢复，尤其是肝脏最为活跃。在深度睡眠期间，全身血液回流至肝脏，进行有效的代谢和排毒。这种深沉的睡眠为肝脏提供了理想的工作环境，帮助它高效地完成任务。

深度睡眠对养肝血至关重要，原因有三：首先，它是肝脏充分休息和恢复的关键时刻；其次，它促进肝脏血液循环，加速废物和毒素的排出；最后，深度睡眠减少身体应激反应，降低肝脏负担，有利于其正常运作。

（2）确保丑时深度睡眠的方法

要保证丑时的深度睡眠，我们可以从以下几个方面着手。

① 睡前放松

睡前进行一些放松活动，如听轻音乐、泡杯热茶、做简单伸

展，有助于缓解紧张情绪，促进入睡。

② 控制饮食

晚餐不宜过饱或油腻，以免影响睡眠。适量食用助眠食物，如牛奶、香蕉、蜂蜜等，有助于更快入睡。

③ 营造良好的睡眠环境

保持卧室安静、温暖，床铺舒适透气。使用香薰或精油，营造宁静放松的氛围。

（3）其他养肝建议

除了保证丑时的深度睡眠，我们还可以通过以下方式养肝。

① 控制情绪

避免怒气伤肝，保持心态平和，通过冥想、瑜伽等方法平复情绪。

② 饮食调理

多吃绿色食物，如菠菜、西兰花、青苹果等，它们富含维生素和矿物质，有助于肝脏健康。同时，保持饮食清淡均衡，避免油腻、辛辣、刺激性食物。

③ 适当运动

适量运动促进血液循环和新陈代谢，有助于肝脏排毒。选择散步、慢跑、瑜伽等轻松运动，锻炼身体，放松心情。

（4）总结

丑时养生的核心在于通过深度睡眠养肝血，这需要我们培养良好的作息习惯、进行睡前放松、控制饮食、营造舒适睡眠环境，并注意情绪、饮食和运动等养肝方法。养肝是一个长期过程，需要我们在日常生活中持续坚持，以确保肝脏健康，为身体提供持续动力。

3. 寅时养生：养精蓄锐，调理肝脏

寅时这个在古代时辰划分中占据重要位置的时段，具体指的是凌晨 3 点到 5 点。在这个时间段，天地间的阴阳之气正在悄然转换，万物开始从沉睡中苏醒，而这对于人体而言，同样是一个特殊的时刻。寅时养生特别是针对肝脏的养生，更是有着深厚的文化内涵和医学价值。

肝脏被誉为人体内的“化工厂”，它无时无刻不在进行着复杂而精细的生化反应，承担着疏泄毒素、藏血和排毒等重要职责。而寅时正是肝脏发挥其功能的关键时刻。在这个时段，肝经当令，肝脏的新陈代谢和排毒功能达到了顶峰。因此，如何利用寅时进行养生，以养精蓄锐、深度调理肝脏，就显得尤为重要。

（1）寅时睡眠养生

寅时即是睡眠养生的关键时刻。在这个时间段，应尽量减少熬夜和社交活动，以免影响睡眠质量。深度睡眠为肝脏提供了自我修复和排毒的良机，因此充足的睡眠对肝脏健康至关重要。

为了提升睡眠质量，可采取以下措施：睡前避免参与令人兴奋的活动，如观看电视、使用手机等；营造一个静谧、舒适的睡眠环境，包括调整室内的温度、湿度和照明；坚持规律的作息，养成早睡早起的习惯，帮助身体建立稳定的生物钟。

（2）寅时情绪管理

情绪状态对肝脏健康同样具有深远影响。传统中医认为情绪波动过大，尤其是愤怒，会干扰肝脏的疏泄功能，引起气滞血瘀。因此，在寅时养生中，保持心情愉悦，避免怒气等负面情绪是关键。

维持良好情绪的方法包括：学习情绪自控技巧，面对问题时保持冷静；增加社交互动，分享个人感受，释放心理压力；培养多样的兴趣爱好，如阅读、音乐欣赏、体育锻炼等，为生活增添乐趣。

（3）寅时饮食调理

合理的饮食是寅时养生的重要组成部分。在此期间，宜适量摄入一些对肝脏有益的食物，如枸杞、红枣、山楂等，它们不仅营养丰富，还能辅助肝脏功能的调理。同时，应避免过量饮酒和食用油腻食品，以减少肝脏的负担。保持饮食清淡，多食用新鲜蔬菜和水果，确保身体获得必要的营养和能量。

（4）寅时适量运动

适当的体育活动对寅时养生同样重要。运动有助于促进血液循环和新陈代谢，加快体内毒素排出，减轻肝脏的解毒压力。但需注意运动的强度和方式，避免过度劳累。

在寅时，推荐选择散步、太极拳、瑜伽等温和的运动形式。这些运动不仅能够锻炼身体，还有助于放松心情，缓解生活压力。同时，应注意运动的时间安排，避免在睡前进行剧烈运动，以免影响睡眠。

（5）寅时文化养生

寅时养生不仅限于生活方式的调整，还蕴含着丰富的文化内涵。在中国传统文化中，寅时被认为具有特殊的养生意义，实践如八段锦、五禽戏等传统养生法，既能锻炼身体，也能深入体验传统文化的精髓。

（6）总结

寅时养生的精髓在于“养精蓄锐，调理肝脏”。这一时刻，自然界阳气开始上升，人体肝气也变得活跃。通过合理的生活方式和饮食调整，既能滋养精气，也能有效地促进肝脏功能，对维持健康体魄和日常活力具有重要意义。

4. 卯时养生：一觉醒来，按摩排便

卯时即早上五点到七点，正是大肠经最为活跃的时段，也是人们醒来后的重要养生时刻。

（1）卯时与大肠经

卯时，太阳初升，天地间阳气渐长，阴气渐消。此时，正是人体大肠经气血最为旺盛的时候。大肠经起于食指桡侧端（商阳穴），沿食指桡侧上行，通过合谷穴，上入两筋之中，循行于上肢外侧前缘，上走肩端（肩髃穴），沿肩峰前缘上行，至脊柱两侧（会大椎穴），再向前下行入缺盆（锁骨上窝）中，联络肺脏，向下通过横膈，属于大肠。

大肠经的功能主要体现在传导、排泄上。大肠接受小肠下注的食物残渣，吸收其中多余的水液，形成粪便，经肛门而排出体外。因此，卯时养生，重点在于养护大肠经，促进排便，排除体内毒素。

（2）一觉醒来，养生有道

经过一夜的睡眠，人体在卯时醒来，这是身体自然醒来的最佳时机。此时，不宜赖床，应顺应天时，及时起床，活动身体，唤醒大肠经。

①舒展身体，唤醒阳气

醒来后，可以先在床上做些简单的舒展运动，如伸懒腰、转动头部、搓搓双手等，以活动筋骨，唤醒阳气。这些动作看似简单，却能有效促进气血流通，为接下来的养生打下良好基础。

②深呼吸，吐故纳新

起床后，可以进行几次深呼吸，以吸入新鲜空气，排出肺部浊气。深呼吸时，要尽量用鼻子吸气，嘴巴呼气，同时想象自己将体内的浊气全部排出，吸入的是大自然的清新空气。

③喝一杯温水

起床后喝一杯温水，不仅可以补充一夜流失的水分，还能刺激肠道蠕动，促进排便。水温以不烫口为宜，慢慢饮用，让水在口中停留片刻再咽下。

（3）按摩助排便，养生更高效

在卯时养生中，按摩是一个非常重要的环节。通过按摩腹部和相关穴位，可以促进肠道蠕动，帮助排便，达到养生效果。

①按摩腹部

起床后，可以坐在床边或椅子上，双手交叠放在腹部，以顺时针方向轻轻按摩。按摩时要保持力度适中，不要过于用力，以免损伤内脏。按摩时间以 5 ~ 10 分钟为宜，可根据个人情况适当调整。

②按摩穴位

除了按摩腹部外，还可以按摩一些与大肠经相关的穴位，如天枢穴、上巨虚穴、下巨虚穴等。这些穴位位于腹部和腿部，通过按摩这些穴位，可以进一步促进肠道蠕动和排便。按摩时可用拇指或食指指腹轻轻按压穴位，每个穴位按摩 1 ~ 2 分钟。

（4）饮食调理促进肠道蠕动

在卯时养生中，除了适当的按摩，饮食调理同样扮演着关键角色。通过精心设计的饮食组合，我们能够促进肠道的蠕动和排便。

① 摄入高纤维食物

高纤维食物如各类蔬菜、水果和全谷物，它们能够提升肠道内容物的水分和体积，激发肠道蠕动，帮助排便。建议每日摄入充足的纤维，以维护肠道健康。

② 适量增加水分摄入

水分在肠道中发挥着溶剂的作用，有助于软化粪便，促进排便过程。建议每日至少摄入 1500mL 的水，分时段饮用，确保肠道保持适当的湿润度。

③ 限制辛辣和油腻食品

辛辣和油腻的食品可能对肠道黏膜造成刺激，增加肠道的工作负担，影响正常的排便。在卯时养生期间，应尽量减少这类食品的摄入。

（5）日常习惯对卯时养生的影响

良好的生活习惯是卯时养生不可忽视的一环。

① 规律排便

培养规律的排便习惯有助于建立肠道的自然排便反应，提升排便的效率。建议选定一个固定时间进行排便，并逐步形成习惯。

② 减少长时间静坐

长时间保持坐姿不动可能导致肠道蠕动变慢，增加肠道的负担。在卯时养生期间，应尽量避免长时间静坐，并适度进行体育活动，以促进肠道蠕动。

③ 保持心情舒畅

心情的愉悦有助于减轻压力，促进肠道蠕动。在卯时养生期间，应尽量维持稳定的情绪，避免情绪波动过大。

（6）总结

卯时养生包含着丰富的知识和智慧。通过合理调整饮食、促进肠道蠕动、培养良好的生活习惯等多种方法，我们可以协调身体机能，促进大肠经的健康运作，实现养生的目标。

5. 辰时养生：食用早餐，补充能量

一日之计在于晨，早晨的时光尤其被珍视为养生的黄金时段。辰时，即早晨七点到九点这段时间，更是被古人视为天地间阳气初升、万物苏醒的绝佳时刻。在这个时间段内，如何合理安排生活，特别是如何食用早餐以补充能量，对于整日的养生效果有着至关重要的影响。

（1）辰时养生的理论基础

辰时养生，其理论基础源于中国古代的阴阳五行学说和经络学说。根据这一理论，辰时正是天地间阳气渐盛、阴气渐退的时刻。人体内的气血、脏腑、经络等也随着天地间的变化而进行相

应的调整。因此，辰时养生要顺应这一自然规律，通过合理的饮食、起居等方式，促进体内气血的顺畅流通，达到养生的目的。

（2）早餐的重要性

早餐作为一天中最重要的一餐，其重要性不言而喻。经过一夜的睡眠，人体内的能量已经被大量消耗，急需通过食物来补充。辰时正是阳气初升的时刻，人体的新陈代谢也开始逐渐活跃起来。此时食用早餐，不仅能够及时补充身体所需的营养和能量，还能促进胃肠道的蠕动，加速食物的消化吸收。

（3）早餐的营养组合

①精心挑选主食

作为早餐的核心，主食是提供一天开始所需能量和碳水化合物的关键。选择时应偏向于那些富含膳食纤维、维生素和矿物质的选项，如全麦面包、燕麦和玉米等。这些选择不仅营养全面，还有助于促进消化和预防便秘。

②确保蛋白质供应

蛋白质对于构建和维持人体细胞至关重要，对健康有着基础性的作用。早餐应包含适量的蛋白质来源，如鸡蛋、牛奶和豆腐等。这些食品不仅可以补充必要的蛋白质，也有助于提升免疫力和促进肌肉发展。

③新鲜蔬果的补充

新鲜的蔬菜和水果含有必需的维生素、矿物质和膳食纤维，对健康至关重要。早餐中应适当包含苹果、香蕉、西红柿等，它们不仅能补充营养，还能促进消化和增进食欲。

④ 明智选择饮品

早餐饮品的选择同样关键，应选择营养含量高的，如豆浆、牛奶和果汁等。这些饮品提供水分和营养，同时有助于促进消化和新陈代谢。

（4）辰时养生要点

① 饮食清淡为佳

在辰时的养生中，饮食应清淡，避免油腻和辛辣食物，减少对胃肠道的负担。同时，应避免过量或不足的饮食，保持饮食的平衡和适度。

② 适量运动促进健康

适度的运动在辰时养生中不可或缺，它有助于促进血液循环和新陈代谢，增强身体体质。推荐选择散步、太极拳等轻度运动，防止过度运动引起身体疲劳。

③ 心情愉悦是关键

保持心情愉悦在辰时养生中极为重要。积极的情绪有助于气血流通，提升免疫力。因此，应避免情绪剧烈波动，维持心态的平和与快乐。

（5）辰时养生的现实意义

随着现代生活节奏的加快和工作压力的增大，许多人常常忽视早餐的重要性，甚至养成了不吃早餐的坏习惯。然而，这种做法对于身体健康是非常不利的。长期不吃早餐会导致身体能量不足、代谢减慢、免疫力下降等问题。因此，重视辰时养生、合理食用早餐对于现代人的身体健康具有重要意义。

（6）总结

辰时养生乃是一日之始的关键时刻。在这个时段，享用一顿丰盛的早餐，不仅能唤醒身体的各项机能，更能为接下来的活动提供必要的能量支撑。早餐是养生的重要一环，它关乎着我们身体的健康和精神的焕发。因此，辰时养生务必重视早餐的食用，让身体在清晨的阳光下焕发出勃勃生机。

6. 巳时养生：适当运动，精力充沛

巳时作为上午的一个重要时段，正是人体阳气上升、气血旺盛的时刻，因此，适当运动成为巳时养生的关键。

（1）巳时的自然规律与人体生物钟

巳时，通常指的是上午九点到十一点这段时间。在自然界中，这个时段正是阳光逐渐强烈、气温逐渐升高的时刻，万物开始活跃，生机盎然。在人体内部，经过早晨的苏醒和进食，此时的气血已经达到了一个相对旺盛的状态，阳气上升，身体的各项机能也开始进入最佳的工作状态。

在中医理论中，人体内的气血运行与自然界中的阴阳消长密切相关。巳时作为阳气上升的时段，正是人体气血运行最为顺畅的时候。此时，人体的肌肉、骨骼、筋脉等都处于相对放松的状态，适合进行各种运动锻炼。

（2）巳时锻炼的益处

①气血流通

巳时进行恰当的锻炼有助于推动气血在体内顺畅循环，加快新陈代谢，帮助排毒。这不仅对维持健康有益，还能增强免疫力和抵抗力。

②肌肉强化

锻炼是提升肌肉力量的有效手段。巳时的适量锻炼能够促进肌肉生长，增强肌肉力量和耐力，对抗身体老化。

③心肺功能提升

适宜的锻炼能够改善心肺功能，提高它们的耐力和适应力。巳时锻炼能够加快心肺的工作节奏，增强其功能。

④情绪调节

锻炼能够调节情绪，带来愉悦和放松感。巳时锻炼有助于释放压力，提升情绪，对提高工作效能和生活质量具有积极作用。

（3）巳时锻炼的正确方式

①运动项目选择

巳时锻炼应挑选适合个人条件的项目。例如，有氧运动如慢跑、快走、骑行等，能加快心律，促进气血和代谢；轻度力量训练如俯卧撑、仰卧起坐，有助于强化肌肉。

② 运动强度与时间控制

锻炼时应控制好强度和时间，避免过度负荷。中等强度为宜，即感到轻微出汗和呼吸加速但仍可说话。建议每次锻炼约30分钟。

③ 热身与放松

锻炼前后应进行热身和放松活动，如慢跑、拉伸，预防运动伤害，缓解肌肉疲劳。

④ 饮食调养

巳时锻炼应结合饮食，增加蛋白质和维生素摄入，补充能量和营养，避免饥饿或暴饮暴食。

（4）巳时养生的其他要点

① 睡眠充足

保证充足睡眠，以助身体恢复，注意睡眠环境的舒适度。

② 心情愉悦

保持积极心态，通过听音乐、阅读、冥想等放松心情，减轻压力。

③ 避免过劳

运动时避免过度劳累，注意适时休息，恢复体力。

（5）总结

巳时养生着重于适当锻炼的重要性，通过合理选择运动、控制锻炼强度、热身放松及饮食调养等手段，促进身体健康和活力。同时，注重充足睡眠、心情愉悦和避免过劳，全面提升健康水平。

7. 午时养生：吃好午餐，小憩养心

“午时养生”作为一日养生中的重要一环，历来受到人们的重视。午时，即正午时分，是太阳升至最高点、阳光最为强烈的时刻，也是人体阳气最盛之时。在这个时间段，人们若能顺应自然规律，合理安排饮食与休息，便能有效促进身体健康，实现身心的和谐与平衡。

（1）吃好午餐：午时养生的饮食之道

午餐作为一天中承上启下的一餐，其重要性不言而喻。在午时养生中，午餐不仅是补充上午消耗的能量，更是为下午的工作与生活提供能量储备的关键时刻。因此，如何吃好午餐，便成为午时养生的首要任务。

①营养均衡

午餐应注重营养均衡，荤素搭配。蔬菜、水果富含维生素和矿物质，有助于补充身体所需营养；肉类、鱼类等动物性食品能

提供优质蛋白质，满足人体对能量的需求。同时，适当摄入一些粗粮、杂粮，有助于增加膳食纤维的摄入，促进肠道蠕动，预防便秘。

② 饮食挑选

在挑选食物时，应偏好简单、容易消化的选项。应避免油腻、辛辣和刺激性食物，以减少胃肠的负担，促进消化吸收。同时，适量食用一些能够健脾开胃、帮助消化的食物，如山楂、陈皮和麦芽，这些食物有助于增进食欲和提高食物的消化吸收率。

③ 用餐方式

午餐应细嚼慢咽，避免匆忙吞食。细嚼慢咽有助于降低胃肠的负担，提升消化吸收效率。用餐时，保持心情愉悦，避免焦虑、紧张等负面情绪，以免影响食欲和消化功能。

（2）午间小憩：午时养生的休息艺术

在午时养生中，除了享用营养丰富的午餐外，午间小憩也是重要的一环。小憩有助于恢复体力、缓解压力、提振精神状态。在午时，阳气最旺，适当的小憩对身心健康大有裨益。

① 环境选择

小憩时应选择一个宁静、舒适的环境，远离噪音和强光的干扰。可以在办公室或家中寻找一个安静的场所，准备柔软的垫子或毯子，让身体得到彻底的放松。

② 小憩时长

小憩时长应控制在 20 ~ 30 分钟。时间过短可能无法达到休息的效果，过长则可能导致从深度睡眠中醒来，影响下午的精神状态。因此，应根据个人情况调整小憩时间。

③ 睡姿注意

小憩时选择舒适的睡姿，避免对心脏和肺部造成压迫。建议仰卧或侧卧，避免使用过高的枕头或抱枕，以免影响颈椎健康。

④ 心态放松

小憩是身体和心灵的双重休息。小憩前，可以通过深呼吸、冥想等放松技巧，让身心得到舒缓。避免在小憩前参与紧张或刺激的活动，以免影响休息效果。

（3）午时养生的其他要点

午时养生不仅包括午餐和休息，还应注意以下事项。

① 防止过度疲劳

午时人体活跃，应避免过度劳累和剧烈运动，以免消耗过多体力，影响健康。可以选择轻松的活动，如散步、太极拳，促进血液循环和新陈代谢。

② 情绪管理

情绪稳定对健康至关重要。在午时养生中，应保持平和的心态，避免负面情绪的影响。可以通过放松训练或听音乐等活动来缓解压力。

③ 补充液体

午时温度较高，容易出汗，应注意补充水分，维持身体水分平衡。适量饮用温开水或淡盐水，补充流失的水分和电解质。

（4）总结

午时养生作为一日养生中的重要一环，需要我们在饮食、休息等方面进行合理安排和调整。通过吃好午餐、小憩养心以及注意其他相关事项，我们可以更好地顺应自然规律、促进身心健康，以实现身心的和谐与平衡。

8. 未时养生：补充水分，畅通血管

未时即下午的一点至三点，是一天中阳光最为炽烈，气温逐渐攀升的时段。在这个时段，人体的新陈代谢逐渐旺盛，血液循环加快，对于补充水分、畅通血管有着重要意义。

（1）未时养生的重要性

未时，阳气达到一天中的高峰，此时正是人体气血运行最为旺盛的时刻。中医认为，此时人体的阳气外浮，内阳相对不足，容易出现“阳盛于外，阴亏于内”的现象。因此，未时养生需要特别注重内外兼修，既要保持外在的清凉，又要补充内在的水分和营养，以维持身体的阴阳平衡。

从现代医学的角度来看，未时正是一天中气温最高的时段，人体为了维持体温恒定，会加速排汗，导致体内水分大量流失。同时，高温还会导致血管扩张，血液流动加快，对于心血管疾病患者来说无疑增加了发病的风险。因此，未时养生对于保护心血管健康、预防疾病具有十分重要的意义。

（2）水分补充的必要及其途径

① 补充液体的重要性

在未时进行养生，首要的是补充液体。水是生命的基础，对人体的新陈代谢至关重要。在高温时段，人体出汗增多，易导致水分流失，若不及时补充，可能引起体内缺水，影响血液循环和代谢，甚至增加血液黏稠度，加剧心血管系统的负担，提高患病风险。

② 补充液体的策略

规律饮水：在未时养生中，应养成定时定量饮水的习惯，建议每小时摄入 200 ~ 300mL 水，避免短时间内大量饮水，以防心脏负荷过重。

饮用温开水：高温下饮用温开水，既能迅速补水，又能降温解暑。建议饮用 40℃左右的温开水，避免过热或过冷刺激消化系统。

适量淡盐水：高温时段出汗多，适量补充淡盐水可以帮助补充流失的盐分，维持电解质平衡。一般建议每 500mL 水加 1g 盐。

食用水分含量高的食物：除直接饮水外，也可通过食用如西瓜、黄瓜、西红柿等含水量高的水果蔬菜来补充水分。

（3）血管畅通的重要性与方法

① 血管畅通的重要性

血管健康直接影响人的整体健康。在高温时段，血液流速加快，不注意血管畅通易导致血液黏稠，血管壁弹性降低，增加心血管疾病风险。因此，未时养生要特别关注血管健康。

② 保持血管畅通的方法

适度运动：适当的运动有助于血管畅通，推荐散步、太极拳等低强度有氧运动，促进血液循环，加速新陈代谢，排出体内废物，但应避免剧烈运动，以免心脏负担过重。

均衡饮食：饮食对血管健康影响重大，应遵循清淡、低盐、低脂原则，多食用粗粮、蔬菜、水果等纤维含量丰富的食物，有助于控制血脂和胆固醇，避免高脂肪、高胆固醇食物。

心态平和：情绪稳定对血管健康至关重要，应通过冥想、听音乐等方式缓解压力，保持心态平和，避免情绪波动引起的血压升高和心跳加速等问题。

（4）未时养生的其他注意事项

除了上述的补充水分和畅通血管外，未时养生还需要注意以下几点：

第一，避免长时间暴露在高温环境中，以免中暑或引发其他疾病。

第二，保持良好的作息习惯，保证充足的睡眠时间，有助于身体恢复和调节内分泌。

第三，定期进行体检，及时发现和治疗心血管等慢性疾病。

第四，遵循“春夏养阳”的原则，在未时适当进行户外活动，如晒太阳有助于补充阳气，增强身体抵抗力。

（5）总结

未时养生需要注重补充水分和畅通血管以保持身体的阴阳平衡和血管健康。同时，还需要注意其他方面的养生细节，如避免高温环境、保持良好作息习惯等以全面提升身体健康水平。

9. 申时养生：工作学习，活动锻炼

在中华传统的时间观念中，“申时”作为日昳，又名日铺、夕食等，指的是下午三点到五点这个时间段。在这个时间段，太阳逐渐西下，温度适中，是人们工作学习、活动锻炼的绝佳时机。下面，我们将详细探讨申时养生的重要性和方法，以及如何通过工作学习、活动锻炼来达到养生的目的。

（1）申时养生的重要性

申时作为一天中的下半段，其养生意义十分重大。此时，太阳虽然开始西下，但气温尚未骤降，人体内的阳气仍处于较为旺

盛的状态。因此，合理利用这个时间进行工作学习、活动锻炼，可以有效促进身体健康，增强体质。

申时是工作学习的黄金时间。此时，人体精神状态较好，思维活跃，是处理复杂问题、进行深度思考的最佳时机。同时，适度的工作学习还可以促进大脑血液循环，延缓大脑衰老，提高记忆力和工作效率。

申时也是活动锻炼的好时机。适度的运动可以提高身体新陈代谢，加速血液循环，增强身体免疫力。此外，运动还可以帮助人们释放压力，缓解疲劳，提高睡眠质量。

（2）申时工作学习指导

申时是工作和学习效率较高的时段，但需注意以下事项。

① 时间管理

尽管申时工作效率高，仍需合理安排任务，避免连续长时间工作，以免身体过度疲劳。

② 姿势端正

无论是工作还是学习，都应保持正确的坐姿或站姿，避免长时间低头和弯腰，减少颈椎和腰椎损伤风险。

③ 视力保护

长时间使用电子设备时，应保持适当视距和角度，避免眼睛疲劳。适时进行眼部按摩和远望，缓解眼部压力。

④ 环境优化

工作学习环境应保持适宜的通风、光照和安静，避免噪音和污染环境，以免对健康产生不良影响。

（3）申时活动锻炼建议

申时也是进行身体锻炼的好时机，以下是几种适宜的锻炼方式。

① 散步

散步是一种轻松的锻炼方式。申时可在公园或河边等环境幽雅的地方散步，享受新鲜空气和美景，促进新陈代谢和血液循环。

② 太极拳

太极拳是一种注重身心平衡的锻炼，申时可在开阔地练习，通过慢动作和深呼吸调整身心，增强体质。

③ 瑜伽

瑜伽是一种追求身心合一的锻炼方式。申时在静谧环境中练习瑜伽，通过体式和呼吸法放松身心，提升柔韧性和平衡。

④ 游泳

游泳是一项全身性运动。申时可选择在泳池或海边游泳，利用水的阻力锻炼全身肌肉，增强心肺功能和免疫力。

锻炼时应注意：

根据个人体质和健康情况选择合适的锻炼方式和强度，避免过度锻炼。

做好热身和拉伸，预防运动损伤。

注意运动安全，尤其在游泳等活动中要加强安全意识。

（4）结语

申时养生是中华民族传统养生文化的一部分。通过合理安排工作学习、进行适宜的锻炼，不仅能提升身体健康和体质，还能增进工作效能和生活品质。我们应认识到申时养生的价值，并将其融入日常生活中。

10. 酉时养生：晚餐适量，减少活动

酉时作为一天中的第十七个时辰，其养生原则尤为独特。酉时，即傍晚五点到七点，这个时间段正是太阳逐渐西下，天色渐暗的时刻，也是人们结束一天工作，准备休息的时刻。此时，养生的重点在于晚餐的适量与活动的减少。

（1）酉时与人体生理节律

在中医理论中，人体与自然界的节律是紧密相连的。酉时对应的是人体的肾脏与膀胱经。肾脏是先天之本，主藏精，为生长发育之源，又主水液代谢，与膀胱共同调节人体水液代谢平衡。此时，人体的气血开始逐渐内敛，阳气逐渐衰退，阴气逐渐上升。因此，酉时的养生原则应顺应这一自然规律，以保持身体

健康。

（2）晚餐适量的重要性

酉时是晚餐的时间，而晚餐的适量对于养生至关重要。首先，晚餐不宜过饱。过饱的晚餐会增加胃肠的负担，影响睡眠质量，长期如此还会导致肥胖、心血管疾病等问题。其次，晚餐应以清淡、易消化为主。避免摄入过多油腻、辛辣、生冷等刺激性食物，以免损伤脾胃，影响消化吸收。最后，晚餐后应适量活动，以促进食物的消化吸收，避免积食。

（3）晚餐的适度与饮食文化

在中国的饮食传统中，晚餐常被看作一天中最为关键的一餐。但在现代生活节奏加快的背景下，许多人晚餐吃得晚或者过于丰盛，对身体造成负担。因此，我们需要重新认识晚餐的养生意义，确保晚餐成为养生的助力。

首先，我们应该合理安排晚餐时间，尽量在酉时结束晚餐，以免影响夜间的睡眠。其次，晚餐的营养搭配要合理，主食、蔬菜、肉类等要均衡摄取，确保营养全面。同时，烹饪方式也很重要，推荐蒸、煮、炖等健康烹饪法，避免油炸、烧烤等不健康的烹饪方式。

（4）减少晚间活动的必要

酉时是一天中阳气开始衰退的时段，人体也逐步转入休息状态。此时减少活动量有助于身体放松，为良好的睡眠作准备。如果此时进行剧烈或过度的活动，会导致身体过度疲劳，影响睡眠。

当然，减少活动不意味着完全静止，可以选择轻松的活动，如散步或太极拳，促进气血流通，减轻压力。此外，也可以通过听音乐、阅读等方法放松心情，为睡眠营造良好环境。

（5）酉时养生的现代意义

在现代生活的快节奏中，酉时养生仍然具有现实意义。它提醒我们关注自身健康，合理安排饮食和作息，教会我们在繁忙中寻找平衡，维持身心健康。酉时养生是一种生活态度，帮助我们在压力之下找到缓解之道，提高睡眠质量，提升生活的品质。

（6）酉时养生的实践策略

① 晚餐要适量

在酉时前完成晚餐，避免过量。晚餐宜清淡、易消化，避免油腻、辛辣、生冷食物。注意营养和烹饪方法。

② 活动要适度

晚餐后可进行轻松的散步等活动，促进消化。避免剧烈运动或过度活动，可通过音乐、阅读放松心情。

③ 保持良好的作息

保持规律的作息习惯，早睡早起，保证充足睡眠，避免熬夜和过度使用电子设备。

（7）酉时养生的文化意义

酉时养生不仅对健康有益，也富有文化意义。它反映了中国人对自然和生命的尊重，追求和谐、平衡生活的理念。通过酉时养生，我们可以更深刻地理解并传承中国传统养生文化。

（8）总结

酉时养生是一种融合健康、科学和文化的生活方式。通过适度的晚餐和活动，我们能够促进身心健康，提高生活质量。同时，它也是对中国传统养生智慧的理解和传承。

11. 戌时养生：散步娱乐，舒缓心情

戌时也称为黄昏、日夕或日暮，具体指晚上七点到九点这段时间。古代人在此时结束一天的劳作，回家享受家庭生活，同时也是放松和调养身心的重要时刻。即使在现代快节奏的生活中，戌时的养生价值依然不可忽视。

（1）戌时养生的理论基础

根据中医理论，戌时是阳气开始衰退、阴气逐渐增长的时段。人体在此时阳气内敛，转向休息与修复状态。因此，戌时养生应遵循阴阳平衡原则，既要保证充足的休息和睡眠，也要通过适当方式舒缓心情，维持身心和谐。

散步是戌时养生的适宜方式，它能促进气血流通，加速新陈代谢，帮助消除疲劳，缓解压力，同时在轻松的环境中放松心情。

（2）戌时散步的益处

促进消化：晚餐后散步有助于胃肠蠕动，加速食物消化，减轻胃肠负担。

改善心肺功能：散步能增强心肺功能，提升身体耐力和抵抗力。

缓解压力：散步让人暂时忘却烦恼，放松心情，缓解紧张情绪。

促进睡眠：适量散步有助于消耗体力，更容易进入深度睡眠，提高睡眠质量。

（3）戌时散步的注意事项

选择合适场地：选择平坦、宽敞、空气新鲜的环境散步，避免拥挤嘈杂。

穿着舒适：选择宽松、舒适、透气的衣物和鞋子。

注意安全：遵守交通规则，注意避让车辆和行人。

适度运动：根据个人体力选择适当的散步速度和距离，避免过度劳累。

（4）戌时的娱乐与养生

戌时可以通过多种方式进行娱乐和养生，如听轻松音乐、阅读愉快书籍、与亲友交流等。进行娱乐活动时应避免过度刺激，控制时间，选择适合自己的方式。

（5）戌时养生的实践建议

晚餐后适当休息再散步，避免立即剧烈运动。

散步时保持心情轻松愉悦。

散步后适当休息，让身体恢复平静。

根据个人实际情况选择适合自己的养生方式。

（6）戌时养生的文化价值

戌时养生在中国传统文化中具有深远意义，代表着家庭团聚和追求生活品质的时刻。通过戌时养生，人们能更好地了解自身，实现身心和谐。

（7）总结

戌时养生是一种易于实施且效果明显的养生方式。通过散步和适当的娱乐活动，我们可以在繁忙生活中找到宁静，让身心得到放松和恢复。同时，关注自身状况，选择适合自己的养生方式，使养生成为生活的一部分。

12. 亥时养生：温水泡脚，放松安眠

在中华传统养生文化中，亥时养生有着不可或缺的地位。亥时，即晚上九点到十一点，是一天中阴气上升、阳气衰退的时段。在这个时间，人体气血流转至三焦经，是身体准备进入深度休息的关键时刻。选择在此时温水泡脚，既能缓解一天的疲劳，

也有助于放松身心，更好地进入睡眠状态。

（1）亥时养生的理论依据

中医认为，亥时是阴阳交替的重要时刻。此时，人体阳气内敛，阴气外发，身体机能开始转入休息和修复状态。亥时养生应注重阴阳调和，促进气血流通，以达到养生效果。

温水泡脚是亥时养生的适宜方法。由于脚部汇集众多经络，泡脚可以刺激脚部穴位，促进气血流通，调和阴阳，缓解疲劳，安神助眠。

（2）温水泡脚的实践操作

① 准备阶段

泡脚前，准备一个适宜的泡脚桶，确保清洁。准备 40℃左右的温水，根据个人喜好可加入生姜、艾叶等材料，增强泡脚效果。

② 泡脚过程

将双脚浸入桶中，水位需覆盖脚踝以上。泡脚时可轻轻按摩脚部和小腿，促进血液循环。泡脚时长以 20 ~ 30 分钟为宜。

③ 泡脚后护理

泡脚后，用干毛巾轻擦双脚，涂抹适量护肤霜或精油，保持皮肤水润。可进行脚部按摩或伸展，进一步放松。

（3）温水泡脚与亥时养生的契合之处

① 调和阴阳

亥时泡脚有助于调节体内阴阳平衡，改善睡眠，缓解疲劳。

② 舒缓疲劳

泡脚的温水可缓解一天的紧张和疲劳，放松身心。

③ 安神助眠

泡脚促进神经系统调节，帮助缓解紧张情绪，促进快速入眠。

（4）亥时养生的其他建议

亥时养生还应注意晚餐的适量，避免过度兴奋或紧张，保持室内环境安静舒适。不同人群如老年人、孕妇等应根据自身情况调整泡脚细节。

（5）总结

温水泡脚是亥时养生的有效手段，具有调和阴阳、舒缓疲劳、安神助眠等多重功效。合理实践将有助于亥时养生，收获健康与舒适。随着对养生知识更深入地了解，更多有效的养生方法有望被应用于亥时养生中。

五、动静相宜，养生功法

1. 动静结合，刚柔并济

养生作为中国传统文化的重要组成部分，源远流长，博大精深。在养生的道路上，动静结合、刚柔并济的原则始终贯穿其中，为追求身心健康的人们提供了宝贵的指导。下面将详细探讨这一原则在养生实践中的应用，以及它如何帮助我们在现代社会中达到身心的和谐与平衡。

（1）动静结合的养生哲学

动静结合是养生哲学中的一大核心思想。动，指的是身体的运动和活动，通过运动可以锻炼身体，增强体质，提高机体的抗病能力。静，是指心灵的宁静与平和，通过静养可以调和身心，减轻压力，提升精神层面的修养。

在养生实践中，“动静结合”是一个多维度的概念。从身体角度来看，适量的运动是维持健康的核心。无论是传统的太极拳、八段锦，还是现代的健身操、跑步等有氧活动，都对我们增强体质、促进血液循环和提高新陈代谢大有裨益。但运动过量可能引起身体疲劳甚至伤害，因此，我们需根据自身体质和健康状况合理安排运动计划，寻找运动的平衡点。

在精神层面，“静养”同样不可或缺。在快节奏、高压力的现代社会中，人们容易感到焦虑和不安。通过冥想、瑜伽、阅读等静养方式，可以帮助我们稳定情绪，减轻压力，恢复内心的平和。静养不仅有助于我们更积极地面对生活中的挑战，还能提升我们的精神境界，使我们更加淡定地面对人生。

（2）刚柔并济的养生哲学

“刚柔并济”是养生哲学中的核心理念之一。“刚”代表身体的力度和坚韧，“柔”代表身体的柔韧和灵活性。在养生实践中，刚柔并济体现在身体锻炼和保养的方式上。

在锻炼时，刚柔并济的原则要求我们在锻炼中既注重力量训练，也不忘柔韧性的提升。力量训练有助于强化肌肉和骨骼，提升运动能力和抵抗力；柔韧性训练有助于缓解肌肉紧张，保持身体的柔软和灵活。只有力量和柔韧性得到平衡发展，我们才能拥有一个既健康又强壮的身体。

在身体保养上，刚柔并济的原则同样重要。我们既要注意保暖和保护，避免外界伤害，也要学会放松和舒缓，防止因长时间紧张导致的疲劳和损伤。只有在刚柔并济的保养下，身体才能保持健康和活力。

（3）动静结合、刚柔并济在现代养生的运用

在现代社会中，动静结合、刚柔并济的养生原则具有重要的现实意义。面对日益加快的生活节奏和增大的工作压力，我们需关注自身的身心健康。通过动静结合、刚柔并济的养生方式，可以有效地缓解压力，提高身体素质，增强抵抗力和免疫力。

在身体锻炼上，我们可以根据个人喜好选择适合的运动方式，如传统武术、健身操、瑜伽、普拉提等，这些运动都有助于锻炼身体、增强体质。同时，我们也应注意运动的适度和科学性，避免因运动过度而造成损伤。

在精神修养方面，我们可以通过冥想、阅读、旅行等静养方式，让心灵得到放松和舒缓。同时，保持积极的心态和情绪，避免焦虑和抑郁对身心健康产生不良影响。

在身体保养方面，我们也应遵循刚柔并济的原则，既注重保暖和保护，也注重放松和舒缓。例如，通过按摩、泡澡等方式缓解肌肉紧张，保持身体柔软；同时，保持良好的作息和饮食习惯，为身体提供必要的营养和能量。

总结而言，动静结合、刚柔并济是养生实践中的重要原则。将这些原则运用到实践中，有助于我们更好地关注身心健康，实现身心和谐与平衡。

2. 传统养生功法

在源远流长的中华文化中，传统养生功法以其独特的魅力和深邃的内涵成为历代人追求健康长寿的重要途径。这些养生功法不仅体现了古人对生命本质的深刻认识，也蕴含着丰富的哲学思想和人文精神。

（1）传统养生功法的起源与发展

传统养生功法起源于远古时代。在原始社会，面对艰苦的自然环境，人们逐渐发现通过调整呼吸、锻炼身体、调和情志等方法，可以提高身体抵抗力和适应能力，预防疾病、延年益寿。

随着社会的发展，传统养生功法形成了完整的理论体系和实践方法。先秦时期，道家养生思想萌芽，强调“道法自然”，追求身心和谐。秦汉时期，养生文化进一步发展，《黄帝内经》《道德经》等著作系统阐述了养生原理和方法。唐宋时期，养生功法广泛传播，出现气功、导引、按摩等新方法。明清时期，传统养生文化在挑战中不断创新发展。

（2）传统养生功法的基本原理

传统养生功法的基本原理包括“天人合一”“阴阳平衡”“五行调和”等，体现了古人对生命和自然规律的认识。

“天人合一”认为人与自然和谐共生，养生要顺应自然规律。“阴阳平衡”即阴阳是生命活动的基本规律，养生要调节阴阳平衡。“五行调和”即五行是生命活动的基本要素，养生要调和五行，通过饮食、按摩、气功等方式调节脏腑功能和气血运行。

（3）传统养生功法的实践方法

传统养生功法的实践方法主要包括气功、导引、按摩等。

①气功通过调整呼吸、集中意念、放松身心来锻炼精气神，增强呼吸功能，调整心态，消除疲劳。

②导引通过动作和姿势锻炼筋骨肌肉和脏腑功能，活动筋骨，调整脏腑，提高身体抵抗力。

③按摩通过手法和技巧刺激穴位和经络，疏通经络，调和气血，缓解疲劳，改善身体状况。

（4）传统养生功法的现代价值

在现代社会，传统养生功法为现代人提供了有效的健康保健方式。它注重身心和谐，有助于缓解心理压力，提高心理健康。通过调整呼吸、放松身心、意念导引等方式，可以有效缓解紧张和压力。传统养生功法强调自然规律和阴阳平衡，有助于改善生活方式和饮食习惯，促进身心健康。

总之，传统养生功法是中华文化的瑰宝，其深邃的内涵和独特的魅力为现代人提供了宝贵的健康智慧。

六、养生文化与疾病调养

养生文化与疾病调养之间存在着密切的联系。养生文化强调的是通过合理的生活方式、饮食习惯、心理调适以及适量地运动来维护和增进健康，预防疾病的发生。疾病调养是在疾病发生后，通过一系列的调养措施来促进身体的康复，减少疾病对身体的损害。

在养生文化中，注重阴阳平衡、五行调和、气血畅通等原则，这些原则同样适用于疾病调养。例如，中医认为，疾病的发生往往与人体的阴阳失衡有关，因此在疾病调养中会通过调整饮食、药物、针灸等方式来恢复阴阳平衡，从而达到治疗疾病的目的。此外，养生文化中提倡“治未病”理念，即在疾病尚未发生之前就采取措施预防，与现代医学中的预防医学不谋而合。通过养生文化中的方法，如合理膳食、适量运动、保持良好的心态等，可以有效降低某些疾病的发生率，即使在疾病发生后，这些方法也可以作为辅助治疗手段，帮助患者更好地恢复健康。

因此，养生文化与疾病调养是相辅相成的。通过养生文化中的知识和方法，不仅可以预防疾病，还可以在疾病发生后通过合理地调养促进身体的康复，提高生活质量。

1. 感冒的调养

感冒，这个看似轻微却又让人难以忽视的常见病症，是养生文化中不可忽视的一部分。在养生的智慧里，感冒调养不仅仅是一种身体上的恢复，更是一种生活态度的体现。当感冒悄悄来袭时，我们的身体需要的不仅仅是药物的治疗，更需要的是一个全面的调养方案。

（1）适当休息

休息是身体自我修复的良药。在感冒期间，身体的免疫系统正在与病毒进行一场无声的战斗。因此，我们应当顺应身体的需求，给予它充分的休息时间。这意味着要减少日常的活动量，避免过度劳累，让身体有足够的时间和能量去战胜感冒病毒。在安静的环境中，让身体得到充分的休息，是恢复健康的第一步。

（2）饮食调养

饮食调养在感冒的恢复过程中扮演着至关重要的角色。养生文化强调，感冒时应选择那些易于消化、营养均衡的食物，如温和的米粥、面条、新鲜的蔬菜和水果。这些食物不仅能够为身体提供必要的营养，还能减轻消化系统的负担。同时，要避免辛辣、油腻以及生冷的食物，因为它们可能会刺激喉咙，加重咳嗽和喉咙痛的症状。在饮食上作出明智的选择是帮助身体战胜感冒的重要策略。

（3）保持室内空气的清新和适宜的湿度

保持室内空气的清新和适宜的湿度对于缓解感冒症状同样至关重要。感冒病毒在干燥的环境中更容易传播，因此，保持室内空气流通，使用加湿器来增加湿度，可以有效缓解喉咙的不适。湿润的环境就像给呼吸道穿上了一层保护衣，有助于减轻感冒带来的不适。

（4）水分补充

水分补充是感冒调养中不可忽视的一环。多喝水可以帮助身体排毒，促进新陈代谢，同时也有助于稀释痰液，使其更容易排出体外。在感冒期间，身体可能会通过出汗等方式流失更多的水分，因此，及时补充水分，保持身体的水化状态，对于恢复健康至关重要。

（5）中草药的辅助治疗

中草药的辅助治疗在养生文化中有着悠久的历史。例如，姜茶不仅能够温暖身体，缓解感冒初期的不适，还能促进血液循环，帮助身体发热驱寒。金银花茶具有清热解毒的功效，对于缓解感冒引起的发热、喉咙痛等症状有着良好的效果。在使用中草药时，应根据个人体质和症状选择合适的草药，最好在专业医师的指导下使用。

（6）保持良好的心态

保持良好的心态，对于感冒的恢复同样重要。情绪的波动可能会影响免疫系统的功能，因此，保持乐观的心态，减少焦虑和压力，有助于身体更快地恢复健康。在养生文化中，身心的和谐被视为健康的重要组成部分，因此，在感冒期间，我们应当学会放松自己，给予身体和心灵足够的关爱和耐心。

在养生文化中，感冒调养是一个全面而细致的过程，它要求我们在休息、饮食、环境、水分和心理等多方面进行综合考虑。通过这些细致入微的调养措施，我们不仅能够加速感冒的恢复，还能提升整体的健康水平。如果感冒症状持续不缓解或出现加重的迹象，及时就医寻求专业医疗帮助是明智的选择。

2. 咳嗽的调养

在养生文化中，咳嗽的调养不仅仅是一种简单的身体护理，它更是一种对健康生活方式的追求和维护。咳嗽，这个看似简单的生理现象，实则可能是身体在向我们发出的警告信号。因此，对于咳嗽的调养，我们应当给予足够的重视。

（1）润肺止咳

在饮食调养方面，我们首先需要关注具有润肺止咳功效的食物。梨、蜂蜜、银耳等食物因其滋润的特性，能够有效缓解肺部干燥，减轻咳嗽症状。梨的清甜多汁，蜂蜜的润喉效果，以及银耳的滋阴功效，都是咳嗽患者的理想选择。同时，应避免食用过甜、过咸、过辣的食物，这些食物可能会刺激敏感的呼吸道，加重咳嗽。

除了特定的食物，我们还可以通过一些家庭疗法来缓解咳嗽。例如，熬制梨汤或蜂蜜柠檬水，这些饮品不仅味道鲜美，更具有缓解咳嗽的效用。在饮食上，保持清淡，多食用蔬菜和水果，补充维生素和矿物质，增强身体抵抗力。

（2）拍背排痰

对于有痰的咳嗽，除了药物治疗外，拍背排痰是一种有效的物理疗法。患者可以侧卧或俯卧，家属用手掌轻拍患者背部，从下至上、由外向内，帮助患者将痰液向上推动，便于咳出。这种方法可以在家中进行，但要注意力度和时间，避免过度刺激。拍背排痰最好在患者咳痰较为困难时进行，如早晨起床后。

（3）针灸调养

针灸作为一种传统的中医疗法，在调养咳嗽方面有着独特的疗效。通过针刺特定的穴位，如肺俞穴、定喘穴、列缺穴等，可以调节人体的气血流通，缓解咳嗽症状。针灸能够刺激体内的自我调节机制，促进肺部及呼吸道的健康。不过，针灸调养应在专业医师的指导下进行，以确保安全和效果。

（4）其他调养建议

除了上述方法外，还有一些其他的调养建议可以帮助缓解咳嗽症状：

保持室内空气清新：定期开窗通风，使用空气净化器，减少室内烟雾和灰尘，避免刺激呼吸道。

适当增加室内湿度：使用加湿器或在暖气上放置水盆，增加室内湿度，缓解呼吸道干燥。

充足的休息：保证充足的睡眠，有助于身体恢复和提高免疫力。

避免刺激物：远离烟草烟雾、尘埃和其他可能引起咳嗽的刺激物。

适量饮水：保持充足的水分摄入，有助于稀释痰液，使其更易咳出。

合理用药：在医生指导下使用止咳化痰药物，但避免长期过量使用，以免抑制正常的痰液排出。

咳嗽虽然常见，但正确的调养方法能够有效缓解症状，加速康复。在调养过程中，患者应根据自身情况选择合适的方法，并在必要时寻求医生的帮助。通过综合的调养措施，我们可以更好地控制咳嗽，保护呼吸道健康，提高生活质量。

3. 消化不良的调养

消化不良作为一种常见的胃肠道疾病，给患者的日常生活带来了诸多不便。它的症状包括但不限于腹胀、腹痛、恶心、呕吐等，严重影响了患者的饮食和心情。在养生文化的智慧中，调理消化不良这类疾病需要我们精心呵护自己的胃肠道，关键在于调整饮食习惯，改善消化功能，促进胃肠道健康。

（1）饮食调养

对于消化不良患者来说，饮食习惯的调整至关重要。“少食多餐”是基本原则，它有助于减轻胃肠道的负担，避免因一次性摄入过多食物而导致的消化不良。在日常饮食中，应选择清淡、易消化的食物，如各种粥品、面条、蔬菜和水果，这些食物不仅易于消化，还能为身体提供必要的营养。

患者需要避免油腻、辛辣和刺激性食物，这些食物会刺激胃肠道，加重消化不良的症状。生冷食物同样应该避免，因为它们可能会影响胃肠道的正常功能。此外，保持规律的饮食习惯也非常重要，应避免长时间的饥饿或暴饮暴食，这些都会对消化系统造成负担。

（2）适当运动

适当的体育活动对于改善消化功能有着积极作用。运动能够促进胃肠蠕动，帮助消化，减少腹胀和腹痛的症状。消化不良患者可以选择散步、慢跑、瑜伽等轻度至中度的运动方式，根据个人的身体状况和喜好适度进行。

需要注意的是，不可饭后立即进行剧烈运动，因为这可能会导致消化不良症状的加剧。一般来说，饭后至少等待 0.5 ~ 1 小时再进行轻度活动，如散步可以帮助食物更好地消化。

（3）中药调养

中药在消化不良的调养中扮演着重要角色，其独特的治疗理念和方法为患者提供了另一种选择。中药治疗消化不良，强调辨证施治，根据患者的具体病情和体质，选用合适的中药方剂。

对于脾胃虚弱引起的消化不良，健脾丸、参苓白术散等中药方剂能够健脾益气，消食化积。这些药物能够帮助改善脾胃的消化吸收功能，增强食欲，减轻腹胀和腹痛的症状。

对于胃气上逆引起的恶心、呕吐等症状，保和丸、半夏厚朴汤等方剂能够和胃降逆，缓解胃部不适。这些药物可以调和胃气，减轻恶心和呕吐，帮助患者恢复胃肠道的正常功能。

（4）其他调养建议

除了饮食、运动和中药调养外，还有一些其他的建议可以帮助消化不良患者缓解症状：

保持良好的心态：压力和焦虑等负面情绪会影响消化功能，因此，保持良好的心态对于消化不良的调养非常重要。

合理饮水：适量的饮水有助于促进消化，但应避免在进食时大量饮水，以免稀释胃液，影响消化。

避免不良生活习惯：戒烟限酒，避免长期服用对胃肠道有刺激的药物。

定期按摩腹部：轻柔地按摩腹部可以帮助缓解腹胀，促进胃肠蠕动。

消化不良虽然常见，但通过综合的调养措施，我们可以有效地改善症状，提高生活质量。在调养过程中，患者应根据自身情况选择合适的方法，并在必要时寻求医生的帮助。通过持续的努力和适当的调养，消化不良是可以得到有效控制和改善的。

4. 失眠的调养

失眠作为一种普遍存在的睡眠障碍，它以难以入睡、频繁醒来、早醒等为主要表现，严重影响了人们的身心健康和生活质量。从养生角度分析，对抗失眠，不仅需要医学上的治疗，更依赖于日常生活中的调养。调养失眠的关键在于调整生活习惯，提高睡眠质量，从而帮助患者找回健康的睡眠模式。

（1）调整作息

建立规律的作息时间是改善失眠的第一步。患者应该尽量保持每天在同一时间上床睡觉和起床，这有助于形成身体的生物钟，使睡眠更加规律。避免长时间熬夜，尤其是避免在睡前使用手机、电脑等电子产品，因为这些设备的蓝光会抑制褪黑素的分泌，影响睡眠。此外，营造一个安静、舒适的睡眠环境也非常重要，减少噪音和光线的干扰，有利于提高睡眠质量。

（2）放松心情

心理因素是导致失眠的重要原因之一。紧张、焦虑、抑郁等负面情绪都可能影响睡眠。因此，学会放松心情，对改善失眠至关重要。可以通过听轻音乐、阅读、冥想、瑜伽等方式来缓解压力，放松心情。此外，培养乐观的心态，学会合理面对生活中的压力和挑战，也是改善失眠的有效途径。

（3）中药调养

中药在治疗失眠方面具有独特的优势，它通过调和身体的内在平衡来促进睡眠。根据失眠的不同类型，可以选择相应的中药方剂进行调养。例如，对于心脾两虚型的失眠，归脾丸、安神补心丸等方剂可以起到益气补血、安神助眠的作用；对于阴虚火旺型的失眠，黄连阿胶汤、天王补心丹等方剂能够滋阴降火、清心安神。在使用中药时，应在专业医师的指导下进行，以确保安全有效。

（4）其他调养建议

除了上述方法外，还有一些其他的调养建议可以帮助改善失眠：

合理饮食：晚餐不宜过饱，避免食用辛辣、油炸、咖啡因等刺激性食物和饮品，这些都可能影响睡眠。

适量运动：定期进行适量的运动，如散步、慢跑、游泳等，有助于提高睡眠质量，但应避免在睡前进行剧烈运动。

睡前习惯：建立一套睡前仪式，如泡澡、喝热牛奶、阅读等，有助于大脑识别即将到来的睡眠时间。

心理疏导：必要时可以寻求心理咨询师的帮助，通过心理疏导来缓解失眠背后的心理问题。

环境调整：确保卧室温度适中，床垫和枕头舒适，使用遮光窗帘减少外界光线的干扰。

失眠的调养是一个长期而系统的过程，需要患者持之以恒地调整生活习惯，改善睡眠环境，缓解心理压力。通过综合的调养措施，大多数失眠患者都能够逐渐提高睡眠质量，享受到健康、宁静的睡眠。

5. 高血压的调养

高血压作为一种普遍的慢性疾病，对人类健康构成了严重威胁。它不仅增加了心血管疾病的风险，还可能导致一系列并发症，如心脏病、中风、肾脏病等。因此，对于高血压患者来说，养生方法比较合适，如饮食调养、适量运动、改善生活方式等。

（1）饮食调养

高血压患者的饮食应以低盐、低脂、高纤维为原则。减少食盐摄入是控制血压的重要措施，每日摄入量不宜超过 6g。同时，应增加蔬菜、水果和全谷类等富含纤维的食物，这些食物有助于维持血压稳定。适量摄入钾、镁、钙等矿物质丰富的食物，如瘦肉、鱼类、豆类等，有助于平衡体内电解质，保护血管健康。此外，应限制饱和脂肪和反式脂肪的摄入，避免食用动物内脏、肥肉和油炸食品，以减少血管壁的负担。

（2）适量运动

运动是降低血压的有效手段之一。高血压患者应选择适合自己的有氧运动方式，如散步、慢跑、游泳、骑自行车等，每周至少进行 150 分钟的中等强度运动。运动不仅能够降低血压，还能改善心血管功能，增强心肺耐力。在开始运动前，应做好充分的热身活动，避免运动损伤。同时，根据个人体能和健康状况，逐步增加运动量，避免过度运动。

（3）控制体重

肥胖是高血压的重要危险因素。控制体重对于高血压患者来说至关重要。通过合理饮食和适量运动，不仅可以减轻体重，还能降低血压，改善心血管健康。患者应关注自己的体重变化，保持健康的体重范围，避免因体重增加而导致血压升高。

（4）戒烟限酒

吸烟和过量饮酒都会对血压产生不利影响。吸烟会导致血管收缩，增加心脏负担；过量饮酒会导致血压波动，加重高血压症状。因此，高血压患者应戒烟限酒，避免这些不良习惯对身体造成损害。

（5）定期监测

定期监测血压对于高血压患者来说非常重要。患者应了解自己的血压变化情况，及时发现血压异常。除了家庭血压监测外，还应定期到医院进行心电图、超声心动图等检查，评估心血管健康状况。如有必要，应及时就医，接受专业的治疗和管理。

（6）心理调适

除了生活方式的调整外，心理因素也对高血压有重要影响。长期的精神压力、焦虑和抑郁等负面情绪可能会导致血压升高。因此，患者应学会心理调适，通过放松训练、心理咨询等方式缓解压力，保持平和的心态。

（7）药物治疗

对于多数高血压患者来说，药物治疗是控制血压的重要手段。患者应在医生的指导下，根据病情选择合适的药物，并严格遵守用药计划。同时，定期复查血压和药物疗效，必要时调整药物种类和剂量。

（8）健康教育

高血压患者应积极参加健康教育活动，了解高血压的相关知识，提高自我管理能力。通过学习，患者可以更好地理解高血压的危害、预防措施和治疗方法，从而更加科学地管理自己的病情。

总之，高血压的调养是一个长期而全面的过程，需要患者从饮食、运动、心理、药物治疗等多方面入手，形成良好的生活习惯，提高生活质量。通过持续的努力和科学的调养，高血压患者可以有效控制血压，降低并发症的风险，享受健康的生活。

6. 糖尿病的调养

糖尿病作为一种常见的代谢性疾病，其主要特征是血液中的高血糖水平。这种病症若不加以控制，可能引发一系列严重的并发症，包括心血管疾病、肾病变、视网膜病变等。因此，对于糖尿病患者来说，可采用一系列养生方法进行调养。

（1）饮食调养

饮食管理是糖尿病调养的基础。患者应遵循低糖、低脂、高纤维的饮食原则，有助于维持血糖稳定。控制碳水化合物的摄入，选择低糖、高纤维的食物，如燕麦、糙米、蔬菜等，这些食物有助于减缓血糖上升速度。适量摄入优质蛋白质，如瘦肉、鱼类、豆类等，这些蛋白质来源对血糖影响较小。同时，应避免摄入过多饱和脂肪和反式脂肪，限制动物内脏、肥肉、油炸食品的摄入，以减少心血管风险。此外，保持规律的饮食习惯，避免暴饮暴食，有助于血糖控制。

（2）适量运动

运动是糖尿病管理中不可或缺的一部分。适量运动有助于提高胰岛素敏感性，降低血糖水平。患者可以选择散步、慢跑、游泳、骑自行车等有氧运动方式，这些运动有助于提高心肺功能和促进糖代谢。每周至少进行 150 分钟的中等强度有氧运动，可以分摊到每天进行。运动前应做好热身活动，避免运动损伤。同时，根据个人的体能和健康状况调整运动强度和时间。

（3）药物治疗

对于需要药物治疗的糖尿病患者，遵医嘱按时服药是控制血糖的关键。药物治疗可能包括口服降糖药或胰岛素注射。患者应定期复查血糖水平，以监测药物疗效。如有必要，医生可能会调整药物剂量或更换药物种类，以达到更好的血糖控制效果。

（4）监测并发症

糖尿病患者应警惕并发症的风险。定期接受相关检查，如心电图、肾功能检查、眼底检查等，有助于及时发现并治疗并发症。心血管疾病、肾病、视网膜病变等是糖尿病患者常见的并发症，早期发现和治疗对于预防病情恶化至关重要。

（5）教育与自我管理

糖尿病患者应积极参与糖尿病教育，了解疾病知识，提高自我管理能力。通过教育，患者可以更好地理解糖尿病的管理方法，包括饮食、运动、药物治疗等。此外，自我监测血糖水平是糖尿病管理的重要部分，患者应学会正确使用血糖仪，定期自我监测，以调整治疗方案。

（6）心理支持

糖尿病患者可能会面临心理压力，如对疾病的担忧、对生活方式改变的适应等。心理支持和咨询可以帮助患者应对这些压力，保持积极的心态。与家人、朋友和医疗团队的良好沟通，对糖尿病患者的心理健康至关重要。

（7）戒烟限酒

吸烟和过量饮酒都会对糖尿病患者的健康状况产生负面影响。戒烟有助于降低心血管疾病的风险，限酒可以减少肝脏负担和血糖波动。

通过综合的调养措施，糖尿病患者可以有效控制血糖水平，减少并发症的风险，提高生活质量。糖尿病的管理需要患者的长期坚持和积极合作，通过科学的方法和健康的生活方式，糖尿病患者同样能够享受充实和健康的生活。

7. 心脏病的调养

心脏病是影响人们健康的严重疾病之一，主要包括冠心病、心肌病、心律失常等多种形式。这些疾病不仅影响心脏功能，还可能引发一系列并发症和心血管事件。因此，对于心脏病患者来说，采用饮食调养、改善生活习惯等养生方法可以达到较好的调养效果。

（1）饮食调养

心脏病患者的饮食调养至关重要。低盐、低脂、高纤维的饮食原则是患者饮食调整的基础。减少食盐摄入有助于控制血压，限制高脂肪、高胆固醇食物如肥肉、动物内脏、奶油等的摄入，可以减少血脂和胆固醇水平，从而降低心脏病发作的风险。同时，增加蔬菜、水果、全谷类等富含纤维的食物，有助于促进肠道健康和血糖控制。适量摄入富含不饱和脂肪酸的食物，如鱼类、坚果等，有助于改善血脂水平，减轻心脏负担。

（2）适量运动

在医生的指导下，心脏病患者可以进行适量的运动，以增强心肌功能和改善血液循环。低强度、长时间的运动如散步、慢跑、太极拳等，不仅能够提高心肺耐力，还能降低血压和血脂。运动前应进行充分的热身，避免剧烈运动带来的风险。运动过程中，患者应根据自身情况调整运动强度和时间，避免过度劳累。

（3）药物治疗

药物治疗是心脏病患者控制病情的重要手段。患者需遵医嘱，长期服用降压药、抗凝药、抗血小板药等，以稳定病情和预防心血管事件。定期复查和药物疗效评估对于调整治疗方案、确保治疗效果至关重要。在治疗过程中，患者应与医生保持密切沟通，如有需要，及时调整药物剂量或更换药物种类。

（4）心理调适

心脏病患者往往伴随着心理压力和焦虑，对病情的控制和康复极为不利。因此，患者需要积极调整心态，通过心理咨询、放松训练、冥想等方式来缓解心理压力。保持乐观、平静的情绪，有助于提高生活质量，促进身心健康。

（5）监测病情

心脏病患者需要定期监测病情，包括心电图、超声心动图、血压、血脂等指标。检查有助于及时发现病情变化，评估治疗效果，预防心血管事件的发生。患者应与医疗团队保持密切合作，根据监测结果调整治疗方案。

（6）戒烟限酒

吸烟和过量饮酒都会对心脏健康造成严重损害。戒烟可以降低心脏病发作的风险，限酒有助于保护肝脏和心血管系统。患者应积极戒烟限酒，以减少心脏病的危险因素。

（7）健康教育

心脏病患者应积极参与健康教育活动，提高对疾病的认知和自我管理能力。了解疾病的成因、症状、治疗方法和预防措施，有助于患者更好地配合治疗，改善生活方式。

通过综合的调养措施，心脏病患者可以有效控制病情，减轻心脏负担，提高生活质量。心脏病的调养需要患者的长期坚持和积极合作，通过科学的方法和健康的生活方式，患者能够更好地管理自己的病情，享受健康的生活。

8. 痛风的调养

痛风是一种由嘌呤代谢紊乱引起的代谢性疾病，其主要特征是高尿酸血症和痛风性关节炎。这种病症若不加以控制，不仅会导致关节剧痛，还可能引发肾结石、肾功能损害等严重并发症。因此，痛风患者可采用一系列养生方法来达到调养的目的。

（1）饮食调养

痛风患者的饮食调养至关重要。首先，患者应严格遵循低嘌呤饮食原则，减少动物内脏、海鲜、豆类等高嘌呤食物的摄入，以降低体内尿酸生成。同时，增加蔬菜、水果、全谷类等低嘌呤食物的摄入，这些食物不仅嘌呤含量低，还富含纤维和微量元素，有助于身体健康。此外，患者应避免饮酒，特别是啤酒和烈酒，因为酒精会抑制尿酸排泄。限制高糖和高脂肪食物的摄入，以控制体重和减少尿酸生成。

（2）增加水分摄入

充足的水分摄入对于痛风患者来说非常重要。水分可以帮助稀释血液中的尿酸，促进尿酸通过肾脏排泄，从而降低血尿酸水平。建议痛风患者每天至少饮用2000mL的白开水或淡茶水，尤其在运动后和睡前，适量饮水有助于预防尿路结石的形成。

（3）药物治疗

对于尿酸水平持续偏高或已出现痛风发作的患者，药物治疗是必要的。常用药物包括降尿酸药如别嘌醇、苯溴马隆等，以及抗炎镇痛药如非甾体抗炎药、秋水仙碱等。患者应遵医嘱按时服药，并定期复查尿酸水平，以评估药物疗效。如有必要，医生会根据患者的具体情况调整药物剂量或更换药物种类。

（4）休息与锻炼

痛风性关节炎患者在急性发作期应充分休息，避免关节过度活动和受凉。保持关节保暖，可以减轻疼痛和炎症。在病情稳定期，适当的关节锻炼和伸展运动有助于改善关节僵硬和功能受限。患者可以选择散步、游泳、瑜伽等低冲击性运动，但应避免剧烈运动和长时间站立。

（5）生活方式调整

痛风患者应积极调整生活方式，包括保持健康的体重、戒烟、限制饮酒、减少高嘌呤食物的摄入等。超重和肥胖会增加尿酸的生成和减少尿酸的排泄，因此，通过合理饮食和适量运动控制体重对于痛风患者非常重要。

（6）定期体检

定期体检对于痛风患者来说非常重要。通过定期检查血尿酸水平、肾功能、血压、血脂等指标，可以及时发现并处理相关问题，预防并发症的发生。

通过综合的调养措施，痛风患者可以有效控制病情，减轻关节痛楚，提高生活质量。痛风的调养需要患者的长期坚持和积极合作，通过科学的方法和健康的生活方式，患者能够更好地管理自己的病情。

参考文献

[1] 世界卫生组织 . 空气质量指南 [Z]. 世界卫生组织，2006.

[2] 张华，李明 . 环境化学与人体健康 [M]. 北京：科学出版社，2010.

[3] 李红梅，张建华 . 绿色化学原理与应用 [M]. 上海：上海交通大学出版社，2012.

[4] 国家卫生健康委员会 . 中国居民膳食营养素参考摄入量 [M]. 北京：中国协和医科大学出版社，2018.

[5] 刘伟，张强 . 现代药物化学与合理用药 [M]. 南京：东南大学出版社，2013.

[6] 世界卫生组织 . 室内空气质量指南 [Z]. 世界卫生组织，2010.

[7] 国家卫生健康委员会 . 抗生素临床应用指导原则 [M]. 北京：人民卫生出版社，2015.

[8] 中国营养学会 . 中国居民膳食指南 [M]. 北京：人民卫生出版社，2016.

[9] 杨月欣，葛可佑 . 中国营养科学全书 [M]. 北京：人民卫生出版

社，2019.

[10] 刘政，张立实 . 食物营养与健康 [M]. 北京：中国轻工业出版社，2018.

[11] 李宁，张片红 . 特殊人群营养支持指南 [M]. 北京：人民卫生出版社，2017.

[12] 赵法佴 . 食品安全与健康 [M]. 北京：中国农业出版社，2017.

[13] 张文，刘烈刚 . 食品化学 [M]. 北京：中国轻工业出版社，2019.

[14] 王陇德，马冠生 . 营养与疾病预防：营养与健康系列科普 [M]. 北京：人民卫生出版社，2018.

[15] 孙长颢 . 营养与食品卫生学 [M]. 北京：人民卫生出版社，2017.

[16] 马玉海，苏佳灿，丁晋彪，等 . 运动与健康 [M]. 北京：清华大学出版社，2015.

[17] 赵丽华 . 饮食、运动与养生 [M]. 南京：东南大学出版社，2017.

[18] 张晓峰 . 心理养生与自我调节 [M]. 北京：中国中医药出版社，2016.

[19] 吴志宏 . 睡眠与健康 [M]. 杭州：浙江大学出版社，2015.

[20] 王晓东 . 情绪管理与健康 [M]. 上海：上海交通大学出版社，2019.

[21] 王丽，赵强 . 心理障碍的成因分析与应对策略 [M]. 北京：科学技术出版社，2021.

[22] 陈可明 . 健康心理学 [M]. 北京：科学出版社，2018.

[23] 文丹枫，韦绍锋 . 互联网 + 医疗：移动互联网时代的医疗健康革命 [M]. 北京：中国经济出版社，2015.

[24] 陈金雄 . 互联网 + 医疗健康：迈向 5P 医学时代 [M]. 北京：电子工业出版社，2015.

[25] 动脉网蛋壳研究院 . 区块链 + 医疗：新技术赋能医疗的应用与未来 [M]. 北京：中国经济出版社，2019.

[26] 王晓峰 . 食品安全与健康生活 [J]. 食品科学，2015，36（9）：1–5.

[27] 张爱珍 . 食物中毒预防与控制 [J]. 中国食品学报，2015，15（4）：1–5.

[28] 陈志钢 . 室内环境与健康 [J]. 环境与健康，2016，33（4）：1–4.

[29] 张晨，侯淑花 . 营养与健康综述 [J]. 中华护士杂志，2014，49（4）：311–314.

[30] 陈思，刘洋 . 情绪管理：做情绪的主人 [J]. 心理与健康，2019，（6）：52–55.

[31] 赵敏，周杰 . 应对挫折的心理策略 [J]. 心理月刊，2022，17（4）：44–47.

[32] 刘波，陈晨 . 人际关系对心理健康的影响 [J]. 社会心理科学，2021，（2）：105–108.

[33] 周涛，吴凡 . 心理偏差及其在日常生活中的表现 [J]. 心理探索，2023，（1）：30–33.

[34] 吴亮，张华 . 积极心理学视角下的自我激励策略 [J]. 心理技术

与应用，2020，8（3）：122–125.

[35] 张文，李强 . 心理健康与应对策略 [J]. 心理科学进展，2020，28（2）：335–344.

[36] 张华，李明 . 心理健康与生理健康的关系研究 [J]. 心理科学，2020，43（2）：355–361.

[37] 刘伟，张华 . 运动与心理健康的关系研究综述 [J]. 体育科学研究，2021，41（3）：82–90.

[38] 黄宇 . 传统养生文化与现代生活 [J]. 中华中医药杂志，2020，35（7）：1852–1854.

[39] 李红梅 . 时辰养生法的现代解读 [J]. 中医杂志，2019，60（9）：738–740.

[40] 周建华 . 音乐治疗在心理健康中的应用 [J]. 音乐时空，2018，（12）：45–47.

[41] 环境保护部 . 环境空气质量标准（GB 3095–2012）[S]. 北京：环境保护部，2012.

[42] 区苏娜，葛乐昕，范雯，等 . 区块链技术在数字医疗与健康中的应用进展 [J]. 数字医学与健康，2024，2（2）：119–123.

贵 州 省 科 普 丛 书
贵州省科协科普作品专项经费资助

贵州省哲学社会科学创新工程资助项目
贵州省科技厅黔科合支撑[2023]一般092

健康多景图

化学与健康

杨 熙 张晓春◎著

新 华 出 版 社

图书在版编目（CIP）数据

化学与健康 / 杨熙，张晓春著 .
北京 : 新华出版社 , 2024. 12. --（健康多景图）.
ISBN 978-7-5166-7677-6

Ⅰ. O6-05

中国国家版本馆 CIP 数据核字第 2024761M5U 号

康养系列丛书编撰委员会

主　编：贵阳康养职业大学

委　员：杨　静　杨　熙　石永忠　朱　珠　伍　禹　鄢　超
张　宏　张晓春　陈信羽　方　乐　高玉梅　代亮亮

贵州省科普丛书工作委员会

主　编：朱洪波

委　员：宋宝安　胡瑞忠　杨泳滨　黄远红　陈　积　周　琦
苏向东　冯新斌　杨　松　傅　涛　王　涛　沈祥春
李红林　夏峥嵘　潘学军　李　飞

前　言

当代社会，随着科技的飞速发展和人们健康意识的不断提升，健康问题已经成为全球关注的焦点。本书正是在这样的背景下应运而生的，旨在从多个角度深入探讨影响人类健康的各种因素，并提供科学的健康指导和建议。

当前，健康领域的研究已经从单一的生物医学模式扩展到了包括心理、社会、环境、生活方式等多方面的综合考量。随着互联网技术的广泛应用，健康信息的获取和传播变得更加便捷，但同时也给信息真实性和权威性带来了挑战。此外，化学制品在日常生活中的普遍使用、环境污染的日益严重、社会压力的不断增加，都对人们的健康产生了深远的影响。

本书旨在通过对健康相关领域的深入分析，揭示影响健康因素的内在联系，同时普及健康知识，增强公众的健康意识和提高自我保健能力，促进健康生活方式的形成，为构建健康社会贡献力量。

本书内容丰富，涵盖了化学与健康、营养与健康、运动与健

康、心理与健康、养生文化与健康，以及互联网技术与健康等多个层面。每一部分都从不同的角度出发，系统地介绍了相关领域的基础知识、研究进展、实用技巧和案例分析。

本书的编写具有以下特点：

（1）融合性。本书内容融合了医学、营养学、心理学、社会学等多个学科的研究成果，旨在全面解析健康问题。

（2）实用性。本书提供了大量适用于日常生活的健康指导和实用建议，如合理膳食、科学运动、情绪管理等。

（3）科学性。本书以最新的科学研究和权威数据为依据，确保所提供信息的准确性和可靠性。

（4）通俗性。本书以浅显易懂的语言解释复杂的健康概念，使读者能够轻松理解和掌握。

（5）时代性。本书特别关注互联网技术在健康领域的应用，如在线医疗、健康管理 App 等，体现了健康研究的时代性。

本书参考了各领域的相关专业知识，并结合丰富的实践经验，为读者提供了一份全面、深入、实用的健康指南。希望通过本书的阅读，帮助每一位读者更好地理解健康，掌握科学的健康方法，享受健康、快乐的生活。

作者

2024 年 8 月

目　录

三、日用化学品与健康 / 049

四、药物化学与健康 / 062

五、环境化学与健康 / 078

健康多景图

之化学与健康

化学与我们的健康息息相关。人体依赖各种化学元素和营养素来保持正常的生理功能，这些元素和营养素的平衡状态对于维持健康至关重要。在医学领域，化学的应用非常广泛，特别是在新药的研制和开发过程中。但是如果化学物质被不当使用或处理，它们也可能对健康造成损害。因此，我们应当重视化学物质的安全性问题，通过加强监管和增强公众意识来确保化学物质的合理使用，共同推动健康事业的发展。

一、化学与人体健康

1. 你的身体健康吗?

判断身体是否健康是一个需要细致观察和全面评估的过程，它涉及我们身体的各个方面和细节。以下是一些详细的建议，帮助你更准确地评估自己的健康状况。

（1）身体症状

生活中我们应该密切关注身体所传递的各种信号，这包括但不限于疼痛、不适或任何不寻常的感觉。这些可能是身体在提醒我们注意健康问题。例如，如果经常性地感到头痛，这可能是由多种因素引起的，包括压力、偏头痛，甚至是更严重的疾病，如脑部肿瘤。同样，如果感到胸痛，可能是心脏问题的信号，如心绞痛或心肌梗死。而腹部疼痛则可能指向消化系统的问题，如胃炎、胃溃疡，甚至是急性阑尾炎等。面对这些症状，我们不能掉以轻心，应该及时寻求专业医生的帮助，并进行全面的医学检查。医生会根据我们的症状、体征以及检查结果来评估我们的健康状况，并提供适当的医疗建议。与此同时，我们还应该注重健康的生活习惯，以预防疾病的发生。这包括保证充足的睡眠、维持均衡的饮食、进行适量的体育活动，以及避免吸烟和过量饮酒等不良行为。通过这些措施，我们可以更好地维护自己的身体健康，及时发现并处理可能的健康问题。

（2）身体指标

监测身体的关键健康指标，如体重、血压、血糖和血脂等，对于我们了解自身的健康状况至关重要。这些指标的波动能够揭示身体内部的多种生理变化，为我们提供预防和治疗疾病的早期线索。

一个重要的指标是体重的急剧变化，无论是减少还是增加，都可能与营养摄入、代谢速率或激素水平的变化有关。如果体重持续出现异常波动，这可能是某些疾病，如糖尿病或甲状腺问题的迹象，因此需要我们给予足够的关注。

血压的持续升高可能是心脏负担增加或血管硬化的迹象。如果不加以控制，高血压可能会导致严重的心脑血管疾病。因此，定期监测血压并采取措施控制血压，对于维护心血管健康至关重要。

血糖和血脂水平的异常也不容忽视。持续的高血糖水平可能导致糖尿病及其并发症，而血脂水平的升高则可能增加患心血管疾病的风险。通过定期检测血糖和血脂，我们可以及时发现这些健康风险，并采取适当的干预措施。

定期进行全面体检是一种有效的健康管理模式。通过血常规、尿常规、心电图等检查，我们可以全面评估自己的健康状况，及时发现并解决潜在的健康问题。这不仅有助于预防疾病的发生，还能提高我们的生活质量和幸福感。

（3）心理健康

一个健全的体魄往往建立在健全的心理基础之上。情绪健康与身体健康是相互依存的。长期的焦虑、抑郁或承受过大的压力，不仅会侵蚀我们的心理健康，还可能引发一系列身体上的不适，包括但不限于睡眠障碍、消化系统功能失调和免疫力下降。

为了保持心理的平衡和健康，我们应当采取一些积极的策略。首先是要密切留意自己的情绪波动，一旦发现负面情绪的迹象，就要及时采取措施予以应对。此外，实践一些放松技巧，例如深呼吸、冥想或瑜伽，可以帮助我们减轻压力，恢复内心的平静。同时，保持一种积极向上的生活态度，培养乐观的心态，对于维护心理健康同样至关重要。

如果发现自己的情绪长时间处于低落状态，不妨考虑寻求专业的帮助。专业的心理咨询师或心理治疗师能够为我们提供专业的指导和支持，帮助我们更深入地理解自己的情绪，学会更有效的应对策略，整体提升我们的心理韧性和整体福祉。

（4）睡眠质量

睡眠的质量是衡量我们整体健康的关键指标，它对恢复身体功能和增强免疫力起着至关重要的作用。如果一个人经常遇到失眠、多梦或早晨醒来后仍感到疲倦，可能意味着他的睡眠品质需要改善。这些问题通常是由多种因素共同作用的结果，包括不良的生活习惯、不适宜的睡眠环境和可能存在的健康问题。因此，改善睡眠质量需要一个全面的策略。

个人应该调整自己的日常习惯，保持规律的作息时间，尽量避免熬夜。睡前应避免参与令人兴奋的活动，如观看激烈的电视节目或使用电子设备。适量的身体活动有助于促进更好的睡眠。另外，营造一个有利于睡眠的环境也至关重要。确保卧室安静、黑暗、温度适宜，并且配备舒适的床垫和枕头。此外，通过冥想、深呼吸或瑜伽等方法来减轻压力和放松身心，对于提高睡眠质量同样重要。

在饮食上也应该有所注意。避免在睡前过量进食，尤其是辛辣、油腻或含咖啡因的食品。适量饮用热牛奶或温暖的果汁等可以帮助身体放松，促进睡眠。

如果尝试了上述方法后，睡眠问题仍未得到改善，建议尽快咨询医生。医生会根据个人的具体情况，提供专业的建议和治疗方案。

（5）饮食习惯

均衡、多样化和适量的饮食是维持健康的重要因素。现代生活中，人们往往因为忙碌的工作和生活节奏而忽视了饮食的重要性，这往往会带来一系列健康问题。

高热量、高脂肪和高糖分的食物往往含有过多的能量和缺乏必要的营养素。长期过度摄入这些食物，不仅容易导致体重增加，还可能引发心血管疾病、糖尿病等慢性疾病。因此，我们应该尽量减少这些食物的摄入量，并警惕隐藏在加工食品中的“隐形糖”和“坏脂肪”。

新鲜的蔬菜、水果和全谷类食品是营养宝库，它们含有丰富的膳食纤维、多种维生素和矿物质，对于维护我们的身体健康至关重要。这些食物不仅能够为我们提供必要的能量，还有助于促进消化系统的健康，增强我们的免疫系统，并在预防多种慢性疾病方面发挥着重要作用。因此，我们应当在日常生活中增加这些食物的摄入量，确保我们能够摄取到充足的营养。

饮食的多样性也是保持健康的关键。不同的食材含有不同的营养成分，多样化的饮食模式有助于我们全面获取所需的各种营养素。我们应该努力尝试各种类型的蔬菜、水果、全谷类食品、蛋白质来源和健康脂肪，满足身体的营养需求。通过健康的饮食方式，我们不仅能够享受到各种美味，还能确保我们的身体健康得到全面的支持。

（6）运动习惯

运动在维护身体健康方面扮演着不可或缺的角色。运动不仅能提升我们的心肺功能，还能促进身体的新陈代谢，增强肌肉的力量和柔韧性，从而全面提升我们的健康水平。

例如，有氧运动，包括慢跑、游泳和骑自行车等，能够有效提高心肺耐力，改善血液循环，降低心血管疾病的风险。而力量训练，如举重和俯卧撑等，能够增强肌肉力量和骨密度，帮助我们改善身体姿势，预防骨质疏松等问题。此外，柔韧性练习，如瑜伽和拉伸运动，可以提高关节的灵活性，减少运动时受伤的可能性。因此，将这些不同类型的运动融入我们的日常生活，不仅能够丰富我们的活动内容，还能确保我们的身体得到全面的锻炼和保护。

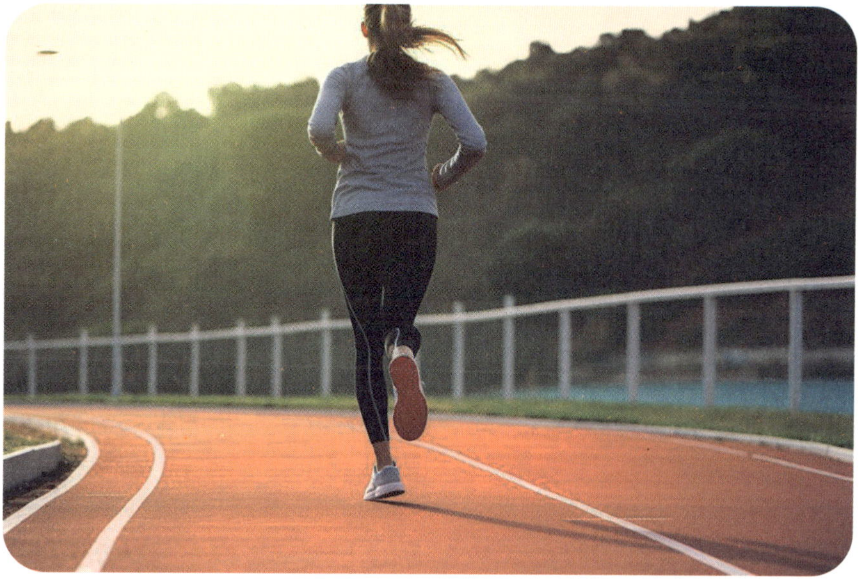

图 1　有氧运动——跑步

运动的缺失可能会导致我们的身体机能逐渐退化、肌肉力量减弱、心肺功能降低，进而增加患上心血管疾病、糖尿病等慢性疾病的风险。因此，养成适度运动的习惯对于保持身体健康至关重要。

除了运动，我们的饮食、睡眠和心理状态同样对健康有着深远的影响。我们需要全面考虑这些要素，制订一个全面的健康管理计划，确保身体健康并提升生活质量。

评估一个人的健康状况是一个多维度的过程。通过观察身体症状、监测身体指标、评估心理状态、观察睡眠质量、检查饮食习惯以及评估运动习惯等，我们可以更全面地了解自己的健康状况。这样，我们就能采取相应的措施来维护和提升自己的身体健康水平。

2. 人体就像一个复杂的“化学工厂”

人体这个奇妙的生物体，宛如一座精密且复杂的“化学工厂”。在这个宏伟而微妙的“工厂”内，数以亿计的化学反应和生物过程如交响乐般和谐共鸣，共同编织着生命的绚烂篇章。

从微观层面来看，人体内的细胞是这座“化学工厂”不可或缺的基石。这些细胞犹如无数勤劳的工人，昼夜不息地进行着新陈代谢的劳作。它们通过吸收外界的营养物质，经过一系列复杂的生化反应，转化为身体所需的能量和构建物质，同时又将代谢废物排出体外，维持着生命的稳态。

在这个“化学工厂”中，各种组织和器官则如同各司其职的车间和生产线，它们各自承担着不同的功能，却又紧密相连、相互依存。消化系统如同高效的食品加工车间，将摄入的食物精心分解成小分子营养物质，为身体提供源源不断的能量来源；循环系统则如同繁忙的物流部门，将富含氧气的血液输送到身体的每个角落，确保每个细胞都能得到充足的氧气和营养；而免疫系统则如同忠诚的卫士，时刻警惕着外界病原体的入侵，保护着身体的安宁与健康。

这个“化学工厂”中的各种激素和神经递质等化学物质发挥着至关重要的调节作用。它们如同精细的调节剂和催化剂，通过调节身体的代谢过程、控制身体的生理反应等方式，确保身体的各项功能能够协调运转、平稳有序。

这座复杂的“化学工厂”不仅展现了人体内部的精妙结构和神奇功能，也让我们对生命的奥秘充满了敬畏和好奇。正是这些数以万计的化学反应和生物过程，共同构筑了我们复杂而独特的生命体系，让我们能够在这个世界上展现出无限的可能与活力。因此，我们应该更加珍视自己的身体，尊重生命的尊严与价值，让这座奇妙的“化学工厂”能够持续、稳定地运转下去。这座神奇的“化学工厂”不仅在日常的生理活动中展现出其精妙绝伦的运作机制，更在应对各种挑战和变化时展现出惊人的适应性和韧性。无论是遭遇严寒酷暑、饥饿疲劳，还是面临疾病侵袭、心理压力，这座“化学工厂”都能通过调整内部的化学反应和生物过程，迅速作出反应，维护身体的平衡与稳定。这种强大的自我调节能力，正是人体作为生命体所独有的魅力所在。

随着科学技术的不断进步，我们对人体的了解也越来越深入。通过基因编辑、细胞治疗等前沿技术的应用，我们可以预见，未来的医学领域将能够更加精准地调控人体的内部环境，激发人体的自愈能力，甚至实现某些目前看似不可能的生命奇迹。

我们也必须认识到，我们的身体并非不可破坏，不良的生活习惯、环境的污染、心理压力等因素都可能对其造成损害，甚至导致各种疾病的发生。因此，我们要保持警觉，密切关注自己身体的变化，采取积极的预防措施来避免疾病的侵袭。

3. 生命的建筑师：探秘人体中的常量元素

“生命的建筑师”无疑是对人体中常量元素最贴切的描述。这些元素在人体内的含量相对较高，不仅构成了我们身体的物质基础，更在维持生命活动中发挥着至关重要的作用。它们如同建筑师手中的砖瓦和钢筋，共同搭建起我们生命的宏伟殿堂。

（1）钙

钙作为人体内含量最丰富的常量元素之一，广泛分布于全身各组织器官中，其重要性不言而喻。它是构成骨骼和牙齿的主要成分，对于维持人体健康起着至关重要的作用。

钙在维持神经肌肉的正常兴奋性方面发挥着关键作用。人体内的神经传导和肌肉收缩都离不开钙离子的参与。当钙离子浓度适宜时，神经传导速度正常，肌肉收缩有力，人们能够保持正常的运动功能。然而，长期缺钙可能导致神经传导受阻，肌肉收缩无力，进而引发肌肉疲劳、抽筋等症状。

钙元素在细胞功能调节中扮演着关键角色。细胞是构成生命的基本单元，而钙离子则是细胞内信号传递的关键介质。它参与了细胞内的众多生化反应，对细胞的生长、分化乃至凋亡过程起着调控作用。因此，维持钙离子的平衡对于细胞功能的正常运作至关重要。

钙还参与了体液的酸碱平衡调节。体液的酸碱平衡对于生命活动的正常进行至关重要。钙离子能够与体液中的酸性物质结合，生成中性的盐类，帮助维持体液的酸碱平衡。如果长期缺乏钙，可能会导致体液酸碱失衡，引发多种健康问题。

钙还参与血液凝固和激素分泌等生理活动。在血液凝固过程中，钙离子能够促进凝血因子的活化，加快血液凝固的速度，防止出血。在激素分泌方面，钙离子能够影响激素的合成与释放，进而调节人体的代谢活动。

长期缺钙可能对人体健康造成影响。对于儿童来说，缺钙可能导致骨骼发育不良、佝偻病等问题，严重影响其生长发育。对于中老年人而言，缺钙可能导致骨质疏松、骨折风险增加，影响生活质量。

在日常饮食中，我们应当注重钙的摄入，应多食用富含钙的食物，如牛奶（乳糖不耐受人群可选择酸奶）、豆制品、鱼虾等。适当的阳光照射也有助于钙的吸收。需要注意的是，钙和钠（食盐）在人体中是竞争关系，大量钠会制约钙的吸收，所以口味重的人比较容易缺钙。对于钙缺乏较为严重的人群，在医生的建议下，可以适当补充钙剂。

（2）磷

磷是一种在生物体内广泛存在的元素，它与钙共同构成了我们坚固的骨骼和牙齿，为身体提供了必要的支撑和保护。此外，磷还是细胞内液中最主要的阴离子，参与了众多关键的生理活动。

在物质代谢中，磷起着至关重要的作用。它参与蛋白质、脂肪和碳水化合物的代谢，帮助身体更有效地吸收和利用这些营养素。确保磷的摄入充足，对于维持身体的正常代谢功能和确保身体各项机能的顺利运作至关重要。

磷还在维持体内酸碱平衡方面发挥着重要的作用。体内酸碱平衡对健康至关重要，磷离子能够与氢离子结合，调节体液的酸碱度。当体内酸度过高时，磷能够中和过多的氢离子，帮助维持酸碱平衡，保护身体免受酸性环境的损害。

磷在细胞内还承担着储能和释能的功能。当细胞需要能量时，磷可以以三磷酸腺苷（ATP）的形式储存能量，并在需要时迅速释放。这种能量转换机制使细胞能够高效地利用能量，支持身体的各种生理活动。

尽管大多数食物中都含有磷，但磷的缺乏仍可能引发一系列健康问题。缺磷可能导致新陈代谢受阻，影响身体对营养物质的吸收和利用。此外，缺磷还可能削弱骨骼，增加骨折的风险。对于儿童和青少年来说，缺磷还可能影响他们的生长发育，导致发育不全。

保持磷元素的充足摄入对于维护人体健康至关重要。在日常饮食中，我们可以通过食用富含磷的食物来补充身体所需的磷元素。鱼类、肉类、豆类和全谷类食物都是磷的良好来源。同时，保持饮食均衡和多样化，也有助于确保身体获得足够的磷元素。

（3）镁

镁作为一种关键的常量元素，在人体内的含量虽然不算最多，但其重要性却不容忽视。它是多种酶的激活剂，为各种生物化学反应提供了必要的催化作用，使得生命活动得以顺利进行。

镁在人体内的功能多种多样，它发挥着调节细胞钾、钠分布的重要作用。钾和钠是细胞内外的两种主要离子，它们的浓度平衡对于维持细胞的正常生理功能至关重要。镁通过调节这些离子的分布，确保了细胞内外环境的稳定，从而维护了生命的正常运转。

镁在维持骨骼健康方面扮演着不可或缺的角色。骨骼是我们身体的支撑结构，其健康状况直接影响我们的活动能力和生活质量。作为骨骼的主要成分之一，镁参与了骨骼的形成和重塑过程，有助于保持骨骼的强度和稳定性。

镁还对神经肌肉的兴奋性起着关键作用。神经肌肉兴奋性是指神经纤维和肌肉细胞对刺激的反应能力，它影响我们的运动和感知能力。镁通过调节这种兴奋性，确保我们的动作协调和感觉敏锐，使我们能够灵活应对各种外界刺激。

镁的缺乏可能引发一系列健康问题：

肾结石：镁在尿液中可以与某些矿物质结合，形成不溶于水的化合物，减少肾结石的风险。镁的缺乏可能导致尿液中矿物质浓度失衡，增加肾结石的形成风险。

心血管疾病：镁在心血管系统中具有保护作用，如降低血压、改善心肌功能。镁的缺乏可能加重心血管系统的负担，增加心血管疾病的风险。

心搏骤停：镁对心脏功能至关重要，参与心脏电生理活动的调节。镁的缺乏可能导致心脏电生理活动紊乱，甚至引发心脏骤停。

作为人体内的重要常量元素，镁不仅调节细胞内钾、钠的分布，还维持骨骼生长和神经肌肉兴奋性。镁的缺乏可能导致肾结石、心血管疾病等严重后果，甚至危及生命。因此，我们应重视日常饮食中的镁摄入，确保身体健康。已经出现缺镁症状的人群，应及时寻求医疗帮助，接受专业的治疗和建议。

（4）钾

钾是人体必需的一种重要矿物质，它在人体的生理活动中扮演着关键角色。钾不仅参与了糖和蛋白质的代谢，还对维持人体的渗透压和酸碱平衡至关重要，同时对神经肌肉的兴奋性也有着显著的影响。

在糖的代谢过程中，钾起着至关重要的作用。它促进了糖的氧化分解，为身体提供必需的能量。此外，钾还参与了糖原的合成，帮助身体在需要时迅速释放能量。在蛋白质的代谢中，钾同样发挥着不可替代的作用，它促进氨基酸的分解和合成，为身体提供必要的氨基酸和氮源，满足生命活动的需求。

钾在维持人体的正常渗透压和酸碱平衡方面也发挥着重要作用。钾离子与钠离子共同作用，维持着人体内的电解质平衡，确保细胞内外的渗透压保持稳定。钾离子还参与调节酸碱平衡，帮助体内 pH 值保持在适宜的范围内，这对于生命活动的正常进行至关重要。

钾对神经肌肉的兴奋性也有着显著的影响。钾离子能够调节神经冲动的传导，确保神经系统的正常运作。同时，钾还影响肌肉的收缩和舒张，使肌肉能够正常运动。当钾的摄入不足时，可能会导致神经肌肉兴奋性降低，引发乏力、肌肉痉挛等症状。

为了维持体内钾的平衡，我们应通过饮食摄取足够的钾。香蕉、土豆、菠菜等食物都是钾的良好来源，适量食用这些食物有助于满足身体对钾的需求。同时，钾的摄入也应适量，过量摄入钾可能对健康产生负面影响。因此，合理搭配饮食，保持钾的摄入量在适宜的范围内，是维持健康的关键。

（5）钠

钠是人体不可或缺的一种关键元素，它在调节细胞外液的容量和渗透压，以及维持酸碱平衡方面发挥着至关重要的作用。在体内，钠离子与其他阳离子如钾离子一起，共同维持细胞内外的电解质平衡，确保了人体正常的生理功能。

钠在调节细胞外液容量和渗透压方面的作用不可或缺。细胞外液是细胞周围的液体环境，为细胞提供必要的物质交换和信息传递的条件。钠离子作为细胞外液中最主要的阳离子之一，其浓度直接影响细胞外液的容量和渗透压。钠离子浓度的升高会导致细胞外液渗透压上升，引起水分从细胞内流向细胞外，增加细胞外液的容量；反之，钠离子浓度的降低则会使细胞外液渗透压下降，水分从细胞外流向细胞内，减少细胞外液的容量。因此，适量摄入钠对于维持细胞外液容量的稳定至关重要。

钠还参与了体内酸碱平衡的调节。人体的酸碱平衡是指体内酸性和碱性物质的相对平衡状态，这对维持生命活动至关重要。钠离子在酸碱平衡中起到缓冲作用，能够中和体内的酸性物质，维持体内酸碱度的稳定。同时，钠还参与碳酸氢盐的重吸收和排泄过程，进一步调节体内的酸碱平衡。

为了更深入地理解钠在人体中的作用，我们可以借助实证研究和统计数据。例如，有研究显示，适量摄入钠盐有助于血压的稳定，而过量摄入可能会增加患高血压等心血管疾病的风险。此外，不同人群对钠的需求和耐受性存在差异，老年人和高血压患者等特定群体应适当限制钠盐的摄入。

这些常量元素在人体内的协同作用，使我们能够维持正常的生理功能和生命活动的稳定。它们是我们生命的建筑师，也是健康的守护者。虽然这些元素对人体至关重要，过量摄入也可能带来健康风险。例如，长期过量摄入钙可能增加患肾结石的风险，而钠的过量摄入与高血压等心血管疾病密切相关。因此，保持合理的饮食结构，确保各种元素的平衡摄入，对于维护我们的健康至关重要。

4. 小元素，大作用：人体中不可或缺的微量元素

人体这个复杂而神奇的生物系统，犹如一台精密运作的机器，每一个部件、每一个元素都发挥着不可或缺的作用。其中，微量元素更是这些部件中的佼佼者，尽管在人体中的含量微乎其微，但它们的作用却是至关重要，真可谓是“微小而伟大，不可或缺”。这些微量元素，虽然其含量可能只是人体总重量的极小一部分，但它们的存在却如同点亮生命的火花，为人体提供了源源不断的能量和活力。

（1）铁

铁元素是生命之树不可或缺的养分，其重要性不容忽视。作为构成血红蛋白的核心成分，铁元素承载着运输氧气的重大使命，宛如一位勤劳的搬运工，默默地在体内穿行，确保生命之火永不熄灭。

血红蛋白作为红细胞内的主要蛋白质，负责携带氧气至身体各个部位。而铁元素，正是血红蛋白中至关重要的组成部分。它的存在，使得血红蛋白能够牢固地抓住氧气分子，并顺利地将它们输送到身体的每一个角落。无论是大脑、心脏还是四肢，每一个细胞都依赖于铁元素所输送的氧气来维持其正常功能。

如果我们的身体缺少了铁这种关键元素，那么血红蛋白的生成和功能将会受到严重影响。血红蛋白是负责携带氧气至全身各

处的重要蛋白质，铁元素的缺乏会导致其数量和质量下降，进而影响氧气的输送。这不仅会导致细胞缺氧，还可能引发功能减退。长期下去，身体可能会出现疲劳、头晕、免疫力降低等健康问题。因此，铁元素对于维持生命活动的正常运行至关重要。

那么，我们如何确保体内铁元素的充足呢？第一，通过饮食摄取铁元素是一种有效的方法。动物肝脏、瘦肉、豆类等食物富含铁元素，是铁的良好来源。第二，维生素 C 能够促进铁的吸收，因此在饮食中合理搭配这些食物，可以有效提高铁的摄入量。

仅依靠饮食摄取铁元素有时并不足以满足身体的需求。特别是在孕期、哺乳期或患有某些特定疾病时，身体对铁的需求会显著增加。在这种情况下，可能需要通过补充铁剂来满足额外的需求。不过，补充铁剂应在医生的指导下进行，避免过量摄入铁元素，引发铁中毒等不良反应。正确的铁剂补充不仅能满足身体的需求，还能预防相关的健康问题。

（2）铜

铜这种常被忽视的金属元素，在生物体内扮演着至关重要的角色。它在多种酶的合成过程中发挥着核心作用，这些酶作为生物体内的催化剂，巧妙地推动着各种生化反应的进行，支持人体的正常生理功能。

铜元素在酶的合成中扮演着关键角色。酶是一类具有催化功能的生物大分子，它们能够加快生物体内的化学反应速度，确保生命活动能够高效地进行。铜元素作为酶的辅助因子或组成成分，能够显著提升酶的催化效率，让酶在生物体内发挥更大的效用。

铜元素还参与了许多关键的生化过程。例如，在呼吸作用中，含有铜元素的酶帮助细胞吸收和利用氧气，进而产生能量供细胞使用。在抗氧化防御系统中，铜元素同样扮演着重要角色，它有助于清除体内的自由基，减少氧化应激对细胞造成的损伤。

铜元素还对神经系统、免疫系统以及骨骼健康等方面有着显著的影响。铜元素能够促进神经递质的合成和传递，维持神经系统的正常运作；它还能增强免疫细胞的活性，提升人体的免疫力；铜元素还是骨骼健康所需的重要微量元素，对骨骼的生长和发育起到促进作用。

虽然铜元素对人体健康至关重要，但过量的铜摄入也会对人体造成危害。因此，在日常生活中，我们需要保持合理的膳食结构，确保铜元素的摄入量既不过多也不过少，保持人体的健康状态。

（3）锌

锌元素这一看似微小的矿物质，实则承载着智慧与生长的深厚寓意。在生物体内，锌发挥着无可替代的重要作用，尤其在 DNA 的合成和修复过程中，它扮演着至关重要的角色。正是有了锌元素的参与，我们的细胞才能得以顺利生长和分裂，支撑起整个生命的延续与繁衍。

锌这种在人体中发挥着至关重要作用的微量元素，对DNA的合成过程至关重要。DNA携带着生物体的遗传信息，而锌元素在促进DNA复制和转录的过程中扮演着关键角色，确保遗传信息的精确传递。此外，锌还参与DNA的修复，防止遗传信息的丢失或变异，维护生物体的遗传稳定性。

锌元素不仅参与DNA的合成和修复，还对细胞的生长和分裂起到支持作用。细胞是构成生物体的基本单位，而锌元素通过促进细胞新陈代谢，为细胞的生长和分裂提供必要的能量和物质基础。同时，锌还能调节细胞分裂的速度，避免分裂过快或过慢对生物体造成不利影响。

在人体的生长发育过程中，锌元素的作用同样不可或缺。儿童如果缺乏锌元素，可能会出现生长发育迟缓、智力发育不全等问题。确保儿童摄入充足的锌元素对他们的健康成长至关重要。

锌元素还具有多种生理功能。它能促进免疫系统的正常运作，增强人体的抵抗力；参与酶的合成和激活，调节人体的代谢过程；维护神经系统的正常功能，促进神经传导和记忆的形成等。

为了保持身体健康和生命的延续，我们应该重视锌元素的摄入和补充。通过合理搭配饮食、增加富含锌的食物摄入、适当补充锌元素等方法，可以有效地维持体内的锌元素平衡，为生命的健康和智慧的发展提供坚实的保障。

（4）硒

硒这种在自然界中普遍存在的微量元素，近年来因其独特的化学特性和强大的抗氧化功能而受到科学界的高度重视。硒不仅有助于中和体内的自由基，降低氧化应激对身体的负面影响，还能显著提升免疫力，使我们在面对各种挑战时更加坚韧。

硒的抗氧化能力十分显著。自由基是生物体内不稳定且活性高的分子或原子团，它们可能攻击细胞结构，引起细胞损伤或基因突变等问题。硒能够与自由基反应，将其转化为稳定的化合物，避免自由基对身体造成伤害。这一作用有助于保护细胞膜的完整性，抵御外界环境对细胞的损害。

硒还能通过增强免疫力来维护我们的健康。免疫系统是身体抵御病原体、保持内环境稳定的主要防线。硒可以促进免疫细胞的增殖和分化，提高它们的活性，增强身体对病原体的防御能力。同时，硒还能调节免疫系统的平衡，防止免疫系统过度反应，避免炎症和自身免疫性疾病的发生。

硒在防癌方面也扮演着重要角色。众多研究指出，硒能够抑制癌细胞的生长和转移，减少癌症的发病率。这可能与其抗氧化特性有关，能够减少 DNA 损伤。硒还能调节细胞凋亡过程，促使异常细胞自我消亡，维持组织的正常功能。

硒的过量摄入可能导致硒中毒，对身体造成伤害。因此，我们应通过均衡饮食来补充硒，比如食用富含硒的坚果、海鲜等食物。

总而言之，人体中的微量元素对我们的神经系统和内分泌系统也有着重要影响。它们参与神经递质的合成和传递，影响我们的情绪和行为，让我们体验到世界的丰富多彩。同时，它们还参与激素的合成和分泌，调节人体的生理功能，帮助我们保持健康和平衡。微量元素的摄入需要适度，过量同样可能带来不良后果，我们在日常生活中需要特别注意合理搭配饮食，确保微量元素的均衡摄入。对于不同的人群来说，如孕妇、儿童等特殊群体，他们的生理特点和需求也有所不同，因此需要根据他们的实际情况进行针对性的补充。

5. 隐形杀手：有害微量元素

微量元素尽管在人体内的含量微乎其微，却发挥着无可替代的生理作用。它们如同精巧的齿轮，与各种生物分子紧密配合，共同维持着生命的运转。当这些微量元素的平衡被打破，特别是当它们的含量超出人体所能承受的范围时，便会成为潜藏的杀手，悄然间侵蚀着我们的健康。

（1）铅

铅这种有害的微量元素就像一个狡猾的隐形刺客，在不经意间渗透到我们的生活中。无论是工业污染、汽车尾气，还是一些日常用品中的铅含量超标，都可能让我们在不知不觉中暴露于铅的危害之下。更为可怕的是，铅的毒性没有下限，即使血铅浓度处于所谓的“安全”范围，也可能对孩子的智力、学习能力和行为模式产生负面影响。这种影响可能是长期的、隐蔽的，甚至可能是不可逆的，让人不得不为之警醒。

（2）汞

汞是一种具有银白光泽的液态金属，在历史上曾被用于化妆品和药物的制作。但随着科学知识的积累，我们开始意识到汞的潜在危害。汞能够通过食物链累积，并在人体内积聚至有害浓度。汞中毒可能会损害神经系统，导致震颤、失眠、记忆减退等症状。它还可能对内脏器官造成损害，引起肝病、肾病等严重健康问题。

（3）砷

砷作为一种非金属元素，在自然界中多以化合物形态出现。它在农业中作为杀虫剂和除草剂的成分被广泛使用。然而，砷的毒性也不容忽视。长期暴露于或摄入含砷物质，可能会引起砷中毒，影响神经系统、消化系统、心血管系统等多个器官。砷中毒可能表现为皮肤病变、呼吸困难、心脏功能衰竭等症状，在极端情况下甚至可能致命。

面对这些有害微量元素的潜在风险，我们应保持警觉。我们需要注意自己的饮食来源和生活环境，尽量减少与这些有害物质的接触。此外，加强公众教育和科普宣传，提升人们对这些有害微量元素的认识和防范意识，也是保护我们健康和安全的重要措施。通过这些方法，我们可以更有效地防范这些潜在的“隐形杀手”，维护我们的健康。

二、食品化学与健康

1. 吃出健康：食品中的营养科学

在这个越来越重视生活质量的社会，掌握食品营养知识成为我们追求健康生活的关键，也是对自己身体健康负责的体现。

食品营养是指食品中包含的能够为身体提供养分的物质。这些物质包括蛋白质、碳水化合物和脂肪等，它们是我们获取能量的主要来源；还有维生素和矿物质，它们在我们的身体中扮演着守护者的角色，发挥着不可或缺的作用；膳食纤维也是其中一员，它促进肠道蠕动，帮助我们更好地消化和吸收营养。每一种营养素都有其独特的重要性和功能，它们共同构成了我们健康的基石。

在追求健康饮食的旅程中，重视食品的营养价值极为重要。食品的营养价值不仅取决于它所含的营养素种类和含量，更重要的是这些营养素是否容易被身体吸收和利用。新鲜的蔬菜和水果，色泽鲜艳、口感鲜美，是维生素和矿物质的宝库，是我们日常饮食中的重要组成部分；全谷类食品则富含碳水化合物和 B 族维生素，为我们提供持续的能量。选择食物时，我们应该追求多样性，确保饮食中包含各种营养素，以全面滋养身体。

除了关注食品的营养价值，我们还应该关注饮食的搭配和烹饪方法。合理的饮食搭配有助于身体更好地吸收和利用营养素。例如，将富含蛋白质的食物与富含碳水化合物的食物结合，不仅能增加饱腹感，还有助于血糖稳定。适当的烹饪方式能够最大限度地保留食物中的营养素，而高温油炸或过度加工可能会破坏维生素和矿物质，因此我们应优先选择蒸、煮、炖等低温烹饪方法，保留食物的营养。

我们也应该留意一些特殊的营养需求。不同的人群有不同的营养需求，如老年人需要更多的钙质来保护骨骼健康，孕妇需要更多的铁质以支持胎儿的正常发育，儿童则需要充足的蛋白质和维生素来促进身体成长。因此，制订饮食计划时，应根据个人或家人的健康状况来调整，满足他们的特殊营养需求。

食品安全和卫生同样不容忽视。选购食品时，应挑选新鲜、卫生、安全的产品，避免购买过期或变质的食品。同时，要注意食品的储存和烹饪过程中的卫生，防止细菌或病毒的污染。只有确保食品安全和卫生，我们才能确保享受到健康饮食带来的所有好处。

知识窗

“隔夜菜”到底能不能吃？

“隔夜菜”能否食用，这是一个涉及食品安全、营养价值和生活习惯的复杂问题。在深入讨论这一问题之前，重要的是要认识到，并非所有的隔夜菜都应被一概而论地避免，而是需要根据具体情况来决定。

从食品安全的角度来看，隔夜菜在保存过程中可能会受到微生物的侵害。如果保存条件不佳，比如温度较高或湿度较大，食物中的细菌和真菌可能会迅速繁殖，导致食物变质。变质的食物不仅口感变差，还可能产生有害物质，对健康构成威胁。因此，对于隔夜菜，我们必须确保其保存环境干燥、清洁、卫生，并尽可能使用密封容器进行保存，防止微生物污染。

从营养学的角度来看，隔夜菜在保存过程中可能会导致部分营养素的流失。尤其是那些富含维生素和矿物质的蔬菜，经过一夜的存放，其营养价值可能会显著降低。此外，某些食物在隔夜后可能产生亚硝酸盐等有害物质，长期食用可能会对健康产生不良影响。因此，为了营养和健康，我们应尽量食用新鲜烹饪的食物，确保获得充足的营养素。

并非所有的隔夜菜都必须被丢弃。在某些情况下，如果食物在烹饪后立即被妥善保存，如放入冰箱并使用密封容器，其保质期可能会更长。在食用隔夜菜之前，应进行充分的加热处理，杀灭可能存在的细菌和病毒，确保食品安全。

某些特定类型的食物，如海鲜和绿叶蔬菜，由于其易腐败或含有较高硝酸盐，隔夜后更容易产生有害物质或变质。对于这些食物，我们建议尽量避免食用隔夜菜，维护身体健康。

2. 食品添加剂：美味背后的双刃剑

食品添加剂作为现代食品工业中不可或缺的一部分，它们在食品中发挥着举足轻重的角色。这些小小的添加剂仿佛拥有神奇的魔力，能够为食品带来种种诱人的变化，使得食品变得更加美味、更加吸引人。当我们深入探索食品添加剂的奥秘时，却不禁为它们所带来的双重影响而惊叹。这些添加剂，如同锋利的双刃剑，一方面为食品工业的发展带来了无限可能，另一方面却也隐藏着潜在的健康风险。

食品添加剂的种类繁多，每一种都拥有其独特的性质和功能。防腐剂，就像是食品的守护神，能够抵御细菌的侵袭，延长食品的保质期；抗氧化剂，则是食品保鲜的得力助手，能够防止食品氧化变质；而增稠剂和甜味剂，则如同魔术师一般，能够让食品的口感和风味变得更加丰富多彩。这些添加剂的恰当使用，使得食品更加美味可口，同时也为消费者带来了更多的选择和便利。

食品添加剂，当其使用适度时，能为食品带来诸多好处；然而，一旦使用过量或不当，它们就可能成为隐藏在美食之中的健康隐患。一些添加剂如果摄入过多，可能会对人体产生不良影响。例如，某些防腐剂可能引起过敏或消化系统的问题，而一些甜味剂可能干扰人体的正常代谢。这些潜在的风险使得人们在品尝美味的同时，也不得不对食品添加剂的安全性保持警觉。

一些商家为了追求食品的感官效果，如口感或外观，不惜违法添加或使用不合格的添加剂。这些商家出于利润的驱动，牺牲消费者的健康。他们的行为不仅增加了食品添加剂的风险，也严重损害了消费者对添加剂的信任。因此，我们对食品添加剂应持审慎态度。我们不能否认它们在食品工业中的贡献，但同样不能忽视它们可能带来的风险。

作为消费者我们应提高警觉，通过正规渠道购买食品，并且认真阅读食品标签和成分表，了解添加剂的种类和含量。这样，我们才能确保饮食的安全和健康。同时，政府和企业也应加强监管和自我约束。政府需要制定更严格的法规和标准，规范添加剂的使用；企业则应严格遵守这些法律法规，确保添加剂的使用合法合规。通过这些措施，我们才能真正保障食品安全和健康，让人们在享受美食的同时，也能享有健康的生活。

知识窗

常见的食品添加剂

常见的食品添加剂在现代食品工业中发挥着不可或缺的作用，它们以各种方式优化着食品的外观、口感和保存性能。以下是对一些常见食品添加剂。

（1）防腐剂

防腐剂在食品工业中扮演着至关重要的角色，它们利用特有的化学性质，为食品的保鲜做出了巨大贡献。这些物质仿佛一群默默耕耘的守护者，悄无声息地保卫食品不受微生物的侵害，确保食品的品质与风味得以持久延续。

防腐剂形态多样，从无色透明的晶体到带有轻微色彩的粉末，它们不仅外观精美，化学稳定性亦佳，能在各种环境和条件下稳定发挥作用。得益于防腐剂的保护，食品的保质期得以显著延长。原本容易因微生物滋生而迅速腐败的食品，在防腐剂的作用下能够维持其原始的美味与营养价值，让消费者享受到更长时间的美味。

在使用防腐剂时，必须遵循科学和合理的原则。过量使用防腐剂可能对人体健康产生不良影响，因此在食品生产和使用过程中，应严格控制防腐剂的用量，确保食品的安全性和健康性。

（2）抗氧化剂

抗氧化剂在食品工业中扮演着举足轻重的角色，它们的作用不仅限于防止食品氧化，更深刻地影响了食品的保存期限和品质。

抗氧化剂的主要任务是中和或稳定食品中的自由基。自由基是一种高度活跃的分子，它们可能会攻击食品中的其他分子，引发氧化反应。这种氧化反应可能导致食品中的脂肪、维生素和色素等营养成分逐渐流失，影响食品的风味和营养价值。抗氧化剂通过与自由基结合，阻止了氧化链式反应的发生，有效延长了食品的保质期。

抗氧化剂的应用范围极为广泛。在油炸食品中，它们有助于减缓油脂的氧化过程，防止产生不良气味和有害物质。在食用油中，抗氧化剂同样能够保护油脂免受氧化，维持其透明度和口感。此外，抗氧化剂也广泛应用于糕点、肉类、果汁等食品，为这些食品提供了一层保护，使它们能够在更长时间内保持原有的品质和风味。

尽管抗氧化剂对食品保存具有积极作用，但过量使用可能会对人体健康带来潜在风险。因此，在食品中添加抗氧化剂时，必须严格控制其使用量和种类，确保其剂量符合相关法规和标准。

（3）着色剂

着色剂也称“色素”，是食品行业中不可或缺的一种添加剂。它们以其独特的功能为食品赋予了丰富的色彩，极大地提升了食品的视觉吸引力。在现代食品工业中，着色剂的应用广泛且多样化，既有天然提取的，也有人工合成的，每种都具有其独特的特性和用途。

着色剂主要来源于自然界中的植物、动物或微生物。

例如，红曲色素是从红曲米中提取的一种天然红色素，广泛应用于腐乳、酱菜等食品中，为它们增添了一抹自然的红色；焦糖色素则是通过糖类物质在高温下焦化制得，常用于啤酒、酱油等食品的着色。这些天然着色剂不仅色泽自然，而且对人体无害，因此深受消费者喜爱。

除了天然着色剂，人工合成着色剂在食品工业中也占有一席之地。这些着色剂通常通过化学合成方法制得，具有色彩鲜艳、稳定性好的特点。柠檬黄和胭脂红是两种常见的人工合成着色剂，它们被广泛应用于糖果、饮料、糕点等食品中，为这些食品带来了诱人的色彩。尽管人工合成着色剂在安全性方面可能存在一些争议，但只要在规定的使用范围和限量内使用，其对人体健康的影响是可以控制在安全范围内的。

着色剂在食品中的应用不仅美化了食品的外观，还激发了消费者的食欲。色彩鲜艳的食品往往更能吸引人们的注意，激发他们的购买欲望。着色剂还有助于改善食品的风味和口感。一些着色剂本身就具有一定的风味特性，可以为食品增添独特的风味；着色剂还可以改善食品的质地和口感，使其更符合消费者的喜好。

我们也应该注意到着色剂的使用需要遵循一定的规范和标准。过量使用着色剂可能会对食品的营养价值和安全性造成负面影响。因此，食品生产企业在使用着色剂时应该严格控制其使用量和种类，确保食品的安全和品质。

（4）香精香料

香精香料在提升食品风味方面起到了关键作用，它们的应用使食品在口感和香气上变得更加丰富多彩。无论是天然香精还是合成香精，都能为食品带来独特的香味体验。

天然香精通常从植物、动物或微生物中提取而来，具有天然的香气和味道。它们能够模拟或增强食品的自然香气，使食品更加接近原料本身的风味。同时，天然香精在食品中的应用也满足了消费者对健康、天然和环保的需求。

合成香精则是通过化学合成的方式制得，具有稳定的香气和可调的香味特点。它们可以根据需要调整香味强度和持久性，使食品在口感和香气上更加完美。合成香精的应用范围广泛，可用于各种不同类型的食品中。

无论是天然香精还是合成香精，它们在食品中的应用都需要遵守相关的法规和标准。只有经过严格的检测和评估，才能确保香精香料的安全性和合法性。同时，消费者在选择食品时也需要关注产品的成分表，了解食品中是否添加了香精香料以及添加的种类和用量，以便做出更加明智的消费决策。

（5）甜味剂

甜味剂作为食品添加剂，在食品工业中扮演着举足轻重的角色。它们为食品赋予了甜美的口感，使许多食品变得更加可口，满足了广大消费者的口味需求。

天然甜味剂如蔗糖和葡萄糖，因其源自天然，在消费者心中拥有很高的接受度。这些甜味剂不仅甜度适中，而且能与食品的其他成分很好地融合，为食品带来自然的甜味。此外，天然甜味剂在营养上也有一定的贡献，例如葡萄糖是人体主要的能量来源之一。

随着人们对健康和体重管理的关注度不断提高，高倍甜味剂逐渐受到关注。这类甜味剂的甜度远超天然甜味剂，但热量却极低，甚至几乎为零。这使得高倍甜味剂成为减肥人群和糖尿病患者的理想选择。在保持食品甜美口感的同时，又不用担心糖分摄入过多带来的健康问题。

高倍甜味剂的安全性也是消费者关心的重点。经过多年的研究和应用实践，高倍甜味剂已被证明在适量使用下是安全的。不过，任何食品添加剂的过量使用都可能对人体健康产生负面影响，因此在使用甜味剂时，仍需要遵循相关的法规和标准，确保食品的安全和健康。

（6）增稠剂

增稠剂在食品工业中的应用非常广泛且重要。它们不仅能改善食品的黏稠度和口感，还能在一定程度上控制食品的物理性质和稳定性。

卡拉胶和海藻酸钠是常见的增稠剂，它们在食品中的应用体现了增稠剂的多样性和实用性。卡拉胶是从红海藻中提取的天然多糖，具有优良的增稠和稳定性能，常被用于制作果冻、布丁等甜品，使产品口感柔滑、细腻。海藻酸钠则从褐海藻中提取，同样具有优秀的增稠效果，常用于牛奶、饮料等产品的生产中，以提高产品的口感和稳定性。

除了卡拉胶和海藻酸钠，还有许多其他类型的增稠剂，如淀粉类、果胶类、纤维素类等，它们各自具有独特的性质和应用领域，共同为食品工业的发展提供了有力支持。

（7）酸度调节剂

酸度调节剂在食品工业中扮演着重要的角色，它们能有效地调整食品的酸碱度，进而改善食品的口感和风味。这类添加剂的使用范围广泛，饮料、果酱、糖果、烘焙食品等都可见其身影。

柠檬酸和磷酸是两种常见的酸度调节剂。柠檬酸具有清新的酸味，常用于饮料中，如汽水、果汁等，提供愉悦的口感。磷酸则具有较强的酸性，常用于调节食品的 pH 值，保持食品的稳定性和延长保质期。

在果酱制作过程中，酸度调节剂同样发挥着重要作用。通过调整果酱的酸度，可以改善其口感和质地，更符合消费者的喜好。此外，酸度调节剂还有助于防止果酱中的微生物生长，确保产品的安全性。

虽然酸度调节剂在食品中起到了积极作用，但过量使用可能会对健康产生负面影响。因此，在食品生产过程中，应严格控制酸度调节剂的添加量，确保产品的安全性和合规性。

除了上述提到的添加剂外，还有许多其他类型的添加剂在食品工业中发挥着重要作用。需要注意的是，尽管食品添加剂对于提升食品品质起到了积极作用，但过量使用或不当使用可能会对人体健康造成潜在风险。因此，在使用食品添加剂时，应严格遵守国家相关标准和规定，确保食品的安全性和健康性。消费者在购买食品时也应关注食品的成分表，了解食品中是否添加了添加剂以及添加剂的种类和用量，以便做出明智的消费选择。

3. 警惕食物污染与食物中毒

食品安全是关乎每个人健康和生活品质的重大问题，不容忽视。随着现代社会生活水准的提升，人们对于食品的需求不断增长，但同时，食物污染和食物中毒的问题也日益凸显，给我们的生活带来了不小的威胁。

食物污染仿佛一位悄无声息的入侵者，对我们的饮食安全构成威胁。在食品的生产、加工、储存、运输、销售到消费的整个链条中，食品可能会遭遇各种有害物质的污染。化学污染如农药残留、重金属含量超标、添加剂的滥用等问题，严重威胁着食品的卫生质量，对人体健康构成了潜在的风险。同时，生物污染，包括细菌、病毒、寄生虫等，也是食品污染的重要来源，它们可能在食品中繁殖并通过食物链传播给人类，引起多种疾病。

为了防止食物污染，我们必须从源头严格把关。在生产阶段，需要加强对农业生产资料如农药、化肥的管理与监督，确保食品原料的安全。在加工与储存环节，应提升食品加工企业的卫生标准与技术水准，采用先进的加工技术和设备，减少食品受到二次污染的可能。在销售和消费环节，消费者需要提高警觉，通过正规渠道购买食品，留意检查食品的保质期和包装是否完好，避免购买过期或变质的食品。

食物中毒是一种严重的食品安全问题，一旦发生，不仅给受害者带来身体上的痛苦，也可能对社会稳定和经济发展造成影响。食物中毒的原因多种多样，常见的有细菌污染，如沙门氏菌、金黄色葡萄球菌等在食品中繁殖并产生毒素，摄入这些食品的人可能会发生食物中毒。化学污染和有毒动植物也是导致食物中毒的重要原因。

为了预防食物中毒，需要采取一系列有效措施。政府应加强食品生产和加工环节的监管，制定严格的食品安全标准，对违法行为进行严格惩处。食品企业应遵守法律法规、加强自我管理、提升食品安全意识。消费者也应增强自我保护意识，学习食品安全知识，避免购买和食用不安全的食品。我们还需培养良好的卫生习惯，比如勤洗手、勤消毒，减少食品污染的风险。在食用食品时，如果发现任何异常，如异味、变色或变质，应立即停止食用并寻求医疗帮助。此外，关注食品安全的新闻和事件，了解最新的食品安全动态和预防措施，也是提升自我保护能力的重要途径。

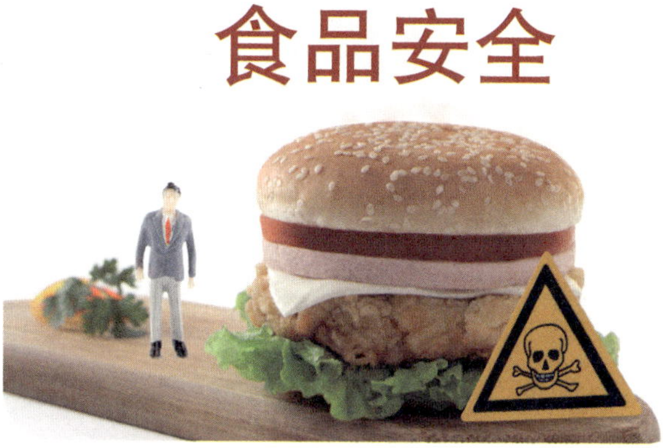

图 2　食品安全

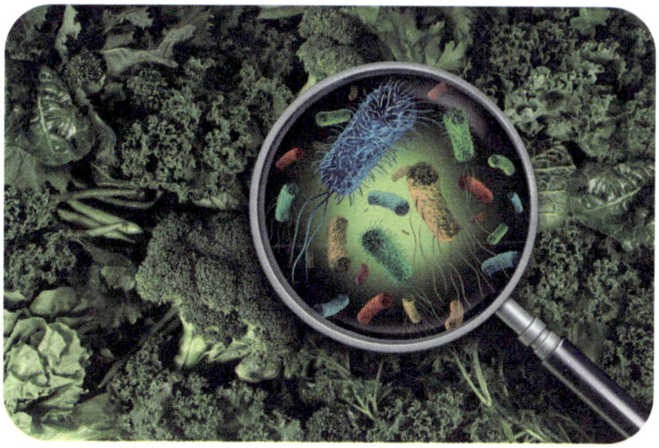

图 3　食品污染

知识窗

冰箱里的头号杀手——李斯特菌

李斯特菌又名“单核细胞增多性李斯特菌”，是一种可以在有氧和无氧环境下都能生存的细菌。它在冰箱的冷藏温度（通常在 3℃到 10℃之间）下依然能够生长繁殖，甚至在 -20℃的低温环境中也能存活长达一年，因此被冠以“冰箱杀手”的称号。

李斯特菌是一种分布极为广泛的微生物，它的踪迹遍布自然界的各个角落，包括土壤、水体、昆虫、植物以及各种动物体内，如蔬菜、鱼类、鸟类、野生动物以及家禽等。这种细菌主要通过受污染的食物传播，被列为最危险的食源性病原体之一。多种食品，包括肉类、蛋类、家禽、海产食品、乳制品和蔬菜等，都可能成为李斯特菌的藏身之所。

感染李斯特菌后，其潜伏期可能长短不一，从几天到数周都有可能。对于那些免疫系统较为强大的个体，感染可能仅引起轻微症状，甚至可能不出现任何症状。但是，对于免疫系统较弱的群体，如孕妇、老年人、新生儿以及慢性病患者，李斯特菌感染可能引发严重疾病，包括败血症、脑膜炎、脑炎，对孕妇而言，还有可能导致流产或死产。

为了防止李斯特菌的感染，以下是一些我们可以采取的预防措施：

（1）分开存放生熟食品。避免生食和熟食之间的交叉污染是预防食源性疾病的关键。应确保将生肉、鱼、家禽和其他易腐烂的食品与熟食分开存放。

（2）定期清洁和消毒冰箱。使用温和的清洁剂和消毒剂，定期对冰箱的内部和外部进行清洁，特别注意清洁冰箱的密封条和隔板。

（3）彻底煮熟食物。确保在食用前将肉类、家禽、鱼类和蛋类等食品彻底煮熟，以消灭可能存在的李斯特菌。

（4）避免食物长时间存放。尽量减少食物在冰箱中的存放时间，尤其是在开封后。定期检查并处理过期或变质的食品。

如果出现发热、腹泻、呕吐等疑似李斯特菌感染的症状，应及时就医并按医生指导进行治疗。

4. 食品包装：小包装，大讲究

食品包装这个看似平常无奇的细节，实则蕴含着无穷的智慧与匠心。它不仅是食品的“守护者”，也是品牌形象的“代言人”，更是市场营销的“得力助手”。

食品包装在保护食品方面的作用可谓是功不可没。优质的食品包装，就像是一件精心制作的铠甲，能够有效抵御外界的各种侵害。它利用先进的材料和技术，隔绝空气、水分和细菌的侵入，保持食品的新鲜度和口感。这种保护不仅能够延长食品的保质期，还能够让消费者在购买和食用时更加放心和安心。

食品包装在品牌形象展示方面同样具有举足轻重的地位。一个设计独特、富有创意的包装，往往能够在一瞬间吸引消费者的目光。通过运用鲜艳的色彩、生动的图案以及富有感染力的文字，食品包装能够生动而准确地传达出品牌的理念和特色。这种视觉上的冲击力和情感上的共鸣，不仅能够加深消费者对品牌的印象和记忆，还能够提升品牌的知名度和美誉度。

食品的包装规格和样式是一个值得深入探讨的领域。在当代社会，随着生活节奏的加快和消费者需求的日益多元化，小巧的食品包装逐渐赢得了市场的青睐。这种小包装设计，不仅便于消费者携带和保存，还迎合了人们随时随地享用美食的期望。此外，小包装也与现代人倡导的健康、适度饮食理念相契合，让食品消费更加贴近日常生活。

小包装的尺寸并不应牺牲其品质和设计感。小包装更应该注重细节和品质，以此来凸显产品的价值和企业的品牌形象。无论是选材、制作还是图案与文字的创意设计，每一个细节都需要经过精心的雕琢和细致的考量，确保最终的包装设计既满足市场的需求，又能展现出品牌的个性和吸引力。

在小包装的设计上，材料的环保性、耐用性以及对食品的保护作用都应被充分考虑。制作工艺上，应追求精细化和创新性，以提升包装的整体质感。图案和文字设计上，应传达出品牌的核心理念和产品的独特卖点，同时吸引消费者的注意力。通过这些综合考量，小包装能够在细节中展现大品质，成为品牌与消费者沟通的桥梁。

食品包装虽然看似微不足道，但其中蕴含的学问却是博大精深的。从保护食品、展示品牌形象到满足消费者需求等多个方面，食品包装都发挥着不可替代的作用。随着科技的进步和消费者需求的不断变化，食品包装的设计和制作也将不断创新和发展，为我们的生活带来更多的便利和美好。

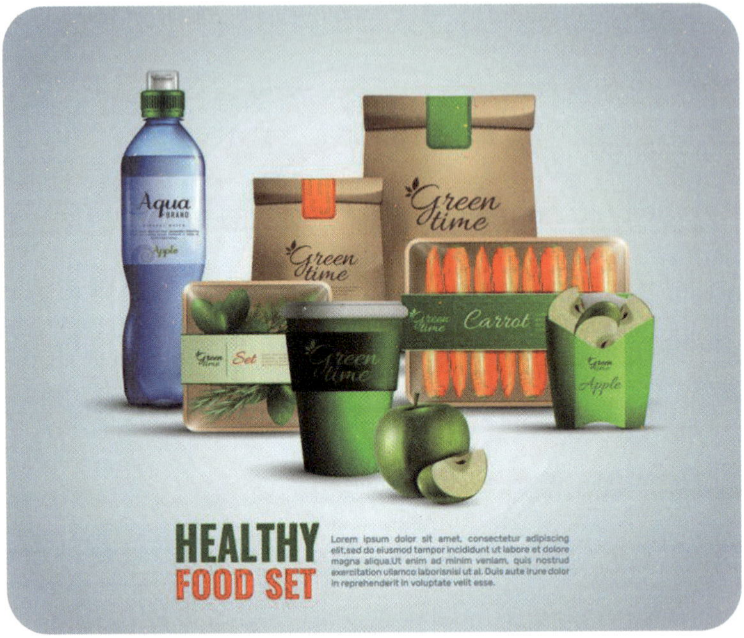

图 4　食品包装

5. 基因与自然：转基因食品与有机食品的真相

基因与自然的关系深邃而微妙，特别是在食品领域，这种关系得到了前所未有的关注。转基因食品与有机食品，作为这一领域的两大代表，不仅体现了人类对自然的不同理解，更反映了人类对食品安全和健康的深刻追求。

基因这个控制生命奥秘的密码，其神秘且强大的力量塑造了生物体的每一个特征。转基因技术，作为现代生物技术的一项突破，通过精确的基因操作，创造出具有特定特性的食品。这些食品可能带来更高的产量、更强的抗病虫害能力，甚至更丰富的营养价值。但同时，这项技术也引发了广泛的争议和讨论，特别是其安全性、对生态环境的影响以及伦理道德问题，成为公众关注的焦点。

与此相对的是有机食品，它更倾向于传统和自然的生产方式。有机食品在生产过程中严格禁止使用化学合成的农药和化肥，转而使用天然肥料和生物防治方法。这种遵循自然规律和生态学原理的生产方式，使得有机食品在口感、营养和安全性上赢得了广大消费者的信赖。有机食品不仅代表了一种健康的生活方式，也体现了人类对自然环境保护的意识。

转基因食品和有机食品并非简单的对立面。它们实际上是人类对自然和基因的不同利用方式的体现。转基因食品通过直接操作基因来改变作物的特性，旨在实现更高效、更环保的农业生产；而有机食品则通过遵循自然规律来保持生态平衡，促进人与自然的和谐共生。这两种方式各有其独特之处，也各有其存在的价值和意义。

关于转基因食品的安全性，科学界一直存在不同的声音。一些研究显示，转基因食品与传统食品在安全性上并无显著差异；但也有观点担心其可能带来的潜在风险，比如长期食用对人体健康的影响、对生态环境的破坏等。因此，对于转基因食品的安全性问题，我们仍须保持谨慎和科学的态度。

相比之下，有机食品的安全性和环保性得到了广泛的认可。由于其生产过程中严格禁止使用化学合成物质，有机食品被认为是更健康、更环保的选择。同时，有机食品的生产过程也更加注重生态平衡和生物多样性的保护，有助于维护自然的和谐与稳定。

基因与自然的关系在转基因食品和有机食品中得到了充分体现。这两种食品生产方式各有特色，各有优劣，需要在实际应用中根据具体情况进行选择。我们也需要继续深入研究基因和自然的关系，更好地利用和保护自然资源，为人类提供更加健康、安全、环保的食品。在这个过程中，我们需要保持开放和包容的心态，积极面对挑战和机遇，共同推动食品产业的可持续发展。

三、日用化学品与健康

1. 美丽的背后：巧识化妆品和护肤品中的化学物质

在追求美丽的道路上，化妆品与护肤品无疑扮演着至关重要的角色。美丽的背后却隐藏着许多化学物质的奥秘，这些化学物质，宛如舞台上的魔术师，它们神奇的魔力为肌肤带来光彩与活力。

保湿剂作为化妆品与护肤品中不可或缺的一大类成分，其重要性就如同大自然的恩赐，为肌肤带来源源不断的水分滋养。它们能够锁住肌肤的水分，避免水分流失，让肌肤在干燥的环境中依然能够保持水润柔滑的状态。而在众多保湿剂中，甘油和透明质酸尤为引人注目。甘油是一种常见的保湿剂，其强大的保湿能力深受消费者喜爱。它能够吸收空气中的水分，并将其锁定在肌肤内部，有效防止水分的流失。此外，甘油还具有温和的特性，不会对肌肤造成刺激，适合各种肤质的人群使用。而透明质酸，则是另一种备受推崇的保湿剂。它具有超强的保湿能力，能够深入肌肤底层，为肌肤提供充足的水分和营养。透明质酸还能够改善肌肤的弹性，使肌肤更加紧致有弹性。

除了甘油和透明质酸，化妆品与护肤品中还包含了众多具有特殊功效的活性成分。这些活性成分以其独特的化学性质和功效，为肌肤带来了意想不到的惊喜。例如，甲壳素作为一种天然的生物高分子，具有出色的保湿和修复能力。它能够强化肌肤的保湿度，为肌肤提供持久的滋润感。同时，甲壳素还能够促进细胞的再生，加速肌肤的新陈代谢，使肌肤焕发出健康的光彩。熊果素则是另一种备受瞩目的活性成分，其卓越的美白效果赢得了众多消费者的青睐。它能够抑制黑色素的形成，减少色斑的产生，使肌肤变得更加明亮透白。此外，熊果素还具有抗氧化和抗炎的作用，能够保护肌肤免受外界环境的侵害，缓解肌肤的炎症和红肿现象。

除了保湿剂和活性成分外，化妆品与护肤品中还包含了其他重要的成分，如乳化剂、增稠剂、香精等。这些成分虽然不如保湿剂和活性成分那样引人注目，但它们同样发挥着重要的作用，为产品的质量和稳定性提供了保障。

化妆品与护肤品中的化学物质也并非完全无害。一些不良商家为了追求产品的短期效果，可能会添加重金属或其他有害的化学成分。这些有害物质如同隐形的杀手，悄无声息地侵害着我们的肌肤健康。长期使用这类产品，不仅可能导致肌肤问题频发，如毛孔粗大、出油长痘等，还可能对身体健康造成潜在威胁。

在选择化妆品与护肤品时，我们必须保持高度的警惕和审慎。首先，我们要学会查看产品的成分表。一个合格的产品应该明确标注出所有成分及其含量，我们可以通过这些信息初步判断产品的安全性。其次，我们可以借助一些专业的测试方法来鉴别产品的品质。例如，使用 pH 试纸测试化妆水的酸碱度，确保其不会对肌肤造成刺激；通过燃烧面霜观察其是否含有超标矿物油，以判断其是否清爽易吸收；还可以将乳液倒入水中观察其是否容易溶解，判断其是否含有过多的油脂成分。通过这些细致入微的观察和测试，我们可以更加深入地了解化妆品与护肤品中的化学物质，选择使用既安全又有效的产品。

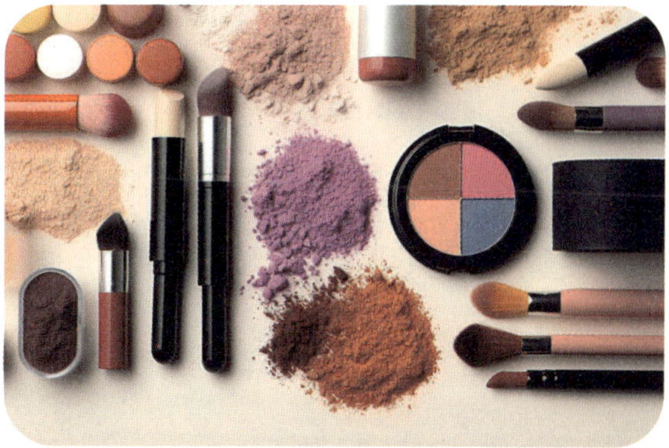

图 5　多品种化妆品

2. 清洁还是危险：正确选用家居清洁产品

清洁无疑是维护家居环境卫生的基石，在这个看似简单的日常任务背后，却隐藏着不容忽视的学问和潜在风险。如何正确选用家居清洁产品，不仅仅关乎到清洁效果，更直接关系到家庭成员的健康与安全。

家居清洁产品种类繁多，琳琅满目。从形式上看，有液态的清洁剂，它们晶莹剔透，便于倾倒；有固体形态的清洁产品，无论是粉末状还是膏状，都以其独特的质地和功效，满足着不同的清洁需求。而在酸碱度方面，酸性清洁剂以其强烈的去污能力著称，能够迅速瓦解各种顽固污渍；中性清洁剂则以其温和的特性受到广泛欢迎，适用于日常的各种清洁场景；碱性清洁剂则更适用于油污较重的区域，它们能够有效去除油脂，让家居环境焕然一新。

清洁产品虽然在去除污渍和维护卫生方面表现出色，但如果使用不当，可能会带来意想不到的副作用。比如，某些酸性清洁剂尽管去污效果显著，但其强烈的气味和潜在的毒性也令人不得不谨慎对待。使用这类清洁剂时，我们必须格外小心，防止其与皮肤或眼睛直接接触，避免可能引起的刺痛、红肿等不适反应。同时，使用酸性清洁剂还应确保环境通风良好，减少有害气体对人体的伤害。

碱性清洁剂在厨房清洁中表现出色，它们对去除油污特别有效。但这种强大的去污能力也伴随着较强的刺激性。使用时，我们应佩戴手套，避免清洁剂长时间接触皮肤，并确保不会溅入眼睛或口腔，以免引发更严重的健康问题。

除了清洁剂的酸碱性，我们还需关注其成分。一些清洁产品可能含有荧光剂、增白剂等化学添加剂，这些成分虽然能增强清洁效果，但长期使用可能对人体健康造成潜在威胁。这些化学物质可能在体内积累，影响免疫系统，甚至存在致癌风险。因此，在选择清洁产品时，应优先考虑那些标有“无添加”“环保”或“天然”的产品，保障家庭环境的健康与安全。

正确使用清洁产品同样重要。我们应严格按照产品说明书的指导进行操作，避免过量使用或与其他化学物质混合，以防产生有害气体或引发化学反应。同时，使用清洁剂时，需要保持室内通风，避免在密闭空间中使用，减少有害气体对人体的影响。

清洁产品的存储方式也不容忽视。由于一些清洁剂可能具有易燃、易爆的特性，应将它们存放在阴凉、通风、干燥的地方，远离火源和热源。同时，应将清洁产品放置在儿童触及不到的地方，防止误食或误用。

正确选择和使用家居清洁产品是保持家居环境卫生和保护家庭成员健康的关键。我们应根据清洁需求选择合适的产品，遵循使用说明，并注意产品成分和存储方式，确保在享受清洁带来的舒适与愉悦的同时，保障家庭成员的健康与安全。

3. 看懂标签，买对产品：揭秘洗涤用品中的关键成分

在我们的日常生活中，洗涤用品扮演着清洁助手的重要角色。面对市场上众多的洗涤产品，它们的成分多样，让人难以抉择。那么，我们该如何通过阅读标签，挑选出既满足个人需求又安全环保的洗涤用品呢？接下来，让我们一起揭开洗涤用品成分的神秘面纱，帮助您轻松挑选到合适的产品。

（1）表面活性剂

表面活性剂是洗涤用品的关键成分，也是其清洁能力的核心。常见的表面活性剂包括十二烷基苯磺酸钠（LAS）和醇醚硫酸钠等，这些成分能有效去除污渍和油脂，深入衣物纤维，彻底清洁。在选择洗涤用品时，我们还需考虑表面活性剂的温和性，温和的表面活性剂不仅能够减少对衣物的损伤，还能降低对皮肤的刺激，使洗涤过程更加舒适。

（2）酶制剂

酶制剂的添加使洗涤用品的清洁效果更上一层楼。淀粉酶、蛋白酶等酶类成分能够针对性地分解衣物上的顽固污渍，提升洗涤效果。它们就像是微小的清洁工，能够瓦解污渍，使衣物恢复如新。但是某些酶制剂可能会对皮肤产生刺激，因此在使用时应按照产品说明书的建议，适量使用。

（3）辅助剂

辅助剂在洗涤用品中也扮演着重要角色。漂白剂能够去除衣物上的黄渍和色斑，使衣物恢复洁白；增白剂则能提升衣物的鲜亮度，增强质感；螯合剂则有助于去除水中的重金属离子，软化水质，保护衣物和洗衣机。但是，这些辅助剂也可能带来健康和环境风险。因此，在选购洗涤用品时，应仔细查看成分列表，选择那些添加了适量、安全辅助剂的产品。

在了解了洗涤用品的关键成分后，我们还需根据自己的需求和衣物类型来选择合适的产品。对于一般衣物，可以选择具有全面清洁功能的洗衣液；而对于羊毛、丝绸等特殊材质的衣物，则应选择专用洗衣液，避免损伤衣物；对于婴幼儿衣物和贴身衣物，应选择温和无刺激的洗衣液，以保护宝宝的皮肤健康。

产品的酸碱性程度也是选购时需要考虑的因素。通常，市面洗衣液的 pH 值集中在 7.0—9.0，以中性至弱碱性为主，较为温和，适合大多数衣物。而洗衣粉 pH 值在 10.4—10.7，碱性较强，可能对某些特殊污渍或特定类型的衣物更有效，但不适合清洗丝毛织物。洗衣凝珠的 pH 值以弱酸性至中性为主，和水接近，对织物的损伤破坏较小，84 消毒液 pH 值为 12 左右，强碱性，腐蚀性强，使用时要严格按照说明书稀释后使用。织物柔顺剂为弱酸性，氧漂剂偏酸性，不建议与其他洗涤剂同时使用。因此，在选择洗涤用品时，应根据自己的需求和衣物类型来决定合适的酸碱性程度。

购买洗涤用品时，还应关注产品的包装和标识。合格的产品应清晰标注产品名称、生产厂家、生产日期、保质期等信息，帮助我们了解产品的基本信息和使用方法。同时，我们也应关注产品的环保认证和安全性评价，选择那些符合环保标准、对人体无害的产品。

通过了解洗涤用品中的关键成分和注意事项，我们可以更加明智地进行选购。在购买时，认真查看产品标签和成分列表，结合自己的需求和衣物类型进行选择。

4. 安全还是隐患：科学使用消毒剂

消毒剂作为我们日常生活中的重要防护工具，其重要性不言而喻。它们如同守护神一般，默默地在我们的周围筑起一道防线，有效地抵御着细菌、病毒等微生物的侵袭，保护着我们的健康。然而，正如任何事物都有其两面性一样，消毒剂在为我们带来便利的同时，也可能带来潜在的安全隐患。因此，科学使用消毒剂就显得尤为重要。

在选择消毒剂时，我们也应该像挑选合适的食材一样谨慎。市场上的消毒剂种类繁多，不同种类的消毒剂可能具有不同的化学成分和性质。因此，在混合使用不同种类的消毒剂时，我们必须格外小心，以免发生化学反应，产生有毒或有害气体，甚至引发爆炸等严重后果。每种消毒剂都有其特定的用途和适用对象，必须严格按照说明书的要求来使用，不可随意扩大使用范围。例如，有些消毒剂仅适用于物体表面的消毒，如果将其用于皮肤或黏膜消毒，就可能导致皮肤刺激、过敏，甚至呼吸道损伤等不良反应。

消毒剂的浓度和作用时间是决定其消毒效果及安全性的重要因素。如果消毒剂的浓度不足，可能无法彻底消灭微生物；而浓度过高，则可能对环境和人体健康带来风险。因此，我们配制消毒剂时必须遵循产品说明书的指导，确保达到适当的浓度，并给予充足的消毒时间。长时间接触消毒剂可能会刺激皮肤或引起过敏，使用时应密切观察皮肤反应，并在必要时适时停止使用。

在进行皮肤消毒时，我们应专注于手部等裸露且频繁接触物品的部位，而不必进行全身消毒。在选择消毒产品时，应优先选择市场上销售、经过严格质量检验和安全性评估的产品，例如75%酒精、碘伏和过氧化氢消毒液等，这些产品不仅杀菌效果显著，而且安全性较高。尽量避免自行配制消毒液，因为错误的配比可能会引起皮肤刺激或过敏反应。

在家庭中，正确存放消毒剂同样至关重要。消毒剂不应随意放置，而应放置在儿童无法触及的地方，以防误食或误用。同时，切勿使用饮料瓶等可能引起混淆的容器盛放消毒剂，以防误饮。消毒剂应存放在阴凉、通风的环境中，避免阳光直射和高温，以保持其稳定性和安全性。

在医院、实验室等特殊场合，可能需使用高浓度消毒剂。在这些情况下，我们更应严格遵守安全操作规程，应该使用适当的防护装备，如防毒面具和防护手套，确保使用者的安全。同时，避免在密闭空间内配制和使用消毒剂，以防有害气体的产生或其他潜在的安全风险。

总之，合理使用消毒剂对于保障我们的健康和环境安全至关重要。通过遵循使用指南、注意使用范围和浓度、避免混合使用不同种类的消毒剂，以及正确保存和处置消毒剂等措施，我们可以有效地利用消毒剂的优势，保护健康，同时减少其潜在的安全风险。

5. 牙齿健康，从认识牙膏成分开始

牙齿健康无疑是我们追求健康生活的重要一环。而要维护牙齿的健康，深入了解牙膏的成分则是必不可少的一步。牙膏作为日常口腔护理的得力助手，其成分不仅直接关系到口腔环境的平衡，更是保持牙齿洁白、坚固的关键。

（1）摩擦剂

摩擦剂这一名词虽不常被公众所熟知，却在牙膏中扮演着举

足轻重的角色。它主要由精细研磨的微粒构成，成分包括磷酸钙、碳酸钙、氢氧化铝以及二氧化硅等，这些微粒均具备恰到好处的硬度和颗粒尺寸。在刷牙的过程中，摩擦剂能够如同数以万计的小巧而精确的刷子般，深入牙缝，有效清除牙齿表面的牙菌斑和食物残渣，从而使牙齿恢复原有的光滑与洁净状态。值得一提的是，摩擦剂的选择与配比都经过了深入的研究和细致的考虑，旨在确保高效的清洁效果，同时避免对牙釉质造成任何损害。

（2）氟化物

氟化物作为一种在牙膏中广泛应用的防龋成分，其功效显著，宛如为牙齿披上了一层坚不可摧的“防弹衣”。当氟化物与牙齿表面的矿物质发生结合时，能够共同构筑起一层坚实的保护膜，此膜可有效抵御口腔内酸性物质的侵蚀，进而显著提升牙齿对蛀牙的防御能力。我国针对含氟牙膏的氟离子浓度制定了严格的标准，旨在确保广大民众能够安全使用。对于正处于成长发育阶段的儿童而言，适量使用含氟牙膏，有助于其口腔环境的优化与稳固，进而有效预防蛀牙的发生。

（3）保湿剂

保湿剂的主要成分包括水、山梨醇、丙二醇和甘油等，这些成分共同构成了一个高效的保湿系统。它们的主要作用是锁住牙膏中的水分，确保牙膏在使用过程中保持恒定的湿润度和稳定性。在刷牙时，这些保湿剂防止牙膏过快干燥，维持理想的质地和口感，无论是在湿润的早晨还是干燥的下午，都能稳定发挥作用，提供卓越的刷牙体验。此外，保湿剂还能显著提升牙膏的润滑性，通过增加顺滑度，更有效地清除牙菌斑，减少牙齿与牙刷之间的摩擦，保护牙釉质，使刷牙过程更加顺畅舒适。

（4）洁净剂

洁净剂在口腔护理中扮演着关键角色，以其科学和理性的特性维护人们的口腔健康。洁净剂能有效降低口腔内的表面张力，使牙膏更容易深入牙缝，彻底清除牙齿表面的色素和软垢。洁净剂还能产生丰富的泡沫，增强刷牙时的摩擦力，提升清洁效果，同时为使用者带来清爽愉悦的刷牙体验。在清晨的阳光下，使用含有洁净剂的牙膏清洁口腔，泡沫的充盈不仅象征着清洁的彻底，也预示着健康生活的开始。

（5）防腐剂

为了延长牙膏的保质期并确保产品的卫生安全，制造商会在牙膏中添加适量的防腐剂。防腐剂能有效抑制细菌、霉菌等微生物的滋生，防止牙膏变质，保持牙膏的清洁度和有效性，确保消费者获得最佳的口腔护理效果。在选择防腐剂时，制造商会经过严格的筛选和测试，确保所使用的防腐剂符合相关的卫生标准和法规要求，对人体无害，消费者可以放心使用。

（6）香精和色素

牙膏中可能还会添加一些香精和色素，这些成分主要是为了满足消费者的口味和喜好。香精赋予牙膏迷人的香气，提升刷牙时的愉悦感；色素则让牙膏呈现出丰富多彩的外观，增加产品的吸引力。

总之，了解牙膏的成分对于我们选择合适的牙膏至关重要。我们应该根据自己的口腔状况和需求，选择含有适量摩擦剂、氟化物等关键成分的牙膏，并定期更换不同品牌的牙膏，以避免口腔微生物对某种牙膏产生适应性。同时，我们还应该养成良好的刷牙习惯，定期到口腔科进行检查和洁牙，更好地保护牙齿健康。

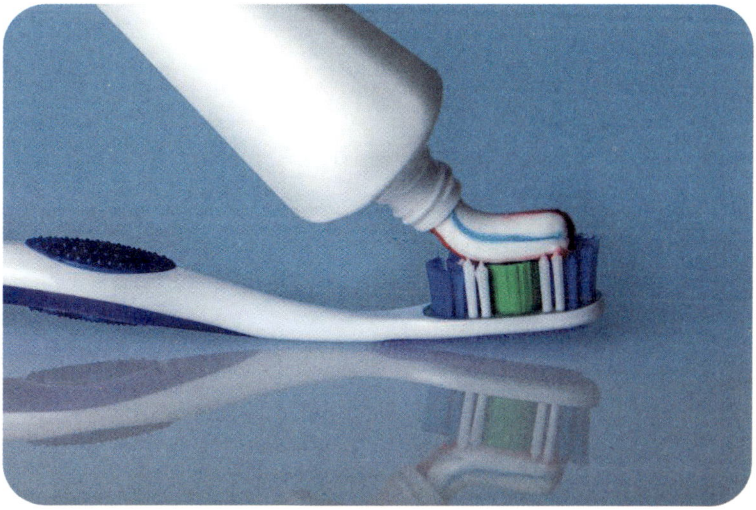

图6　牙膏

四、药物化学与健康

1. 合理用药，促进健康

“合理用药，促进健康”是每一位医疗工作者与患者共同追求的美好愿景。在现代医学科技日新月异的背景下，药物研发取得了长足的进步，为人类的健康事业注入了源源不断的活力。然而，药物的多样性和复杂性也带来了诸多挑战，如何做到合理用药，确保药物的安全有效，已成为亟待解决的重要课题。

合理用药的关键在于严格遵循医生的指导。医生凭借其深厚的医学知识和丰富的临床经验，能够针对患者的具体情况，制定个性化的用药方案。患者则应当充分信任医生，严格按照医嘱服用药物，不得随意增减剂量或擅自停药。这种相互信任与配合，无疑是实现合理用药的重要基石。

对药物作用和副作用的深入了解，是实现合理用药的必要条件。药物如同一把双刃剑，既能治疗疾病，也可能带来副作用。

因此，患者在使用药物之前，应当认真阅读药品说明书，了解药物的适应症、用法用量、禁忌症等关键信息。同时，在用药过程中，患者还需密切观察自己的身体反应，一旦发现任何异常症状，应立即向医生反映，及时调整用药方案。

防止药物滥用和形成依赖是确保用药安全的关键。某些药物具有潜在的成瘾性，长期不当使用不仅对身体有害，还可能引发严重的社会问题。因此，患者需要建立正确的用药观念，不应将药物视为解决一切问题的灵丹妙药。医疗机构和社会各界也应加强预防和干预药物滥用的措施，共同创造一个健康、安全的用药环境。

普及合理用药的科学知识和技巧至关重要。通过开展讲座、制作宣传资料、利用各种媒体和网络平台等方式，我们可以向公众传播合理用药的相关信息，提升公众的用药意识。此外，政府和社会组织也应增加对合理用药宣传的投入，让更多人认识到合理用药的重要性。

总结来说，合理用药是保障人类健康的关键措施。我们需要从多方面努力，提高患者的用药知识和医生的用药技能，共同促进合理用药的实践。只有这样，我们才能确保药物在维护人类健康中发挥其应有的作用，实现真正的健康促进。

2. 天然药物与化学合成药物

天然药物和化学合成药物在医药领域各自扮演着关键角色，它们既有共同点也有显著的不同。

（1）天然药物

天然药物，顾名思义，是指那些源自动植物、微生物等自然生命体的药物。这些药物携带着自然界的智慧，以其多样的生物活性成分为人类健康做出了巨大贡献。天然药物之所以受到重视，首先是因为其成分的多样性。这些成分通常具有多重生物活性，能够作用于多个靶点。与单一成分的化学药物相比，天然药物的多效性使其在治疗疾病时能够产生更全面、更立体的效果。例如，某些中草药中的活性成分能够同时调节免疫系统、抗炎、抗氧化等，从而在多个层面对抗疾病。此外，天然药物还具有广泛的药理活性，如抗炎、抗氧化、抗菌等，对多种疾病有治疗作用。这种多功能性使得天然药物在传统医学、保健品和草药疗法中得到了广泛应用。在传统医学中，医生会根据患者的症状和体质，选择相应的天然药物进行配伍，以达到最佳治疗效果。

（2）化学合成药物

化学合成药物是利用现代化学合成技术制备的药物，具有明显的优势和广泛的应用。它们是通过人工合成一种或多种化合物得到的，其制备过程严格而精细，能够确保药物成分的稳定性和可控性。首先，合成药物的剂量稳定性是其显著特点。与天然药物相比，合成药物的成分更加明确，制备过程中能够精确控制各成分的含量和比例。这使得合成药物在使用时能够确保每次给药的剂量准确，提高治疗效果。其次，合成药物的性质可控性也是其优势。通过合成方法，我们能够精确设计和调整药物的分子结构，控制其理化性质和生物活性，使其更好地适应不同疾病的治疗需求，并降低不良反应的风险。此外，合成药物的生产方式更为方便和经济。现代化学合成技术已经非常成熟，能够高效地制备大量合成药物。与从天然植物或动物中提取药物成分相比，合成药物的制备成本更低，生产效率更高，使得更多人能够获得优质治疗。许多重要的药物，如阿司匹林、甲氨蝶呤、头孢菌素等，都是通过化学合成方法制备的。这些药物在临床上具有广泛应用，对缓解疼痛、抗炎、抗菌等方面发挥着重要作用。随着科学技术的不断进步，越来越多的合成药物被开发出来，为人类健康事业作出了巨大贡献。

在实际应用中，天然药物和化学合成药物有时会联合用于治疗某种疾病，它们可能通过共同的药理途径来增强或减弱彼此的药效。此外，它们也可能竞争相同的代谢途径，影响彼此在体内的浓度，进而影响治疗效果。

3. 家庭常备这些药物，病时不慌

家庭常备一些药物确实可以在疾病突发时提供及时的帮助，减轻病情，甚至避免一些不必要的就医麻烦。以下是一些建议的家庭常备药物及其使用建议。

（1）感冒药

感冒药是家庭药箱中的重要成员，在日常生活中扮演着关键角色。随着季节变化和天气波动，感冒成为常见的病症之一。选择合适的感冒药，能够为我们提供显著的帮助。在选择时，应根据患者的症状来挑选，实现更精确的治疗和提高疗效。

对于感冒引起的鼻塞、打喷嚏、流鼻涕等症状，可以选择含有伪麻黄碱和氯苯那敏的药物。伪麻黄碱通过收缩血管，减轻鼻腔黏膜充血，缓解鼻塞；氯苯那敏则通过抗组胺作用，减轻过敏反应，缓解打喷嚏和流鼻涕。这类药物品牌众多，价格亲民，深受消费者喜爱。

针对咳嗽症状，含有右美沙芬的感冒药是不错的选择。右美沙芬作为中枢性镇咳药，能直接作用于咳嗽中枢，抑制咳嗽反射，达到止咳效果。使用时需按医嘱，避免过量引发不良反应。

若伴有发热症状，含有布洛芬或对乙酰氨基酚的感冒药是合适的选择。这两种药物都是非甾体抗炎药，具有解热、镇痛、抗炎作用，能有效缓解发热和头痛等症状。使用时应注意剂量和频率，以避免副作用。

（2）解热镇痛药

解热镇痛药在临床上广泛应用，不仅能降低体温，缓解发热，还具有出色的镇痛效果，显著减轻各种疼痛。布洛芬缓释胶囊和对乙酰氨基酚是其中的常用药物。

布洛芬缓释胶囊以其缓释技术著称，药物成分在体内逐渐释放，效果更持久。适用于治疗感冒、流感引起的发热，以及头痛、牙痛、关节痛等疼痛。布洛芬还具有抗炎作用，对关节炎、肌肉疼痛等炎症性疼痛有良好疗效。

对乙酰氨基酚是一种安全性高、副作用少的解热镇痛药，能快速降低体温，适合高热患者。同时，它也能缓解轻度至中度疼痛，如头痛、牙痛、痛经等。由于作用温和，适合所有年龄段人群使用。

（3）胃肠道用药

胃肠道用药在家庭药箱中占据重要位置，因为胃肠道问题如腹泻、便秘、消化不良等在日常生活中极为常见。准备胃肠道用药，有助于及时应对这些问题，保护家庭成员健康。

在处理腹泻时，口服补液盐是一种非常有效的药物。腹泻会导致大量水分和电解质丢失，口服补液盐含有适当的电解质和水分，能快速补充人体所需，预防脱水。它还能调节肠道功能，缓解腹泻症状。

对于便秘问题，聚乙二醇或开塞露等润肠药是缓解症状的选择。聚乙二醇通过吸收肠道水分，增加粪便体积，使其易于排出。开塞露作为直肠用药，能刺激肠道蠕动，促进排便。使用这些药物时，应根据具体情况选择合适的药物和剂量，并遵循医生建议。

除了针对腹泻和便秘的药物外，家庭药箱中还应准备一些助消化药，以应对消化不良等问题。消化不良可能是由于饮食不当、胃肠道功能减弱等原因引起的，表现为腹胀、恶心、呕吐等症状。多酶片是一种常见的助消化药，含有多种消化酶，能够分解食物中的蛋白质、脂肪和碳水化合物，促进食物的消化吸收。在出现消化不良症状时，适当服用多酶片可以缓解症状，改善胃肠道功能。

（4）抗过敏药

过敏是一种普遍存在的健康问题，其发病率日益增高，严重影响了人们的生活质量。因此，在家庭药箱中备有抗过敏药显得尤为重要。其中，西替利嗪作为一种常见的抗过敏药物，因其疗效显著，备受广大患者的青睐。

西替利嗪是一种非处方药，主要用于治疗过敏性鼻炎、结膜炎以及风疹块等过敏性疾病。当过敏原侵入人体时，会引发一系列过敏反应的产生。西替利嗪能有效抑制过敏反应的发生，减轻症状，让患者的生活质量得到提升。

虽然西替利嗪具有显著的抗过敏效果，但并非适用于所有人群。特别是孕妇，在怀孕期间，由于生理状态的特殊性，应避免使用西替利嗪。因为该药物可能对胎儿产生不良影响，甚至导致畸形。因此，孕妇在出现过敏症状时，应及时就医，在医生的指导下选用合适的抗过敏药物。

（5）外用药

外用药在家庭药箱中扮演着至关重要的角色，它们是保障家庭成员健康安全的必备品。在日常生活中，外用药在处理意外伤害时尤为关键，能迅速提供有效的初步治疗，为进一步的医疗救助争取时间。

红药水是一种常用的外用消毒剂，适用于清洁和消毒皮肤擦伤、割伤等小伤口。它通过杀灭伤口表面的细菌来预防感染，并具有轻微的收敛作用，有助于伤口愈合。使用时应按照说明书指导正确涂抹，避免过量使用造成皮肤刺激。

紫药水主要用于未破损皮肤的局部治疗，具有收敛和止痒效果。它能有效缓解蚊虫叮咬、轻度皮炎等引起的瘙痒和红肿，减轻皮肤水肿和炎症，促进皮肤恢复。与红药水相比，紫药水更侧重于皮肤表面的保护和舒缓。

家庭药箱中还应包括创可贴和无菌纱布等物品。创可贴适用于小面积伤口的包扎，保护伤口免受细菌感染，减轻疼痛。无菌纱布适合于较大面积伤口或需要长时间包扎的情况，它的透气性和吸湿性有助于保持伤口干燥和清洁。

使用外用药时，应了解一些基本用药知识。对于深或大面积伤口，应尽快就医并遵循医生建议。过敏体质者使用前应仔细阅读说明书并咨询医生。同时，注意药品的保存和有效期，确保需要时能正常使用。

（6）其他常用药物

针对家庭成员的健康问题，除了上述药物，我们还可以根据家庭成员的具体情况和健康状况准备其他常用药物。这样，在紧急情况下，我们能迅速应对，保障家人安全。

对于有高血压病史的家庭成员，降压药是必需的。在选择降压药时应根据医生建议，选择适合患者病情和体质的药物，并定期监测血压，调整药物剂量，确保血压控制在理想范围。

糖尿病患者则需常备降糖药。选择降糖药时，同样需遵循医生建议，并注意饮食控制和运动锻炼，便获得良好治疗效果。同时，关注血糖监测，及时发现并处理血糖异常。

心脏病家庭成员应常备速效救心丸等急救药物。这些药物能在心脏病发作时迅速缓解症状，争取救治时间。了解心脏病发作征兆和急救措施，便于紧急情况下正确应对。

我们还可根据家庭成员的年龄、性别和季节等因素准备其他药物。如老年人可准备补钙药物预防骨质疏松；女性可准备调经药物应对月经不规律等。

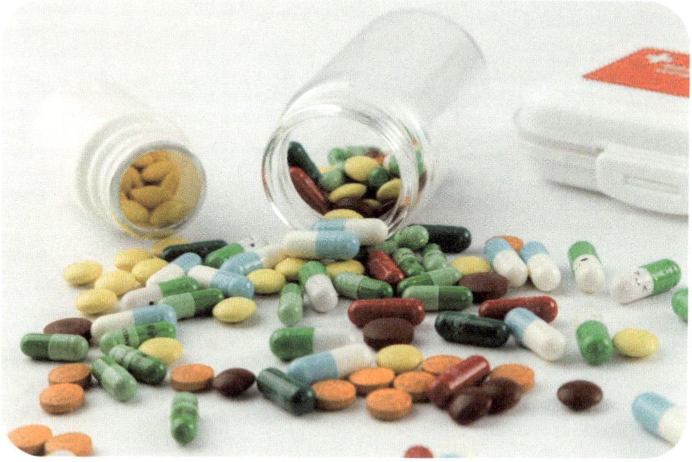

图 7 各种颜色彩色的药片和胶囊

知识窗

准备家庭药箱注意事项

在准备家庭药箱时，我们必须以一丝不苟的态度和严格的标准来确保每一步都满足安全性和有效性的要求。这不仅是为了应对突发健康问题，更是为了维护我们和家人的健康。

（1）确保药品质量

在准备家庭药箱时，确保药品的质量是极其重要的一环。挑选药品时，我们应选择信誉良好、知名度高的正规药店购买，减少购买假药或过期药的风险。购买时，还应检查药品包装是否完好，以及是否具备清晰的药品批准文号、生产日期和有效期等信息，这些是评估药品质量的关键。

（2）定期检查药品有效期

定期检查药品的有效期同样重要，确保不会有过期药品被使用。一旦发现药品过期，应立即更换，避免使用无效药品而影响治疗效果。在更换药品时，还应选择符合家庭成员需求的新药品规格和剂型。

（3）合理储存药品

药品的储存方式对其有效性至关重要。药品应存放在避免阳光直射和潮湿的环境中，保持其成分稳定，不影响疗效。同时，为防止儿童误服或误用，药品应放在他们触及不到的地方。使用带有安全锁的药品柜或药箱，可以提高药品储存的安全性。

（4）遵循用药原则

在使用药品时，我们必须严格遵循医生的指导和药品说明书上的用药指南。不得自行增减剂量或更改用药时间，以防影响治疗效果或引起不良反应。此外，了解药品的禁忌和可能的副作用也很必要，一旦出现不适，应立即停药并咨询医生。

家庭药箱的准备是为家庭成员提供健康保障的重要措施。我们需要确保药品质量、合理储存，并严格遵循用药原则。这样，家庭药箱在紧急情况下才能发挥其应有的作用，为家庭成员提供及时有效的帮助。我们也应该不断提升药品安全意识，加强对药品知识的学习，更妥善地应对可能出现的健康问题。

4. 抗生素不可滥用

抗生素这一在医学领域至关重要的药物，它犹如守护健康的坚实盾牌，帮助我们抵御着众多由细菌引起的疾病侵袭。然而，正如双刃剑一般，抗生素的使用必须极为谨慎，以免滥用导致无法挽回的后果。抗生素——它神奇地具有抑制或杀灭微生物的能力，对治疗各种感染性疾病具有至关重要的作用。正是这些小小的药物分子，一次次地将我们从死亡的边缘拉回，让生命之花得以继续绽放。然而，我们也不得不面对一个现实，那就是抗生素并非万能的灵药。一旦滥用，其后果将不堪设想。

抗生素主要针对的是由细菌引起的各类疾病，如肺炎的猛烈攻击、扁桃体炎的剧烈疼痛、中耳炎的难言之隐等。在这些疾病面前，抗生素就像一位英勇的战士，冲锋陷阵，帮助我们战胜病魔。然而，对于病毒引起的感冒、流感等疾病，抗生素却无能为力。因此，在使用抗生素之前，我们必须明确病因，确保药物能够精准打击，避免无效治疗甚至产生副作用。

抗生素的使用必须严格遵照医生的指导。在使用过程中，应注意以下几个关键点：

（1）确保剂量恰当。医生会综合考虑患者的年龄、体重、病情等因素，准确计算所需的抗生素剂量。患者必须按照医生的处方，准时、按量服药，不得自行增减剂量，以免影响治疗效果或增加产生副作用的风险。

（2）确保疗程完整。抗生素治疗通常需要一定时间，才能彻底消灭细菌。患者应坚持完成整个疗程，即便症状有所缓解，也不可自行中断治疗。否则，可能导致病情反复，甚至形成耐药性，降低抗生素的有效性。

（3）我们还必须警惕抗生素的副作用和耐药性问题。尽管抗生素在治疗感染性疾病中至关重要，但也可能带来一定的身体损害。常见的副作用包括胃肠道不适、皮疹等，极少数情况下甚至严重至危及生命。因此，使用抗生素时，应密切监测身体反应，一旦出现异常，应立即寻求医疗帮助。

（4）长期滥用抗生素可能导致细菌产生耐药性，使原本有效的治疗手段失效。这不仅增加了治疗的难度和成本，还可能引起更严重的健康问题。因此，合理使用抗生素，避免不必要的滥用，对于保护人体的健康至关重要。

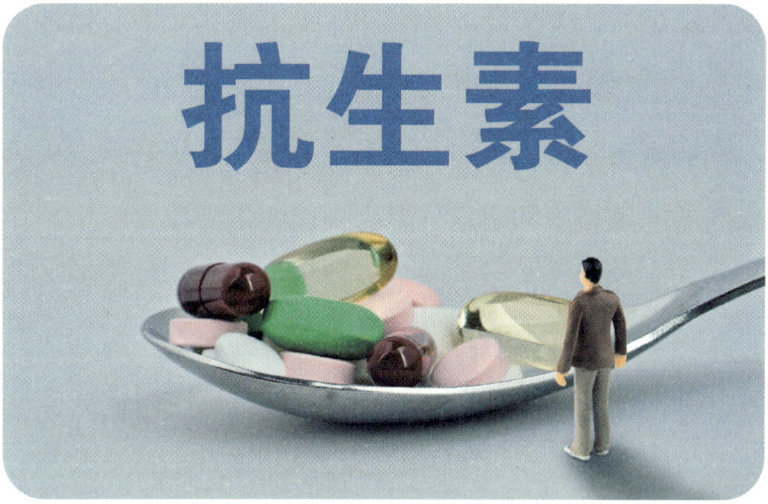

图 8　抗生素

5. 为什么要接种疫苗

接种疫苗是保障公共卫生和个人健康的关键措施，其重要性不容忽视。疫苗，为我们提供了强大的防御手段，抵御传染病的威胁。

疫苗在预防疾病传播中扮演着至关重要的角色。疫苗中含有的微小病原体或其成分，能够激发人体免疫系统产生特异性反应，仿佛一把钥匙开启了免疫系统的“大门”。这种预先建立的免疫力使人体在面对真实病原体时能够迅速反应，有效切断疾病在人群中的传播途径。

接种疫苗对于维护个体健康同样至关重要。通过接种，我们可以帮助个体在病原体侵袭前建立起强大的免疫防线，增强人们在面对疾病威胁时的抵抗力。这不仅可以预防疾病的发生，还能减轻疾病的严重程度和病程，提高人们的生活质量。

疫苗在减轻医疗负担方面也发挥着重要作用。随着人口老龄化和疾病模式的变化，医疗资源的需求日益增加。疫苗通过预防疾病的发生，能够有效减轻医疗系统的负担，降低治疗成本，为国家和个人节省大量医疗开支，有助于缓解医疗资源的紧张状况，提升整个社会的医疗水平和健康福祉。

当越来越多的人接种疫苗，群体免疫屏障便会逐步建立并变得更加牢固。这为那些未接种疫苗的个体也提供了一定程度的保护，降低了他们的感染风险。群体免疫效应不仅对个人健康和安全有益，还有助于维护社会的稳定和发展。

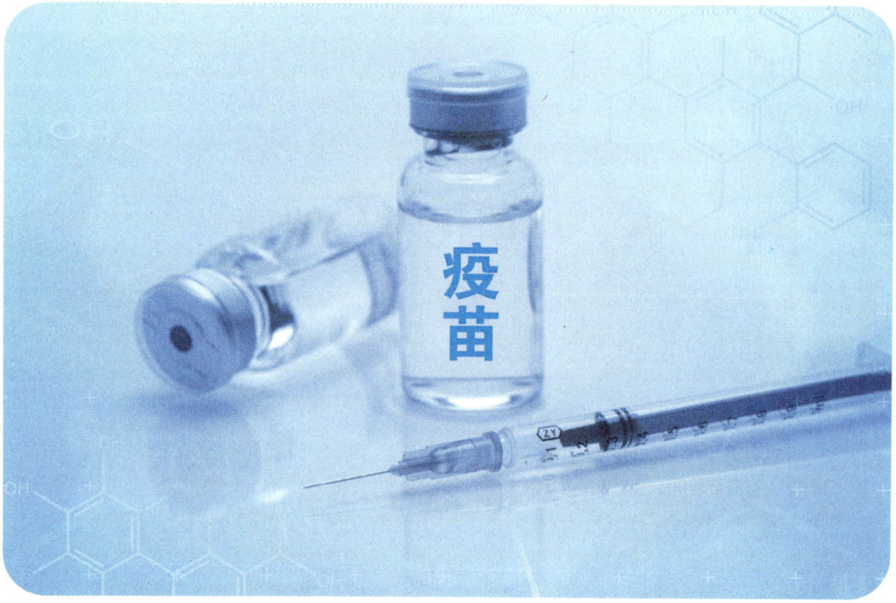

图 9 疫苗

五、环境化学与健康

1. 空气污染对呼吸系统的危害

空气污染对呼吸系统的影响是深远且严重的。呼吸系统，作为生命活动的重要支撑，如同生命之树的根基，负责吸入氧气、排出废气，为身体提供能量和活力。但是，当空气被污染物质侵蚀，这棵“生命之树”便遭遇了严峻的挑战。

空气污染物种类繁多，包括细小的颗粒物、有害化学物质和各种微生物。这些污染物在空气中飘散，随呼吸进入人体，对呼吸系统造成广泛伤害。它们如同看不见的敌人，悄无声息地削弱呼吸道的防御能力。

特别是 PM2.5 这样的超细颗粒物，能够深入肺部的细支气管和肺泡，直接损害肺部组织。这些微小颗粒在肺部积累，引发炎症和纤维化，降低肺功能，甚至可能诱发严重的肺部疾病。而有害化学物质则因其强烈的刺激性和毒性，破坏呼吸道黏膜，引起呼吸道炎症和感染，导致呼吸困难、咳嗽和胸闷等症状。

空气污染物还可能通过干扰细胞正常代谢，对遗传物质造成损伤，增加患癌症的风险。这种潜在的危害随着时间积累，对呼吸系统健康构成持续挑战。

空气污染还可能影响人们的睡眠。良好的呼吸系统健康状态是优质睡眠的基础，而空气污染则可能增加呼吸系统的负担，使人难以入睡或睡眠质量降低。长期的睡眠不足和疲劳，反过来又可能加剧呼吸系统的问题，形成恶性循环。

为了减轻空气污染对呼吸系统的危害，我们需要采取切实有效的措施。政府应加强对工业排放和交通污染的监管力度，推广清洁能源和绿色交通方式；公众也应增强环保意识，减少使用私家车，选择步行、骑行或公共交通出行；同时，佩戴口罩等防护措施也是减少空气污染对呼吸系统伤害的重要手段。

2. 避免水污染，保障饮用水安全

避免水污染并保障饮用水安全，这是一项涉及亿万人民生命健康的重要任务，也是保障国家生态安全和可持续发展的基石。在当今社会，随着工业化的快速发展和城市化进程的加速，水污染问题日益凸显，给饮用水安全带来了严峻挑战。因此，我们需要采取更加有力、更加全面的措施来应对这一挑战。

（1）实行严格的法规与监管

在法规与监管方面，我们需要制定更为严格、更为细致的环保法规和标准，对水污染的排放、处理和监测等方面提出更高的要求。同时，我们还需加大环境监管力度，加强执法力度，确保企业和个人严格遵守环保法规，对违法行为进行严厉的处罚和打击。

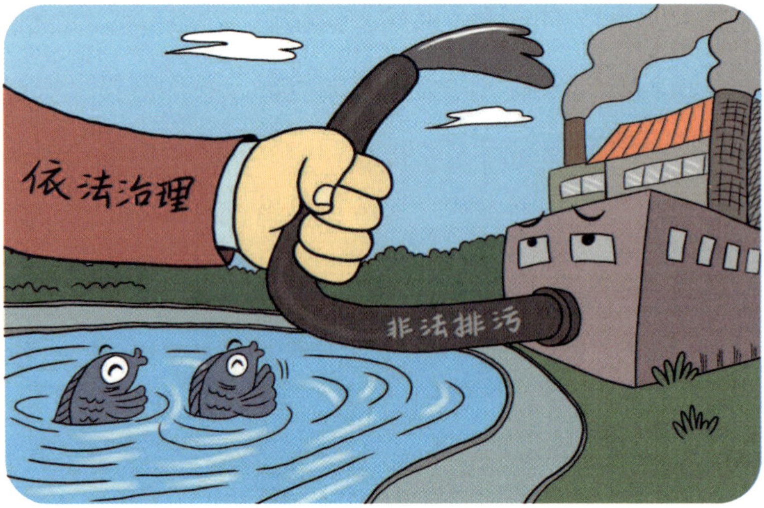

图 10　依法治理非法排污

（2）注重水源地保护

在水源地保护方面，我们应加强对水源地的保护和管理，设立更加严格的水源地保护区，并加强水质监测和预警系统建设。我们应利用先进的技术手段，实时监测水源地的水质状况，一旦发现污染问题，立即采取相应的应对措施，确保水源地的水质安全。

（3）推广清洁生产和循环经济

推广清洁生产和循环经济也是避免水污染的重要途径。我们应鼓励企业采用先进的清洁生产技术，提高资源利用效率，减少污染物排放。同时，发展循环经济，推动废物资源化、资源再利用，降低生产活动对水环境的污染压力。

（4）加强公共教育

在公众教育与参与方面，我们应提高公众对水污染问题的认识程度和重视程度，增强公众的环保意识和责任感。通过举办各种环保宣传活动、开设环保课程等方式，普及环保知识，提高公众的环保素养。同时，鼓励公众积极参与环保行动，共同守护我们的饮用水安全。

（5）加大污水处理设施建设

在污水处理设施建设方面，我们应继续加大投入力度，建设更多、更先进的污水处理设施。这些设施应具备高效的污水处理能力，能够应对各种复杂的污染情况。同时，我们还需加强污水处理设施的运行和管理，确保设施的稳定运行和达标排放。

（6）采用先进的水处理技术

在采用先进的水处理技术方面，我们应注重科技创新和应用。研发和推广新型的水处理技术，如膜分离技术、生物修复技术等，以提高水质净化效率和处理效果。同时，加强国际交流与合作，借鉴和学习国际先进的水处理技术和管理经验，不断提升我国饮用水安全保障水平。

避免水污染并保障饮用水安全是一项长期而艰巨的任务。我们需要在法规与监管、水源地保护、清洁生产和循环经济、公众教育与参与、污水处理设施建设以及先进水处理技术等多个方面下功夫，采取切实有效的措施，共同守护我们的水资源和饮用水安全。通过这些努力，我们一定能够创造一个更加美好、更加宜居的环境，为人民的健康和福祉贡献力量。

3. 土壤污染对人体健康的危害

土壤污染对人体健康的危害是深远且不容忽视的。它不仅破坏了人类赖以生存的土壤资源，更通过多种途径威胁着我们的健康。

（1）土壤污染对农产品安全的影响

土壤污染是环境问题中的一个关键环节，长期以来受到广泛关注。其深远的危害和广泛的影响，已成为社会各阶层共同瞩目的焦点。特别令人担忧的是，土壤污染可能导致农产品中的有害物质含量超标，对人类健康和生态安全构成威胁。

土壤污染的成因主要包括工业排放的废水、废气、废渣，农业生产中过量使用的农药、化肥，以及生活垃圾的随意丢弃。这些污染物进入土壤后，经历复杂的物理、化学和生物变化，与土壤物质反应，改变土壤性质和结构。

土壤污染对农产品的影响极为严重。农产品在生长过程中吸收土壤中的养分和水分，如果土壤受到污染，农产品也会吸收这些污染物，包括重金属、有机污染物、农药残留等，这些物质会在农产品中积累，并通过食物链进入人体。

农产品中的有害物质超标对人类健康构成极大威胁。例如，重金属超标可能损害人体神经系统、消化系统、泌尿系统；有机污染物和农药残留可能引起癌症、基因突变等严重疾病。有害物质还可能通过母乳传递给婴儿，影响其生长发育。

为应对土壤污染对农产品的影响，需采取一系列有效措施：首先，加强土壤污染监测和评估，及时发现并控制污染源。其次，推广环保型农业生产方式，减少农药、化肥使用量，提升农产品质量和安全性。此外，加强环境法律法规的制定和执行，严厉打击违法行为，是保护土壤环境和农产品安全的重要手段。

（2）土壤污染对地下水的影响

土壤污染不仅破坏地表环境，还可能严重污染地下水。土壤的渗透作用使土壤中的有害物质随雨水或地下水流动，逐渐渗透到地下水中，影响地下水质量。这种污染难以察觉，治理困难，必须引起高度重视。

土壤污染对地下水的影响涉及重金属、化学污染物、农药残留等，这些物质在土壤中积累后，通过渗透进入地下水系统。地下水的流动性和连通性使有害物质扩散，污染整个地下水体。

地下水是生活和生产中的重要资源。一旦受污染，水质下降，无法满足日常需求。饮用污染的地下水可能使有害物质通过食物链进入人体，威胁健康。长期饮用可能导致消化系统紊乱、神经系统损害，甚至危及生命。

地下水污染还会严重影响生态环境。地下水维持生态平衡，支持生物生长和繁衍。地下水污染可能导致生物死亡或迁移，破坏生态系统。

为减轻土壤污染对地下水的影响，需采取有效措施：首先，加强土壤污染监测和预警，及时处理污染源。其次，加强环保宣传教育，增强公众环保意识，鼓励参与土壤污染防治。此外，推广先进土壤修复技术，通过物理、化学或生物方法去除土壤中的有害物质，恢复土壤健康。

（3）土壤污染对人体健康的影响

土壤污染是一个严重且复杂的环境问题，不仅破坏生态系统，还严重威胁人类健康。人们可能直接接触土壤，吸入或吸收其中的有害物质。

土壤污染的主要来源包括工业排放、农业活动、城市垃圾等，这些污染物在土壤中积累，形成健康风险。农田土壤质量直接关系到食品安全，但常因化肥、农药过量使用和工业废弃物排放而严重污染。

在农田或污染地区作业的人，长时间接触污染土壤，可能受到侵害。污染物可能通过皮肤吸收、呼吸道吸入等途径进入人体，如重金属、有机污染物等，一旦进入人体，可能破坏生理机能，导致疾病。挥发性有机物可能通过呼吸道进入肺部，损害呼吸系统。

我们必须重视土壤污染问题，采取有效措施防止和治理。加强工业排放监管、推广环保农业技术、加强城市垃圾处理。提高公众对土壤污染危害的认识，增强环保意识，共同保护生存环境。

（4）土壤污染对生态系统和人体健康的综合影响

土壤污染问题不仅影响环境，更破坏生态系统，加剧人体健康威胁。土壤作为地球生命之源，其健康状况直接影响植物、动物和人类生存。

污染物质如重金属、化学残留物等侵蚀土壤结构，破坏功能。这些物质积累导致土壤肥力下降，土地贫瘠，植物生长受限，繁殖能力降低。污染物质还会影响土壤酸碱度，使土壤环境不适宜植物生长。

土壤污染对生物多样性的影响不容忽视。生物多样性是生态系统稳定的基础，土壤污染会破坏这一平衡。土壤质量恶化可能导致敏感生物种群消失，适应性强的生物占据主导地位。这种变化破坏生态系统稳定性，影响生态链运转。

植物作为生态系统生产者，生长和繁殖受限直接影响其他生物生存和繁衍。植物数量减少导致动物种群数量下降。植物在维护生态平衡方面发挥重要作用，其减少降低生态系统稳定性。

生态平衡破坏可能引发连锁反应。依赖特定植物为食的动物可能因食物短缺面临生存危机；以土壤为栖息地的微生物可能因土壤污染而失去生存空间。这些连锁反应加剧生态环境恶化，使生态系统更脆弱。最终，环境问题直接或间接对人体健康产生负面影响。人们通过食物链摄取被污染的植物和动物，体内积累有害物质，引发健康问题。污染物质还可能通过空气、水源等途径进入人体，损害呼吸系统和免疫系统。

我们必须重视土壤污染问题，采取有效措施治理和修复。加强污染源管控、推广绿色农业生产方式、开展土壤修复工程等手段，逐步改善土壤质量、恢复生态平衡，保障人类和其他生物的健康与福祉。

综上所述，土壤污染对人体健康的危害是多方面的、深远的。它不仅影响农产品质量和安全，还破坏地下水资源和生态系统平衡。

4. 降低室内污染，构建健康的起居环境

为了深度降低室内污染，构建一个舒适且健康的起居环境，我们需要从各个方面细致入微地加以考虑和实施。下面是一些详尽的建议，以帮助我们实现这一目标。

（1）关注室内空气质量

确保室内环境的空气质量是打造一个健康生活环境的基石。随着现代社会节奏的加速，人们对居住空间的舒适度和健康标准提出了更高的要求。尽管如此，室内空气污染常常被我们忽略，它在无声中对我们的身心健康造成影响。因此，重视并提升室内空气质量，采取有效措施改善我们的居住环境，已经成为当前社会的一个迫切议题。

在提高室内空气质量的众多方法中，选用优质的空气净化器是一个行之有效的策略。这些尖端设备配备了先进的过滤技术，能够高效地清除空气中的悬浮微粒、异味和有害气体。借助空气净化器，我们能够保障室内空气的清洁和新鲜，减少污染物对我们呼吸系统的潜在伤害。此外，一些高端空气净化器还具备智能监测功能，能够实时检测室内空气质量，并根据检测结果自动调整其工作模式，以提供更加定制化的服务体验。

除了利用空气净化器，定期进行室内通风也是改善空气质量的关键措施。通过开窗通风，可以实现室内外空气的交换，排出

室内积累的污浊空气，同时引入新鲜的空气。这不仅有助于降低室内的二氧化碳水平，还能提升氧气的含量，进而创造一个更加宜人的居住氛围。不过，值得注意的是，在外部环境受到严重污染的情况下，如遇到雾霾或工业污染区域，我们应该避免开窗，以防外部污染物的侵入。

（2）重视室内植物的净化作用

室内植物在我们的家居生活中扮演着重要的角色，它们不仅是美化环境的装饰，更是天然的空气净化者。它们的存在不仅为我们的居住空间增添了生机与活力，更重要的是，它们在改善室内环境、维护我们的健康方面发挥着关键作用。

在众多的室内植物中，吊兰和常春藤以其独特的魅力和实用性脱颖而出。吊兰以其细长的绿叶和优雅的形态，为家居环境带来了清新与宁静；而常春藤则以其四季常绿的叶片和优美的藤蔓，为室内增添了持久的生命力。这些植物不仅外观美观，更具有强大的空气净化能力。它们能够吸收空气中的有害气体如甲醛和苯，并释放氧气，从而为我们营造一个更加健康和清新的居住环境。

室内植物还有助于调节室内湿度，这对于缓解干燥空气对我们皮肤和呼吸道的不良影响至关重要。特别是在冬季，由于室内采暖设备的使用，空气可能会变得异常干燥。在这种情况下，摆放一些如蕨类植物或绿萝等室内植物，它们通过蒸腾作用释放水蒸气，增加室内湿度，让我们的居住环境更加舒适。

室内植物作为天然的空气净化器，在提升室内环境质量方面发挥着不可替代的作用。通过精心选择植物种类、合理养护和管理，我们可以最大限度地利用它们的空气净化功能，创造一个更加健康和舒适的生活空间。同时，我们也需要避免一些常见的养护误区，确保植物能够健康生长，为我们的家居生活带来更多的美好与喜悦。

（3）节约能源和垃圾分类

节能和垃圾分类是打造健康生活环境、减少室内污染的有效途径。我们应当在日常生活中深刻理解这两项措施的重要性，并将其融入生活的各个环节。

节能不仅对环境保护有益，还能有效降低我们的生活开支。在购买家用电器和照明设备时，我们应该优先考虑那些能效等级较高的产品。这些产品通常应用了先进的节能技术，既能保证使用效果，又能显著降低能源消耗和减少碳排放。例如，LED 灯与传统的白炽灯相比，不仅亮度更高，而且使用寿命更长，能显著减少能源的使用。我们还应该培养节约用电的习惯，比如在使用电器时尽量避免长时间处于待机或空转状态，减少不必要的能源浪费。此外，当电器暂时不使用时，应及时关闭电源，避免不必要的能源消耗。这些看似细小的习惯，实际上对于节约能源和保护环境具有重大意义。

除了节能之外，垃圾分类也是减少室内污染、营造健康环境的关键措施。通过垃圾分类，我们可以将可回收物品、有害垃圾、厨余垃圾等分别进行投放，实现资源的循环利用，减少垃圾对环境的污染。在实际操作中，我们应该积极参与到垃圾分类的行动中，了解不同类型垃圾的处理方法和投放规范，确保垃圾得到正确的分类和处理。垃圾分类不仅能减少垃圾的总量和种类，降低其对环境的污染，还能促进资源的回收和再利用，提高资源的利用效率，推动可持续发展的实现。

（4）购买环保家居用品

当我们购买家具和纺织品时，环保性是一个不容忽视的重要因素。随着公众对环境保护意识的日益增强，越来越多的消费者在追求舒适生活的同时，也希望为地球的可持续发展作出贡献。

在挑选家具时，我们应该优先选择那些达到环保标准的选项。这些家具通常使用来自经过认证的可持续森林的环保木材，这不仅有助于保护自然环境，也避免了对环境的破坏行为，如非法砍伐。此外，环保家具在生产过程中会严格控制化学物质的使用，以确保家具的环保特性，防止有害物质的产生。

在纺织品的选择上，我们同样要关注其环保属性。有机棉和麻等环保纺织品因其天然、无化学污染的特点而受到消费者的喜爱。这些纺织品在生产过程中避免了有害化学物质的使用，对环境友好，在使用时也不会释放有害物质，保护我们的健康。

我们还可以通过检查产品的环保认证来评估其环保性能。许多家具和纺织品品牌已经获得了如“环保标志”“绿色产品”等认证，这些认证表明产品在环保方面达到了一定的标准，是值得信赖的。通过这些认证，消费者可以更加放心地选择环保家具和纺织品，为保护地球环境做出自己的贡献。

（5）保持家居清洁卫生

维持家中的清洁和卫生是减少室内污染、营造健康生活环境的关键。我们每天的生活中不可避免地会接触到细菌、病毒和灰尘等有害物质，如果不及时清理，它们不仅会降低室内空气质量，还可能对我们的健康构成威胁。因此，我们应该培养定期清洁和消毒家中物品的习惯，保持一个清洁、健康的居住环境。

定期清洁家中物品的各个表面是必要的。这包括家具、地板、墙壁和门窗等。我们可以使用吸尘器、拖把、抹布等工具进行全面的清洁，去除灰尘和污垢。同时，定期开窗通风也很重要，这有助于保持室内空气的新鲜，减少细菌的滋生。

定期对家居环境进行消毒也是必要的。我们可以使用消毒液、酒精等消毒剂来完成这一任务。在消毒过程中，应注意采用正确的消毒方法和适当的浓度，避免对家具表面造成损害。对于我们经常接触的物品，如手机、键盘、门把手等，也应该定期进行消毒，降低病毒传播的风险。

我们还应该关注电磁辐射的净化。现代家庭中，电视、电脑、手机等电器设备都会产生电磁辐射。长期暴露在电磁辐射环境中可能对我们的健康产生不良影响。因此，我们可以采取一些措施来减少电磁辐射的影响，比如使用防辐射产品、保持电器设备之间的适当距离、合理安排电器的使用时间等。

通过关注室内空气质量、利用室内植物、节约能源、垃圾分类、选择环保家具和纺织品，以及保持家居的清洁和卫生，我们可以有效地降低室内污染，为自己和家人创造一个更健康、更舒适、更宜人的居住环境。让我们共同努力，打造一个宜居且美好的家居空间。

知识窗

常见的植物中的“环保卫士”

在自然界中，植物以其独特的生命力与净化能力，成为我们生活中的“环保卫士”。它们不仅能够装点我们的环境，更能够净化空气，给我们带来清新舒适的生活体验。下面，我们将详细介绍一些常见的具有环保功能的植物，并深入探讨它们的净化原理及效果。

（1）龟背竹

龟背竹以其强大的甲醛吸收能力而备受赞誉。据研究，龟背竹能够吸收室内的甲醛，有效改善室内空气质量。此外，它还具有夜间吸收二氧化碳并释放氧气的特性，有助于提供一个更加舒适的睡眠环境。龟背竹的叶片翠绿而富有光泽，犹如一把把绿色的扇子，为室内空间增添了一抹生机与活力。

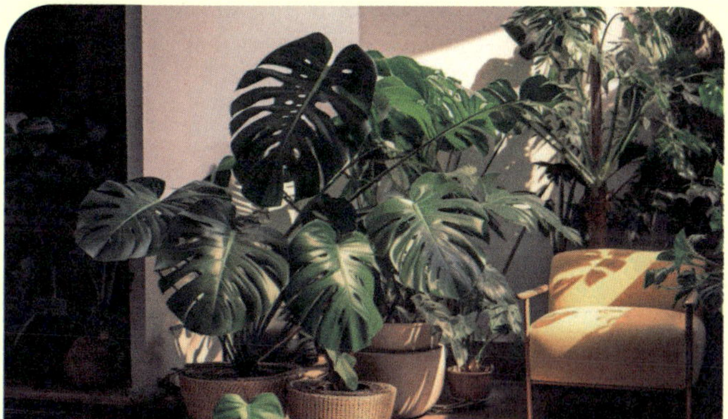

图 11 龟背竹

（2）西洋杜鹃

西洋杜鹃以其娇艳的花朵和优雅的姿态赢得了人们的

喜爱。除了观赏价值外，西洋杜鹃还具备出色的空气净化能力。它能够吸收甲醛、氨等有害气体，对于新装修的房间来说，无疑是一个理想的绿色伙伴。但需要注意的是，西洋杜鹃不适合长时间接受阳光直射，因此摆放位置需要选择阴凉通风处。

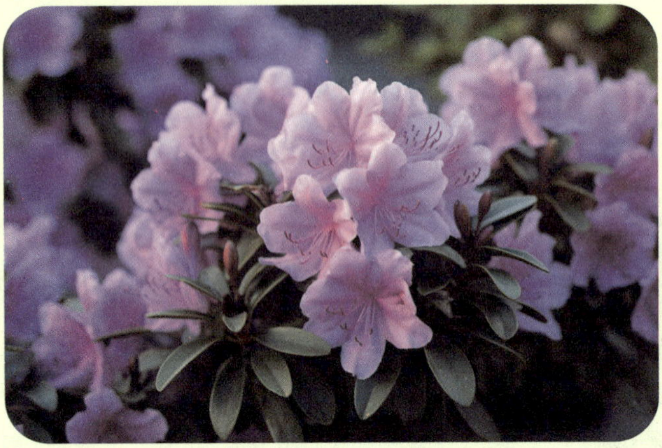

图 12　西洋杜鹃

（3）仙客来

仙客来这一名字充满了诗意与浪漫。它的叶片能够吸收二氧化硫、甲醛等有害气体，同时还具有加湿功能，有助于调节室内湿度。此外，仙客来还能散发出宜人的香味，让人们在忙碌的生活中找到一丝宁静与放松。

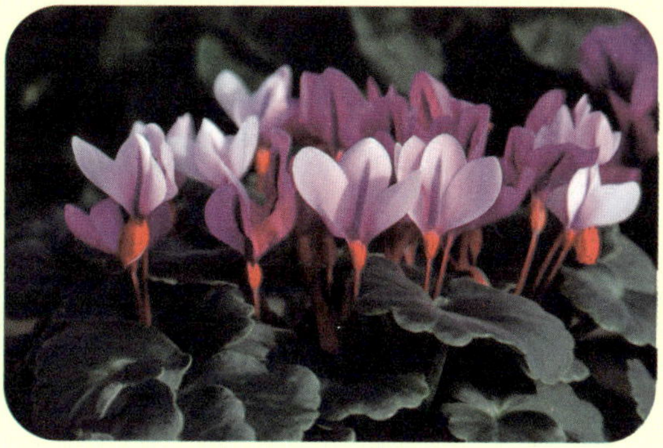

图 13 仙客来

（4）绿萝

绿萝作为一种常见的室内绿植，其空气净化能力同样不容小觑。绿萝能够吸收室内的甲醛、苯等有害气体，并将其转化为糖或氨基酸等物质，减少对人体的危害。同时，绿萝还能释放氧气，有助于改善室内空气质量。

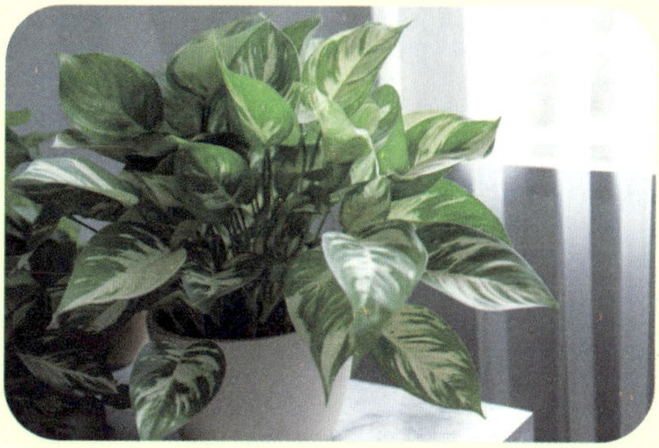

图 14 绿萝

（5）吊兰

吊兰这一绿色植物以其优雅的藤蔓和翠绿叶片而受到人们的喜爱。吊兰具有超强的甲醛吸收能力，能够有效净化室内空气中的有害物质。它的生命力顽强，容易养护，是室内绿化的理想选择。

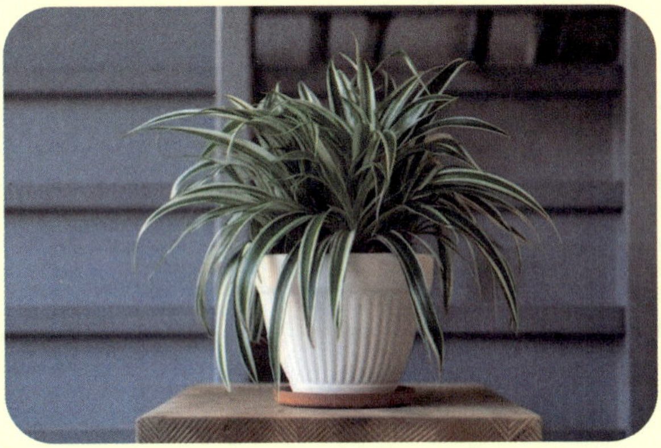

图 15　吊兰

（6）文竹

文竹其叶片翠绿欲滴，宛如一片片翡翠。它不仅能够清新室内空气，还能有效预防因空气污染导致的呼吸道疾病。文竹的养护相对简单，适合放在书房、客厅等室内空间，为人们的生活增添一份绿意与宁静。

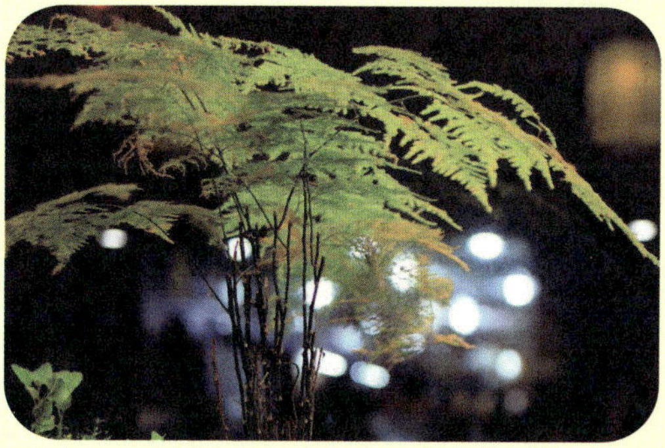

图 16　文竹

（7）石竹

石竹这一植物以其独特的形态和强大的空气净化能力而备受关注。石竹对空气中的微尘和细菌具有很强的过滤能力，能够有效净化室内异味，为家人打造一个纯净的生活环境。同时，石竹的花朵绚丽多彩，为室内空间增添了一抹亮色。

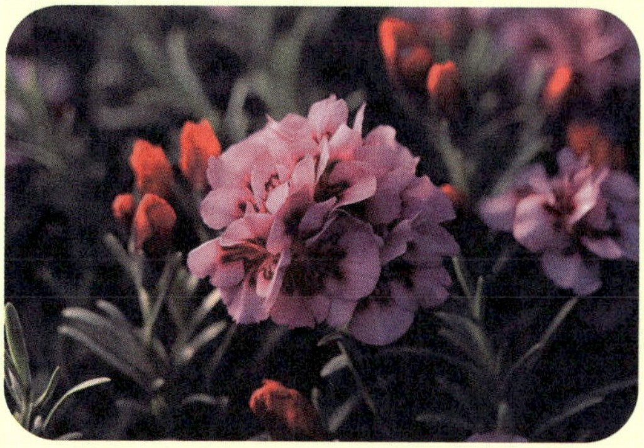

图 17　石竹

除了之前提到的几种植物，还有很多其他种类的植物同样具备空气净化的功能。例如，绿巨人、铁十字秋海棠、花叶万年青、夹竹桃、梅花、桃树、石榴树等，它们都有助于提升室内空气的质量。在挑选植物时，我们可以根据个人的喜好和室内的具体情况来选择最适合的植物，以此来营造一个健康而舒适的居住空间。

尽管这些植物具有空气净化的能力，但它们并不能完全取代空气净化器等专业设备。在提升室内环境质量的过程中，我们还需要采取其他措施，比如保持室内的空气流通、减少污染源的产生等。此外，在种植这些植物的过程中，了解它们的生长习性和正确的养护方法也是非常重要的，并有助于确保植物能够健康成长，并最大限度地发挥其环保效益。

5. 绿色化学与生活

绿色化学与生活之间的关系，宛如一幅绚丽多彩的画卷，充满了和谐、美好与希望。其核心理念在追求高效、精准合成的同时，特别强调了环境亲和性、资源节约和节能减排的重要性，展现了一种对地球家园的深深关爱与呵护。

在我们的日常生活中，绿色化学技术的应用如同一股清新的春风，拂去了化学污染物的阴霾。通过运用先进的绿色合成技术和环保型溶剂，化学制品对环境和人体的潜在危害被大大降低。例如，家居用品中的绿色清洁剂不仅去污力强，而且不含有害物质，让我们的居家环境更加健康、安全。同时，绿色催化剂的巧妙运用不仅提升了化学反应的效率，而且减少了废弃物的排放，让化学工业与自然环境实现和谐共生。

绿色化学的广泛应用，更是深刻体现了可持续发展理念的精髓。通过采用可再生、可循环利用的原材料，绿色化学技术有效减少了对自然资源的过度开采和消耗，为子孙后代保留了一片绿意盎然的家园。这种以环境友好和资源节约为导向的生产方式，不仅有利于维护生态平衡，更为经济的可持续发展提供了强大的动力。

绿色化学还通过普及绿色理念和知识，激发了公众的环保意识和参与热情。在学校、社区等公共场所，绿色化学的教育活动如火如荼地开展。通过这些活动，人们能够深入了解化学在生活中的重要作用以及保护环境、节约资源的紧迫性。这种教育和宣传的力量如同春雨般润物细无声，逐渐改变着人们的行为方式和思维方式。

绿色化学与生活紧密相连，为我们的生活带来了清新、健康与和谐的气息。通过减少污染、保护生态、推动可持续发展和增强环保意识，绿色化学正在为人类创造一个更加美好、健康、和谐的生活环境。让我们携手共进，积极拥抱绿色化学带来的美好未来，共同守护我们共同的地球家园。

参考文献

[1] 世界卫生组织 . 空气质量指南 [Z]. 世界卫生组织，2006.

[2] 张华，李明 . 环境化学与人体健康 [M]. 北京：科学出版社，2010.

[3] 李红梅，张建华 . 绿色化学原理与应用 [M]. 上海：上海交通大学出版社，2012.

[4] 国家卫生健康委员会 . 中国居民膳食营养素参考摄入量 [M]. 北京：中国协和医科大学出版社，2018.

[5] 刘伟，张强 . 现代药物化学与合理用药 [M]. 南京：东南大学出版社，2013.

[6] 世界卫生组织 . 室内空气质量指南 [Z]. 世界卫生组织，2010.

[7] 国家卫生健康委员会 . 抗生素临床应用指导原则 [M]. 北京：人民卫生出版社，2015.

[8] 中国营养学会 . 中国居民膳食指南 [M]. 北京：人民卫生出版社，2016.

[9] 杨月欣，葛可佑 . 中国营养科学全书 [M]. 北京：人民卫生出版

社，2019.

[10] 刘政，张立实 . 食物营养与健康 [M]. 北京：中国轻工业出版社，2018.

[11] 李宁，张片红 . 特殊人群营养支持指南 [M]. 北京：人民卫生出版社，2017.

[12] 赵法伸 . 食品安全与健康 [M]. 北京：中国农业出版社，2017.

[13] 张文，刘烈刚 . 食品化学 [M]. 北京：中国轻工业出版社，2019.

[14] 王陇德，马冠生 . 营养与疾病预防：营养与健康系列科普 [M]. 北京：人民卫生出版社，2018.

[15] 孙长颢 . 营养与食品卫生学 [M]. 北京：人民卫生出版社，2017.

[16] 马玉海，苏佳灿，丁晋彪，等 . 运动与健康 [M]. 北京：清华大学出版社，2015.

[17] 赵丽华 . 饮食、运动与养生 [M]. 南京：东南大学出版社，2017.

[18] 张晓峰 . 心理养生与自我调节 [M]. 北京：中国中医药出版社，2016.

[19] 吴志宏 . 睡眠与健康 [M]. 杭州：浙江大学出版社，2015.

[20] 王晓东 . 情绪管理与健康 [M]. 上海：上海交通大学出版社，2019.

[21] 王丽，赵强 . 心理障碍的成因分析与应对策略 [M]. 北京：科学技术出版社，2021.

[22] 陈可明 . 健康心理学 [M]. 北京：科学出版社，2018.

[23] 文丹枫，韦绍锋 . 互联网 + 医疗：移动互联网时代的医疗健康革命 [M]. 北京：中国经济出版社，2015.

[24] 陈金雄 . 互联网 + 医疗健康：迈向 5P 医学时代 [M]. 北京：电子工业出版社，2015.

[25] 动脉网蛋壳研究院 . 区块链 + 医疗：新技术赋能医疗的应用与未来 [M]. 北京：中国经济出版社，2019.

[26] 王晓峰 . 食品安全与健康生活 [J]. 食品科学，2015，36（9）：1–5.

[27] 张爱珍 . 食物中毒预防与控制 [J]. 中国食品学报，2015，15（4）：1–5.

[28] 陈志钢 . 室内环境与健康 [J]. 环境与健康，2016，33（4）：1–4.

[29] 张晨，侯淑花 . 营养与健康综述 [J]. 中华护士杂志，2014，49（4）：311–314.

[30] 陈思，刘洋 . 情绪管理：做情绪的主人 [J]. 心理与健康，2019，（6）：52–55.

[31] 赵敏，周杰 . 应对挫折的心理策略 [J]. 心理月刊，2022，17（4）：44–47.

[32] 刘波，陈晨 . 人际关系对心理健康的影响 [J]. 社会心理科学，2021，（2）：105–108.

[33] 周涛，吴凡 . 心理偏差及其在日常生活中的表现 [J]. 心理探索，2023，（1）：30–33.

[34] 吴亮，张华 . 积极心理学视角下的自我激励策略 [J]. 心理技术

与应用，2020，8（3）：122–125.

[35] 张文，李强 . 心理健康与应对策略 [J]. 心理科学进展，2020，28（2）：335–344.

[36] 张华，李明 . 心理健康与生理健康的关系研究 [J]. 心理科学，2020，43（2）：355–361.

[37] 刘伟，张华 . 运动与心理健康的关系研究综述 [J]. 体育科学研究，2021，41（3）：82–90.

[38] 黄宇 . 传统养生文化与现代生活 [J]. 中华中医药杂志，2020，35（7）：1852–1854.

[39] 李红梅 . 时辰养生法的现代解读 [J]. 中医杂志，2019，60（9）：738–740.

[40] 周建华 . 音乐治疗在心理健康中的应用 [J]. 音乐时空，2018，（12）：45–47.

[41] 环境保护部 . 环境空气质量标准（GB 3095–2012）[S]. 北京：环境保护部，2012.

[42] 区苏娜，葛乐昕，范雯，等 . 区块链技术在数字医疗与健康中的应用进展 [J]. 数字医学与健康，2024，2（2）：119–123.

贵 州 省 科 普 丛 书
贵州省科协科普作品专项经费资助

贵州省哲学社会科学创新工程资助项目
贵州省科技厅黔科合支撑[2023]一般092

健康多景图

营养与健康

石永忠　高玉梅◎著

新 华 出 版 社

图书在版编目（CIP）数据

营养与健康 / 石永忠，高玉梅著 .

北京 : 新华出版社 , 2024. 12. -- (健康多景图).

ISBN 978-7-5166-7677-6

Ⅰ. R151.4

中国国家版本馆 CIP 数据核字第 2024Q0H688 号

康养系列丛书编撰委员会

主　编：贵阳康养职业大学

委　员：杨　静　杨　熙　石永忠　朱　珠　伍　禹　鄢　超
张　宏　张晓春　陈信羽　方　乐　高玉梅　代亮亮

贵州省科普丛书工作委员会

主　编：朱洪波

委　员：宋宝安　胡瑞忠　杨泳滨　黄远红　陈　积　周　琦
苏向东　冯新斌　杨　松　傅　涛　王　涛　沈祥春
李红林　夏峥嵘　潘学军　李　飞

前　　言

当代社会，随着科技的飞速发展和人们健康意识的不断提升，健康问题已经成为全球关注的焦点。本书正是在这样的背景下应运而生的，旨在从多个角度深入探讨影响人类健康的各种因素，并提供科学的健康指导和建议。

当前，健康领域的研究已经从单一的生物医学模式扩展到了包括心理、社会、环境、生活方式等多方面的综合考量。随着互联网技术的广泛应用，健康信息的获取和传播变得更加便捷，但同时也给信息真实性和权威性带来了挑战。此外，化学制品在日常生活中的普遍使用、环境污染的日益严重、社会压力的不断增加，都对人们的健康产生了深远的影响。

本书旨在通过对健康相关领域的深入分析，揭示影响健康因素的内在联系，同时普及健康知识，增强公众的健康意识和提高自我保健能力，促进健康生活方式的形成，为构建健康社会贡献力量。

本书内容丰富，涵盖了化学与健康、营养与健康、运动与健

康、心理与健康、养生文化与健康，以及互联网技术与健康等多个层面。每一部分都从不同的角度出发，系统地介绍了相关领域的基础知识、研究进展、实用技巧和案例分析。

本书的编写具有以下特点：

（1）融合性。本书内容融合了医学、营养学、心理学、社会学等多个学科的研究成果，旨在全面解析健康问题。

（2）实用性。本书提供了大量适用于日常生活的健康指导和实用建议，如合理膳食、科学运动、情绪管理等。

（3）科学性。本书以最新的科学研究和权威数据为依据，确保所提供信息的准确性和可靠性。

（4）通俗性。本书以浅显易懂的语言解释复杂的健康概念，使读者能够轻松理解和掌握。

（5）时代性。本书特别关注互联网技术在健康领域的应用，如在线医疗、健康管理 App 等，体现了健康研究的时代性。

本书参考了各领域的相关专业知识，并结合丰富的实践经验，为读者提供了一份全面、深入、实用的健康指南。希望通过本书的阅读，帮助每一位读者更好地理解健康，掌握科学的健康方法，享受健康、快乐的生活。

作者

2024 年 8 月

目　录

健康多景图

之营养与健康

营养与健康之间存在着密切的关系。通过保持合理的饮食搭配及均衡的营养摄入，可以有效维护身心健康发展。我们应高度重视营养问题，关注饮食质量，以促进健康生活方式的养成。

一、人体必需的营养素

1. 营养素与人体健康

营养素是维持机体繁殖、生长发育和生存等一切生命活动和过程，需要从外界环境中摄取的物质。营养素必须从食物中摄取，能够满足机体的最低需求，即生存。来自食物的营养素种类繁多，根据其化学性质和生理作用可将营养素分为七大类，即蛋白质、脂类、碳水化合物、矿物质、膳食纤维、维生素和水。根据人体对各种营养素的需要量或体内含量多少，可将营养素分为宏量营养素和微量营养素。营养素与人体健康之间的关系可谓是丝丝入扣、密不可分。营养素不仅是构成生命的基石，更是维系人体各项机能正常运转的必需物质。它们以其独特的角色和特性，为人体提供了源源不断的能量和物质基础，支撑起生命的绚烂与多彩。

营养素为人体注入了源源不断的生命活力。碳水化合物、蛋白质和脂肪，这些被誉为人体的“三大能源”，经过精细的消化和吸收过程，转化为身体所需的能量，犹如源源不断的动力源泉，推动着身体各项生理活动的顺利进行。同时，蛋白质作为细胞和组织的基本构成成分，以其独特的结构和功能，为身体搭建起坚实的物质基础，维护着身体的结构和功能稳定。

营养素在维护人体多个系统的正常运转中发挥着至关重要的作用。维生素和矿物质等微量营养素，虽然在人体中的含量微不足道，但它们的作用却不容忽视。这些营养素参与着免疫细胞的生成和活性调节，强化免疫系统的防御功能，使人体在面对外界病原体时能够迅速做出反应，保护身体免受疾病的侵袭。此外，营养素还参与神经传导、激素分泌等复杂而精密的生理过程，为神经系统的正常功能提供必要的支持和保障。

摄取恰当的营养素对于预防和缓解慢性疾病极为关键。例如，膳食纤维作为一种具有独特物理化学特性和生理功能的营养素，在降低心血管疾病的风险方面扮演着至关重要的角色。又如，适量地摄入富含钙和维生素 D 的食物，对于预防骨质疏松、保持骨骼的健康和强度具有积极作用。此外，含有抗氧化物质的营养素，如维生素 C 和 E，能够有效地对抗自由基对机体的损害，延缓衰老，维持身体的年轻活力。

同样，我们也需要对营养素摄入过量保持警觉。过量摄入脂肪可能会导致肥胖、高血脂等健康问题；而糖分摄入过多则可能引起血糖水平升高、龋齿等病症。因此，在追求营养素的合理摄入时，我们也应该重视摄入的平衡和适量，以避免给身体带来不必要的负担和伤害。

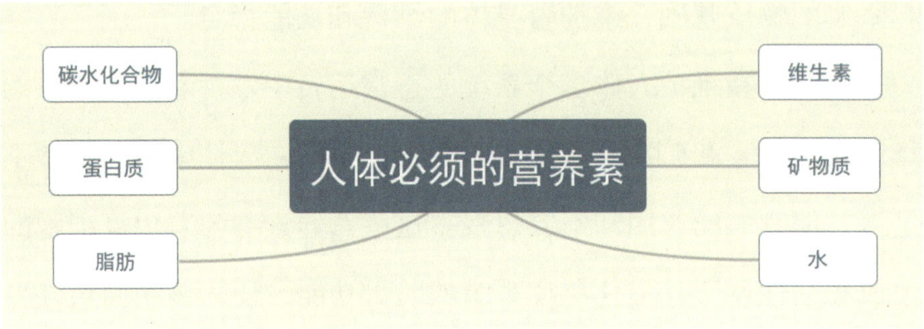

图 1 人体必需的营养素

2. 碳水化合物：能量的主要来源

碳水化合物在我们的日常饮食中扮演着重要角色，是人体获取能量的关键来源。它们由碳、氢、氧三种元素组成，虽然结构简单，但作用却极为重要。在碳水化合物的大家庭中，主要分为两种类型：简单型和复杂型。

简单碳水化合物包括蔗糖、果糖和葡萄糖等，是众多食品中糖分的主要来源。它们在消化后转化为葡萄糖，为身体提供能量。这类碳水化合物主要存在于水果、蜂蜜和一些加工食品中。虽然它们能迅速提供能量，但过量摄入可能引发健康问题，如血糖波动和肥胖等。因此，适度摄入简单碳水化合物对健康至关重要。选择食物时，应注意糖分含量，优先选择糖分适中且营养丰富的食品。同时，保持均衡饮食和适量运动是预防健康问题的有效手段。

复杂碳水化合物是我们饮食中的重要组成部分，其健康益处远超简单型。它们为身体提供稳定的能量，并在维持肠道健康、降低胆固醇和改善血糖控制方面发挥重要作用。

复杂碳水化合物的消化过程较长，能够持续提供能量，避免血糖剧烈波动。与简单型相比，如糖和精制白面制品，它们不会导致血糖快速升高和下降，减少疲劳和头晕等不适。这类碳水化合物富含膳食纤维，对维持肠道健康至关重要。膳食纤维能增加粪便体积，促进肠道蠕动，预防便秘和肠道疾病。同时，它还能与肠道有害物质结合，促进排出，降低患肠道癌症的风险。

复杂碳水化合物有助于降低胆固醇。膳食纤维与胆固醇结合，减少其吸收，降低血液胆固醇水平，对预防心血管疾病具有重要意义。它们还能改善血糖浓度。减缓胃排空速度，降低食物的升糖指数，保持血糖稳定，对糖尿病患者尤为重要。

我们应该在日常饮食中增加全谷物、蔬菜、豆类和薯类等富含复杂碳水化合物的食物，以获取稳定的能量供应、维护肠道健康、降低胆固醇和改善血糖浓度。

适量摄入碳水化合物对维持身体健康至关重要。它们为身体提供能量，支持生理活动，如运动、思考和呼吸等。然而，过量摄入可能导致能量过剩，转化为脂肪，增加肥胖、糖尿病和心血管疾病风险。因此，饮食中合理搭配碳水化合物非常重要。

为了充分利用碳水化合物的能量并保持健康，建议遵循以下原则：

（1）增加复杂碳水化合物摄入，选择全谷物、豆类和蔬菜等食物，提供稳定能量，富含膳食纤维的食物，有利于肠道健康和血糖控制。

（2）控制简单碳水化合物摄入，避免摄入过多加工食品和含糖饮料，以防血糖波动和肥胖。

（3）平衡膳食结构，合理搭配蛋白质、脂肪和碳水化合物，确保营养均衡。

（4）注意摄入量，根据个人能量需求，合理控制碳水化合物摄入，避免能量过剩，降低患病风险。

通过科学的饮食搭配，我们可以充分利用碳水化合物提供的能量，同时保持身体健康。让我们从现在开始，关注碳水化合物摄入，为身体注入活力，享受美好生活。

3. 蛋白质：人体细胞与组织的建造者

蛋白质作为生命之树的根本支柱，无疑是人体细胞与组织的精巧建造者。它们以其丰富的形态和无可替代的功能，深入到生命的每一个角落，为人体提供了坚实的物质基础和源源不断的生命力。

从微观层面来看，蛋白质在细胞内展现出了令人惊叹的多样性和复杂性。它们像建筑师手中的砖瓦和钢筋，通过精细的组装和连接，形成了细胞内部各种复杂而精巧的结构。细胞膜上的蛋白质像一道道屏障，守护着细胞的边界，确保内外环境的稳定。正是这些蛋白质的巧妙组合与协同作用，为细胞提供了强大的支撑和功能。

在人体组织中，蛋白质扮演着至关重要的角色。它不仅构成了我们坚固的骨骼、有弹性的肌肉和光滑的皮肤，还以其独特的分子结构和物理特性，为人体组织提供了必要的支撑和力量。这使得我们的身体能够保持优雅的外形和灵活的运动能力。此外，蛋白质在组织损伤或疾病时，也是修复和再生的关键成分，它们能够迅速参与修复过程，助力身体恢复健康。

蛋白质在人体的生理功能同样广泛而关键。它们可以作为酶参与生化反应，促进物质的代谢和能量的转换；也能作为抗体参与免疫反应，抵御外来病原体的侵袭。同时，蛋白质还能作为信号分子参与细胞间的通讯和调节，确保身体内部环境的稳定与平衡。

为了确保蛋白质在人体中发挥其建设者的作用，我们必须保证足够的蛋白质摄入。对于某些特殊群体，如运动员、孕妇和老年人，他们可能需要更多的蛋白质来满足身体的特殊需求，因此应在饮食中适当增加蛋白质的摄入量。谈到蛋白质的摄入，我们不得不提及其丰富的来源。从新鲜的肉类、柔滑的蛋类，到美味的鱼肉、浓郁的奶类，再到营养丰富的豆制品，这些都是优质蛋白质的重要来源。通过合理搭配这些食品，我们可以确保身体获得充足的蛋白质。

蛋白质的摄入并非多多益善，过量摄入蛋白质可能会导致肥胖、消化不良等问题，还可能增加肾脏的负担，对健康产生不利影响。因此，在日常生活中，我们应根据自身情况和营养需求，适量摄入蛋白质，以保持营养的平衡。

4. 脂肪：身体的能量储存室

人体所需的营养素中，脂肪以其独特的功能和角色，成为不可或缺的存在。它存在于许多食物中，如肉类、乳制品、植物油和坚果等。脂肪不仅是构成我们身体的重要物质，更是一个深藏不露的能量宝库，默默地为我们的生命活动提供源源不断的动力。

在细胞的微观世界里，脂肪以其特有的化学性质，成为细胞膜的重要构成成分。细胞膜是细胞的保护壳，它坚固而灵活，像一层薄膜包裹着细胞内的宝贵物质。而脂肪，正是这层膜的主要建筑材料，以其润滑的特性使得细胞膜能够灵活应对各种变化，同时也以其稳定性确保细胞膜的完整和坚固。

脂肪还是我们身体的能量源泉，在日常生活中，我们摄入的碳水化合物为身体提供快速而直接的能量。然而，当碳水化合物不足时，脂肪就会挺身而出，成为能量的后备力量。它们被逐渐分解，转化为身体所需的能量，以支撑我们的各种活动和需求。这种能量转换虽然相对缓慢，但却更加稳定而持久，让我们能够在长时间的活动或食物匮乏的情况下，依然保持生命的活力。

脂肪在人体中的重要作用远不止于此，它还参与了许多至关重要的生理过程。例如，一些脂溶性维生素，如维生素 A、D、E 和 K，它们的吸收和利用都离不开脂肪的帮助。脂肪在肠道中能够与这些维生素结合，形成更易于吸收的形式，从而确保它们能够充分发挥作用，维护我们的健康。脂肪还是合成一些重要激素和生物活性物质的必要原料。这些激素和物质在调节人体代谢、生长发育等方面发挥着关键作用。例如，性激素对于男性和女性的生殖健康至关重要，而肾上腺素则在应对压力和紧急情况时发挥着重要作用。

脂肪虽然对人体有着诸多益处，但过量摄入却可能带来健康问题。高脂肪饮食不仅会增加肥胖的风险，还可能导致心血管疾病、糖尿病等慢性疾病的发生。因此，我们在日常生活中需要谨慎选择脂肪的来源和摄入量，保持合理的饮食习惯，以维护身体的健康和平衡。

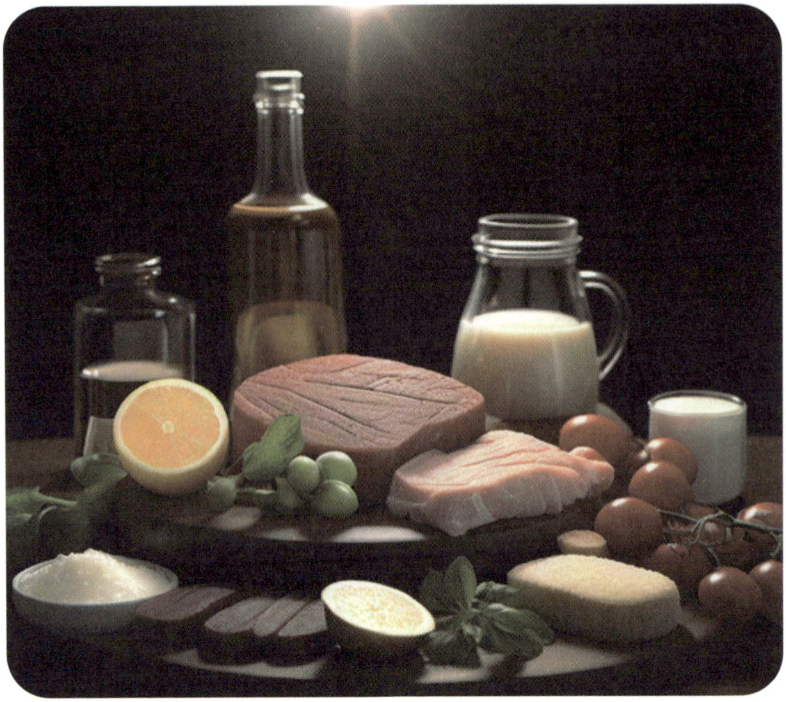

图 2　富含脂肪的食物

5. 维生素：调节人体代谢，维持生命活力

维生素作为人体不可或缺的微量营养素，在维护人体健康、调节代谢过程和保障生命活力方面发挥着至关重要的作用。它们

虽不是人体直接能量来源，但它们是生命之火的“助燃剂”，是推动人体各项机能正常运作的关键要素。

维生素在人体内的生理功能丰富多样。它们作为酶系统的辅酶或辅基，参与着生物氧化和能量代谢的每一个环节，确保人体能够高效地利用食物中的营养物质，并将其转化为生命活动所需的能量。同时，维生素还参与构成人体必需的化合物，如胶原蛋白和血红素等。这些化合物对于维持皮肤的弹性和光泽、骨骼的健康以及血液的正常功能具有不可替代的作用。

维生素的种类繁多，每种维生素都具备其独特的生理功能和重要性。例如，维生素 A 对于维护视力、促进生长发育以及保持皮肤健康具有至关重要的作用；维生素 D 有助于钙的吸收和利用，是维护骨骼健康不可或缺的营养素；维生素 C 具有强大的抗氧化功能，能够清除自由基，保护细胞免受损伤，对于预防感冒、提高免疫力具有重要意义；B 族维生素参与能量代谢和神经系统的正常运作，对于维持精神饱满、缓解疲劳具有显著效果。

确保人体获得足够的维生素，关键在于均衡饮食。由于不同食物含有的维生素种类和含量各异，我们在日常饮食中应该选择多样化的食物来满足身体对各种维生素的需求。例如，动物性食品如肝脏、蛋黄和奶制品是维生素 A 的丰富来源；海鱼和蘑菇等食物则含有丰富的维生素 D；新鲜的蔬菜和水果是维生素 C 的重要来源。此外，全麦、瘦肉和豆类等食物是 B 族维生素的良好来源。通过合理搭配这些食物，我们可以确保身体得到全面而均衡的维生素供应。

虽然维生素对人体健康至关重要，但过量摄入也可能带来健康风险。因此，在补充维生素时，我们应该遵循适量原则，避免盲目补充或滥用维生素制剂。同时，我们也应该关注维生素摄入的安全性，确保所摄入的维生素既满足身体需求，又不至于过量，从而避免可能带来的潜在风险。

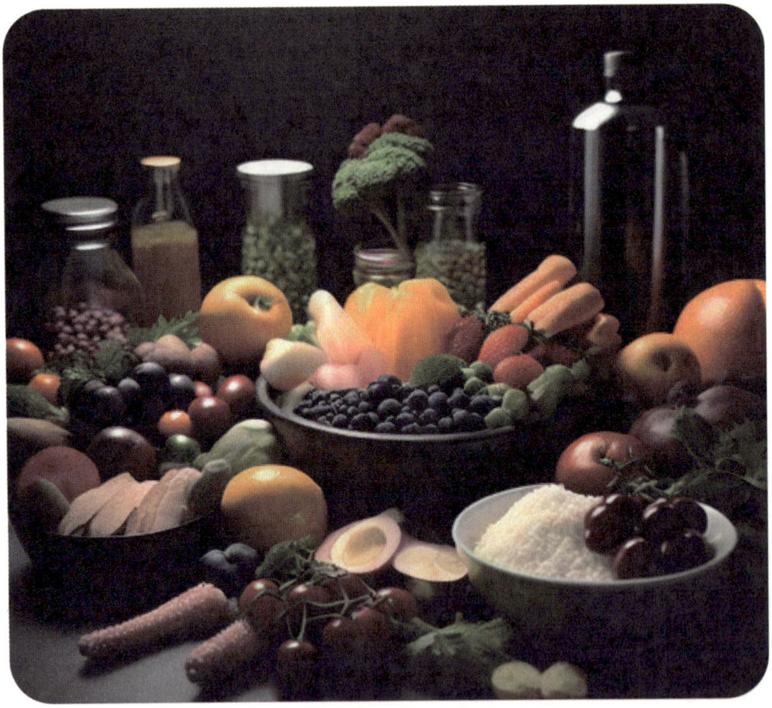

图 3　富含维生素的食物

知识窗

巧识“维生素家族”

维生素构成了一个庞大而多样的营养家族，每种维生素都对人体健康至关重要。这些看似微不足道的营养素在人体内扮演着关键角色，参与众多生化过程，保障身体机能的正常运作。

（1）水溶性维生素。这一类包括了维生素 B 群和维生素 C。维生素 B 群是一个包含多种成员的大家庭，如 B1、B2、B3、B5、B6、B7、B9 和 B12，它们在人体中扮演多种角色，包括促进能量代谢、维护神经系统健康和红细胞生成等。维生素 C 也称为“抗坏血酸”，具有强大的抗氧化性，有助于增强免疫力、促进铁的吸收，并参与胶原蛋白的合成。

（2）脂溶性维生素。这一类包括维生素 A、D、E 和 K。维生素 A 对视力保护、生长发育和免疫功能至关重要。维生素 D 有助于钙和磷的吸收，对骨骼和牙齿的健康至关重要。维生素 E 作为一种抗氧化剂，能保护细胞不受自由基的伤害，有助于延缓衰老。维生素 K 参与血液凝固，对维持正常的凝血机制非常重要。

每种维生素在人体中都发挥着其独特而关键的作用，它们相互协作，共同维护人体的正常生理功能，确保身体的健康运作。因此，合理加工食物、均衡饮食和适量摄入各种维生素对于身体健康至关重要。需要指出的是，尽管维生素对健康有诸多好处，但摄入过量也可能带来不良后果。因此，补充维生素时应遵循专业医疗或营养建议，确保摄入量适中。同时，应关注食物中的维生素来源和种类，通过多样化饮食来摄取所需的各种维生素，以维持身体健康和平衡。

6. 矿物质：健康的守护者

矿物质在维护人体健康方面起着至关重要的作用，它们是构成人体组织和细胞的基础元素，同时也是生命活动的不可替代要素。接下来，我们将深入探讨矿物质在人体健康中的多方面重要性。

矿物质是人体组织和细胞的构成要素。例如，钙元素是构成骨骼和牙齿的关键成分，对保持骨骼健康和牙齿坚固起着至关重要的作用。磷与钙共同作用，促进骨骼的形成和发展。镁、铁、锌等其他矿物质也在人体的代谢和生理过程中发挥着广泛的作用。

在维持人体的正常生理功能方面，矿物质扮演着关键角色。铁是血红蛋白的重要组成部分，负责在血液中运输氧气，对维持正常的呼吸和能量代谢至关重要。锌参与多种酶的合成和激活，对促进生长发育和增强免疫力具有重要作用。硒作为一种抗氧化剂，有助于清除体内的自由基，保护细胞不受氧化损伤。

矿物质对人体的代谢过程也有显著影响。钾和钠在维持体液平衡和神经肌肉兴奋性方面发挥关键作用。磷还参与能量代谢，促进脂肪、蛋白质和碳水化合物的正常转化和利用。

为了确保摄入足够的矿物质，人们可以通过多样化的饮食来获取。牛奶、豆制品和绿叶蔬菜是钙和磷的良好来源；红肉、鱼类和禽类富含铁和锌；坚果和全麦食品是镁和硒的重要来源。保持均衡的饮食有助于人体获得必需的矿物质，从而维护健康。然而，需要注意的是，虽然矿物质对健康至关重要，但过量摄入也可能带来不良影响。因此，在摄取矿物质时，应遵循适量原则，避免过量或摄入不足，以确保健康。

7. 水：生命的源泉

水是人体不可或缺的营养素，它的重要性是显而易见的。作为生命的基础，水对于保持人体正常生理功能发挥着至关重要的作用。

水构成了人体细胞的重要部分，对细胞的常规运作至关重要。细胞内外的水环境为细胞提供了适宜的生理条件，使其能够顺利进行代谢活动。如果没有水，细胞将无法正常分裂、增殖和代谢，生命活动也将无法进行。

在调节体温方面，水起着至关重要的作用。在炎热的夏季，人体通过出汗来散发热量，防止体温过高。汗液主要由水组成，它帮助人体带走多余的热量，维持体温的适宜。水还能通过影响血液循环和呼吸等生理过程，帮助人体适应寒冷环境，确保体温的稳定。

水还是新陈代谢过程中不可或缺的媒介。在人体内，水能够溶解各种营养物质，使其可以被细胞吸收和利用。同时，水还负责携带代谢废物排出体外，维持内环境的清洁和稳定。这种溶解和运输功能，使水成为新陈代谢中不可或缺的“运输工”。

水还具有润滑和保护的功能。在关节、肌肉和内脏等器官中，水分起到润滑作用，确保器官的正常运动和工作。水还能保护皮肤和黏膜组织，防止外界有害物质的侵害。这种保护和润滑作用，使人体能够适应外界环境，保持健康。

尽管水对人体至关重要，但过量饮水也可能带来问题。摄入过多水分可能导致水中毒等健康问题，引发低血钾症等不良症状，对健康构成威胁。因此，我们应根据个人情况适量饮水，避免过量饮水带来的风险。

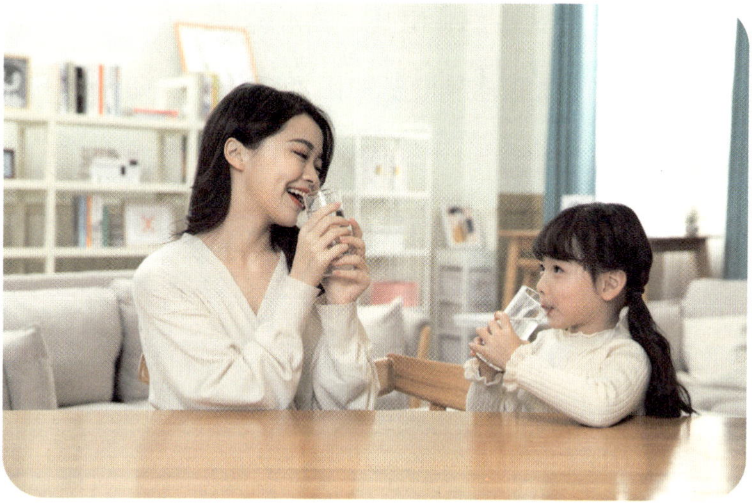

图 4　水：生命的源泉

知识窗

关于“水中毒”

“水中毒”也被称为“水肿”，是由于身体过度摄入水分或由于身体药理反应导致水分在细胞内积聚的现象。这种病症的主要原因可能包括过量抗利尿激素分泌、肾功能不良以及过度摄入水分等。水中毒的症状因其慢性或急性特性而有所不同，但通常可能包括体重增加、疲倦、淡漠、嗜睡、谵妄、头痛、呕吐、脑水肿和颅内压增高等。

水中毒的发生通常与多种因素有关。例如，抗利尿激素的分泌过多可能由于各种应激刺激如休克、恐惧、失血、急性感染、疼痛等引起。此外，肾功能障碍，特别是急性肾功能衰竭，可能导致肾脏无法有效排除多余水分，从而引发水中毒。同时，摄入水过多，如慢性精神病患者的原发性多饮，也可能导致水中毒。

治疗水中毒的主要方法包括控制水分摄入、使用利尿剂促进多余水分排出，以及纠正电解质失衡等。对于急性或严重的病例，可能需要使用血液透析等更激进的治疗方法。

预防水中毒同样重要。人们应该注意控制每日饮水量，避免过量摄入水分。同时，对于存在肾功能障碍或其他可能引发水中毒风险的人群，应特别警惕并采取相应的预防措施。

二、食物的营养价值

1. 谷类、薯类：碳水化合物的主要来源

谷类和薯类作为我们日常饮食的基石，不仅为我们提供了丰富的碳水化合物，还是诸多营养物质的优质来源。它们在维护人体健康、促进生长发育等方面发挥着不可替代的作用。

谷类食品以其独特的魅力，成为餐桌上的常客。大米那晶莹剔透、香气四溢的颗粒，是我们日常主食的重要一员。小麦经过精细加工后变成的面粉，更是制作出各种美味面食的原料。玉米色泽金黄、口感甜糯，既可以当作主食，也可以作为零食。这些谷类食品不仅含有丰富的碳水化合物，为我们提供了日常活动所需的能量，还富含膳食纤维、矿物质和维生素等营养物质，有助于促进身体健康。

薯类食品也以其独特的营养价值和美味口感赢得了人们的喜爱。马铃薯那厚实饱满、口感绵密的薯块，无论是炒、炖、烤还

是炸，都能展现出不同的风味。红薯色泽鲜艳、口感香甜，不仅美味可口，还具有很高的营养价值。芋头以其细腻的口感和丰富的营养赢得了人们的青睐。这些薯类食品同样富含碳水化合物，为我们的身体提供能量。同时，它们还含有丰富的维生素和矿物质，有助于增强免疫力、维护身体健康。

谷类和薯类作为碳水化合物的主要来源，在我们的饮食中占据着举足轻重的地位。它们不仅为我们提供了日常所需的能量，还为我们带来了丰富的营养物质。我们应该在日常饮食中适量摄入谷类和薯类食品，以维持身体的健康和正常功能。同时，我们也要注意饮食的多样化和营养均衡，避免过量摄入碳水化合物带来的不良影响。

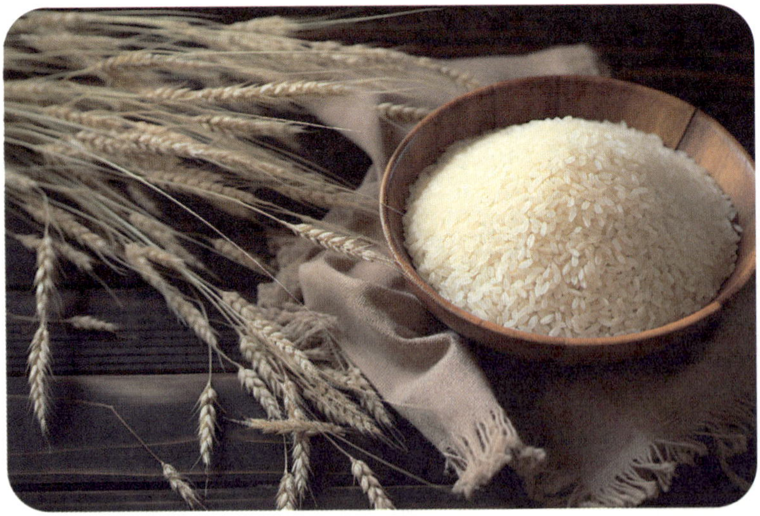

图 5　谷类食物

2. 蔬菜、水果、菌藻类食物：补充维生素与膳食纤维

蔬菜、水果和菌藻类食品在人们的日常饮食中扮演着至关重要的角色，它们对于补充人体所需的维生素和膳食纤维发挥着不可替代的作用。这些食品种类繁多，营养价值丰富，对保持身体健康至关重要。

蔬菜是维生素和矿物质的重要来源，在饮食中占据着核心地位。它们含有的维生素 A 有助于维护视力，维生素 C 能增强免疫力，维生素 K 对骨骼健康极为关键。蔬菜中的膳食纤维还能促进肠道蠕动，改善消化，预防便秘等消化系统问题。经常食用蔬菜有助于降低患病风险，预防心血管疾病，具有抗癌和抗衰老的功效。

水果以其多样的口感和丰富的营养受到人们的喜爱。它们含有的抗氧化剂有助于消除体内自由基，延缓衰老，预防慢性疾病。水果中的天然糖分还能为人体提供必要的能量，维持生理功能的正常运作。水果种类多样，可以根据个人口味和需求选择，确保营养均衡。

虽然菌藻类食物在日常饮食中所占比例不高，但其营养价值不容忽视。这类食品富含维生素 B 群和矿物质，对神经系统的正常运作和骨骼生长至关重要。菌藻类食物中的膳食纤维有助于

降低胆固醇，改善心血管健康。某些藻类还含有特有的藻酸，具有抗辐射、抗肿瘤和降血压等多种功效。

我们应该在日常饮食中合理搭配蔬菜、水果和菌藻类食物，以确保身体获得充足的维生素、矿物质和膳食纤维，促进健康，预防疾病，延缓衰老，提升生活质量。同时，要注意烹饪方法和摄入量，减少营养流失，确保饮食的健康效果。我国政府也一直鼓励民众增加这些食品的摄入，以提高全民健康水平。

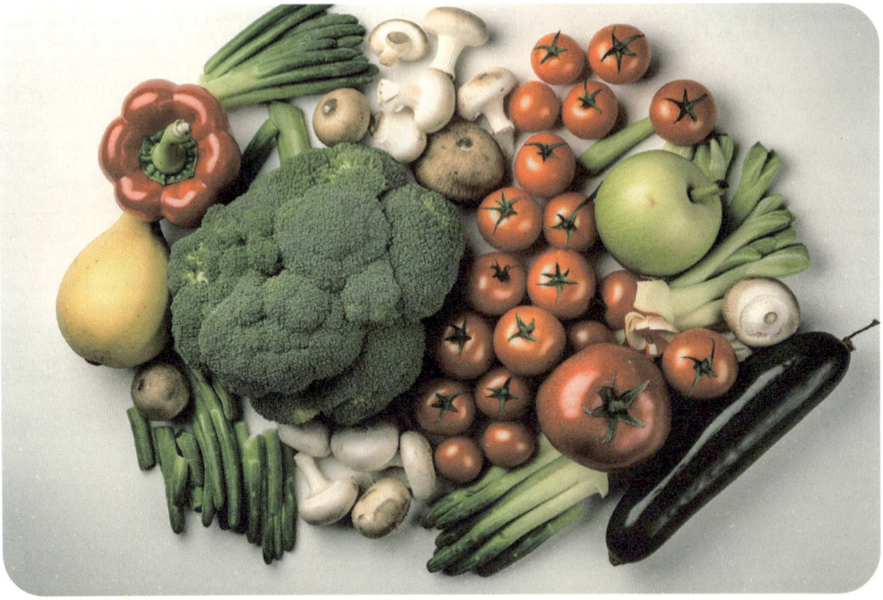

图 6　蔬菜、水果、菌藻类食物

3. 动物性食物：提供蛋白质和脂肪

动物性食物在人类膳食结构中占据着不可替代的重要地位，它们以丰富多样的形式，为人类提供了宝贵的蛋白质和脂肪资源，对维护人体健康发挥着至关重要的作用。蛋白质作为生命活动的基石，是细胞和组织的基本构成成分，对于维持人体正常运转和促进生长发育具有至关重要的意义。脂肪作为能量储存和供应的重要形式，同样在人体中扮演着不可或缺的角色，是维持正常生理功能所必需的。

动物性食物的种类繁多，各具特色。肉类食物富含优质蛋白质，且肉质细嫩、口感鲜美，是许多人喜爱的食物之一。鱼类食物不仅蛋白质含量高，而且富含不饱和脂肪酸，对心脑血管健康具有积极的影响。禽类食物的肉质鲜嫩，营养价值高，是补充营养的好选择。蛋类食物被誉为“营养宝库”，含有多种人体必需的营养素，如维生素、矿物质等。奶制品以其丰富的钙质和蛋白质，为人体骨骼和肌肉的发育提供了有力的支持。

动物源性食品以其丰富的营养价值在饮食中占据重要地位，但过量食用同样可能对健康造成不利影响。过多摄入脂肪不仅可能导致体重上升，还可能引起肥胖和其他慢性疾病。特别是某些类型的动物性食品，如红肉和加工肉类，它们含有饱和脂肪和胆固醇，若长期大量摄入，会增加患心血管疾病的风险。

在享受动物性食品带来的美味的同时，我们也应该控制摄入量，以维持健康的身体状态。为了最大限度地发挥动物性食品的营养价值，我们应该注重饮食的平衡。适量食用动物性食品，并与蔬菜、水果和全谷物等食物搭配，这些食物富含膳食纤维和多种维生素，有助于确保营养的全面性和平衡性。

合理的烹饪方法和选择低脂肪、低盐的食材对于保留动物性食品的营养价值、减少健康风险同样重要。通过这些方式，我们可以在享受动物性食品的营养益处的同时，降低可能的健康隐患，促进身体健康。

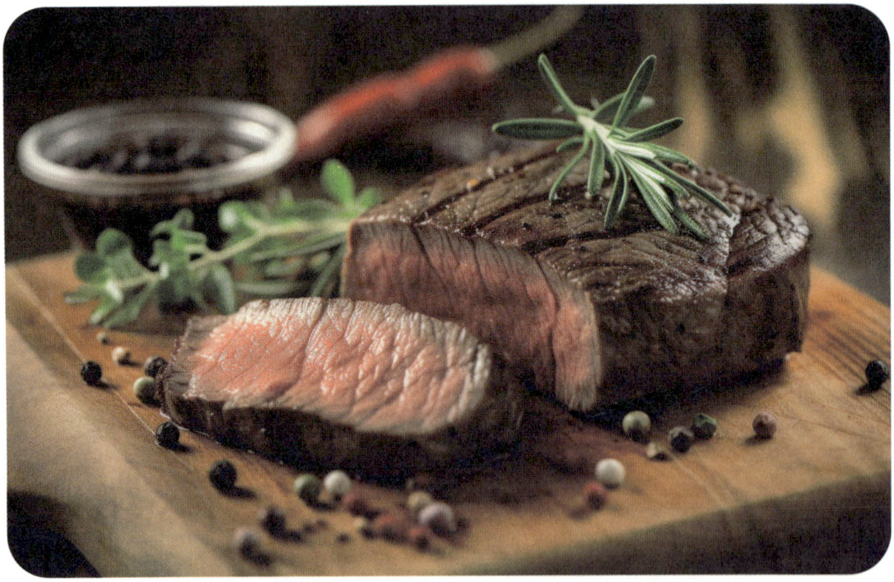

图 7　动物性食物

4. 豆类、坚果类：富含优质植物蛋白

豆类与坚果类食品，在营养学领域中以其无可比拟的营养价值和深远的健康影响，获得了广泛的认可与赞誉。这些食品不仅是味蕾的盛宴，更是健康的守护者，为我们提供着源源不断的生命活力。

谈及豆类食品，如黄豆、黑豆、红豆等，我们不得不赞叹其丰富的植物性蛋白质。这种蛋白质不仅含量高，而且品质上乘，其氨基酸组成极为完整，与动物性蛋白相比，丝毫不逊色。这些优质蛋白质，宛如生命的基石，构筑起我们身体的每一个角落，为细胞的生长、修复与更新提供着必要的物质基础。此外，豆类食品中蕴含的膳食纤维，宛如肠道的“清道夫”，有效促进肠道蠕动，维护肠道健康。其所含的多种矿物质和维生素，是身体正常运作不可或缺的“助手”，它们在维持生理功能、调节代谢等方面发挥着至关重要的作用。

坚果类食品同样以其卓越的营养价值和独特的口感赢得了人们的喜爱。核桃、杏仁、腰果等坚果，不仅香脆可口，更富含丰富的植物蛋白和不饱和脂肪酸。这些脂肪酸被誉为“健康脂肪”，它们在降低胆固醇、保护心血管等方面发挥着重要作用。此外，坚果中的抗氧化物质也是其独特的健康“法宝”，它们能有效抵抗自由基的侵袭，延缓衰老过程，让我们的身体保持年轻活力。

豆类与坚果类食品在预防和改善慢性疾病方面也具有显著效果。研究表明，增加豆类与坚果类食品的摄入量，有助于降低患心血管疾病、糖尿病等慢性疾病的风险。同时，这些食品中的营养成分还有助于提高身体免疫力，增强抵抗力，让我们远离疾病的侵扰。

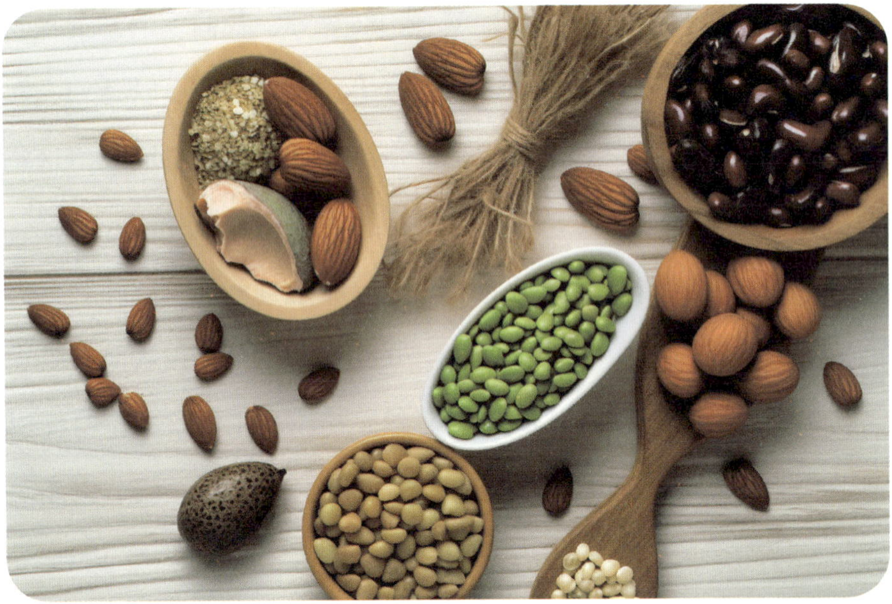

图 8　豆类、坚果类食物

知识窗

坚果——补脑好帮手

坚果被誉为补脑的好帮手，这一美誉源自其丰富的营养价值和卓越的保健功能，对大脑健康有着积极的促进作用。

坚果是一类营养密集的食品，它们含有大量对健康有益的不饱和脂肪酸，特别是 Ω-3 和 Ω-6 脂肪酸，它们对大脑健康至关重要。这些珍贵的脂肪酸对维持大脑细胞的结构和功能至关重要，它们有助于提高细胞膜的柔韧性，促进神经传导物质的流动，从而提升思维敏捷性和记忆力。

坚果还含有维生素 E 和硒等抗氧化物质，这些成分能够有效地对抗自由基，减少氧化应激，保护大脑细胞不受损害。抗氧化物质的抗衰老作用有助于保持大脑的年轻状态，预防神经退行性疾病。

坚果内富含的蛋白质、维生素和矿物质为大脑提供了必要的营养，支持大脑功能和代谢活动。优质蛋白质有助于细胞修复和再生，而维生素和矿物质参与神经递质合成和能量代谢，确保大脑功能处于最佳状态。

坚果中的膳食纤维和植物固醇有助于改善血液循环，降低胆固醇，保持血管健康，为大脑提供必要的氧气和营养，这有助于保持大脑的清晰思维和活力，提高工作和学习效率。

尽管坚果对大脑有诸多益处，但应注意适量食用。由于坚果热量较高，过量可能会导致体重增加。同时，不同种类的坚果在营养成分和含量上存在差异，我们应根据个人需求和口味偏好来选择适宜的坚果种类和摄入量。

5. 常见调味品：兼具营养价值与保健功能

常见调味品在烹饪技艺中占据举足轻重的地位，它们不仅是提升食物口感和香气的得力助手，更是蕴含丰富营养价值和保健功能的宝藏。这些调味品经过精心酿造和提炼，为餐桌上的佳肴增添了无尽的魅力。

（1）酱油

酱油这款我们餐桌上不可或缺的调味品，它的魅力源自那无比精湛的酿造工艺与独特的天然原料。每一滴酱油，都如同大自然的馈赠，汇聚了黄豆、麦麸等精华，经过时间的沉淀和匠人的悉心照料，才最终呈现在我们的餐桌上。

酱油的色泽，红亮诱人，如同夕阳下的红霞，映照着人们的笑脸，为食物增添了无尽的诱惑。而其口感，醇厚且细腻，宛如陈年的美酒，让人回味无穷。每一口都能感受到那浓郁的酱香和鲜美的滋味，仿佛在舌尖上跳跃着大自然的旋律。

酱油还蕴含着丰富的营养成分。氨基酸作为酱油的重要成分之一，其种类和含量都相当丰富。这些氨基酸不仅有助于促进细胞的生长和修复，还能维持人体正常的代谢功能，为我们的身体注入源源不断的活力。此外，酱油中的维生素和矿物质也是人体所必需的。它们能够增强人体的免疫力，预防疾病的发生，让我们在享受美食的同时，也能保持健康的体魄。

酱油中的异黄酮成分被证实具有降低胆固醇、预防心血管疾病的作用。这一发现无疑为酱油的健康价值增添了浓重的一笔。而酱油中硒元素的存在，则以其强大的抗氧化能力，帮助我们抵御自由基的侵害，延缓衰老的脚步。

（2）醋

醋这一烹饪中不可或缺的调味品，其重要性可谓是无可替代。它以优质大米为精心挑选的原料，经过一系列独特且精细的发酵工艺，最终蜕变成我们餐桌上的美味佳品。那酸爽且不过于刺激的口感，还有那浓郁且沁人心脾的香气，使得醋成为提升菜肴风味的绝佳之选。

醋在烹饪艺术中的应用极为广泛，其多功能性令人赞叹。无论是用于腌制食材、调制酱汁，还是拌制凉菜或炒菜，醋都是不可或缺的调味品。它那独特的酸味能够显著提升食物的风味，为食客带来全新的味觉体验。醋还能帮助食材更好地融合各种调料，增加菜肴的风味层次。

除了卓越的调味作用，醋对健康也有诸多益处。适量饮用醋可以促进消化液的分泌，增强消化能力，有效缓解消化不良和食欲不振等症状。醋中的有机酸成分还具有抗菌和抗炎作用，能够抑制有害细菌和病毒的生长，增强身体的抵抗力。

醋还能帮助调节人体内的酸碱平衡。在快节奏的现代生活中，许多人可能会遇到酸碱失衡的问题。适量食用醋有助于维持体内环境的稳定，对健康有益。

对于注重健康饮食的人来说，醋是一种极好的健康食品。它有助于控制血糖和血脂水平，预防心血管疾病和糖尿病等慢性疾病。此外，醋还能促进新陈代谢，帮助身体更有效地吸收和利用营养，让人们在享受美味的同时，也能维护身体健康。

（3）生姜和大蒜

生姜和大蒜是烹饪中不可或缺的调味品，它们不仅为食物带来独特的风味，还具有重要的健康益处。生姜以其辛辣温暖的特性，能够有效地驱散体内的寒气，促进血液循环，同时在烹饪过程中，它常用于去除食材的腥味，增加菜肴的香气。生姜含有的抗氧化和抗炎成分，有助于缓解疲劳、提高身体免疫力。

大蒜以其强烈的辛辣味和独特香气而著称，它在提升食物口感的同时，还具有杀菌、降低血压、预防心脑血管疾病等多重功效。大蒜中的有机硫化合物是其主要的活性成分，具有显著的抗菌和抗炎作用。

在烹饪应用上，生姜和大蒜的使用非常广泛。它们可以用于炒菜、炖汤、腌制等多种烹饪方式，为菜肴增添风味。例如，生姜在炖汤时可以增加汤品的层次感，在腌制食品时，大蒜能起到防腐和增味的作用。此外，不同种类的生姜和大蒜根据其特性，适用于不同的烹饪场景，如老姜适合炖煮，嫩姜适合凉拌或作为配料。

除了直接用于烹饪外，生姜和大蒜还可以加工成各种制品，如姜汁、蒜泥、姜粉、蒜粉等，便于携带和保存，使人们能够随时随地享受到它们的美味。在健康饮食中，生姜和大蒜的保健作用也日益受到重视，适量食用有助于促进消化、增强食欲、提高身体抵抗力。

（4）辣椒

辣椒作为烹饪中的重要调味品，以其特有的辣味和香气，为菜肴带来丰富的口感。经过精心挑选和处理，辣椒成为制作各种调味品的理想原料，如辣椒酱、辣椒油、火锅底料等，让人们在享受美食的同时，体验辣椒带来的刺激和愉悦。

在烹饪中，辣椒的应用非常广泛，可以用于炒菜、炖汤、腌制等多种烹饪方式，为菜肴增添风味。比如，在炒菜时加入辣椒粉或辣椒油，可使菜肴香辣可口；炖汤时加入辣椒段或辣椒丝，增加汤品的层次感；腌制食品时，辣椒有防腐增味的作用。

不同种类的辣椒具有独特的特点和用途。二荆条辣椒以其香味浓郁、辣度适中的特点，适合制作郫县豆瓣酱；小米辣以其特辣型、辣中带香的特点，适合火锅和炒菜；丘北辣椒以辣度适中、肉质厚的特点，适合干煸菜和炒肉等。

除了直接用于烹饪，辣椒还可以加工成各种制品，如辣椒酱、辣椒干、辣椒粉等，便于携带和保存，让人们随时享受辣椒的美味。特制的辣椒油、辣椒酱等调味品，更是成为地方特色美食的代表，广受消费者喜爱。

尽管这些调味品具有诸多优点和保健功能，但过量食用也可能带来不利影响。酱油中的钠盐含量相对较高，过量摄入可能增加高血压等心血管疾病的风险；醋的酸性较强，过量食用可能对胃黏膜造成刺激，引发胃部不适。因此，在烹饪过程中，我们应合理控制这些调味品的用量，确保既能满足味蕾需求，又能保持健康的饮食习惯。

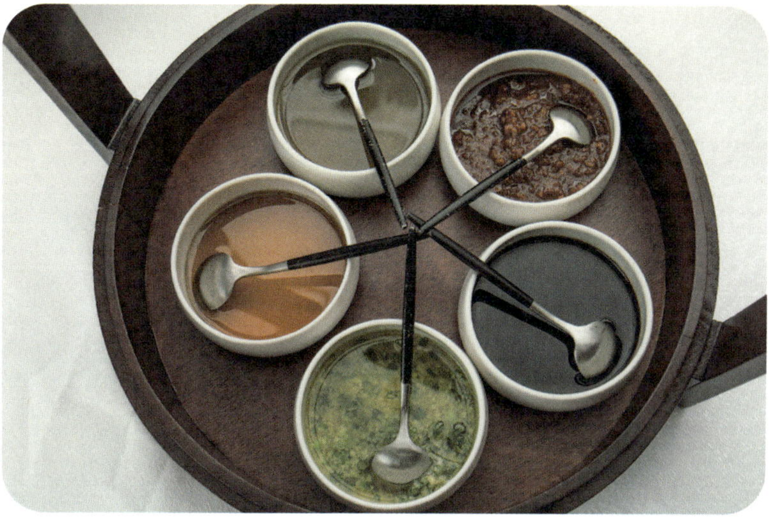

图 9　丰富多样的调味品

知识窗

“味精”是否为健康调味品？

味精其主要化学成分为谷氨酸钠，作为一种常用的调味品，其主要功能在于提升食物的鲜味，从而改善食用体验。谷氨酸钠在人体内具有一定的生理作用，参与蛋白质代谢过程，对神经系统及肝脏功能有一定的促进作用。在特定医学领域，谷氨酸钠也被应用于肝昏迷患者的治疗，显示出其在特定条件下的医疗效用。

摄入任何物质过量都可能对健康造成不利影响，味精也不例外。摄入过多的谷氨酸钠，可能导致体内谷氨酸水平异常升高，引发诸如血压上升、胆固醇水平失衡等问题，给心血管系统带来潜在风险。此外，味精过量摄入还可能对神经系统产生不良影响，导致多种不适症状的出现。

在高温烹饪条件下，味精可能会发生化学变化，转变为焦谷氨酸钠等物质。这些变化后的产物不仅失去了味精的增鲜作用，还可能带有一定的毒性，对人体健康构成威胁。因此，在烹饪时应严格控制火候和温度，防止味精发生不利变化。

关于味精是否属于健康的调味品，关键在于控制其摄入量和使用方式。适量使用味精，可以提升食物的口感和风味，是一种有效的调味品。但如果过量摄入或使用不当，则可能带来健康风险。因此，建议在使用味精时，应遵循科学合理的原则，确保既能享受美味，又不会影响健康。

三、合理膳食，吃出健康

1. 中国居民膳食指南

中国居民膳食，既有科学的营养理念作为基调，又点缀着绚烂多彩的文化色彩和审美追求。这种讲究，不仅贯穿于食物的种类和搭配之中，更浸润在每一个食材的选取、每一道菜肴的制作以及每一次餐桌的礼仪之中。

在中国，平衡膳食的理念被深入地融入居民的饮食习惯中。这一理念倡导在日常饮食中合理地搭配各类食物，以确保营养素的充足和平衡。这种膳食平衡，宛如一幅精心绘制的画作，其中的色彩、线条和元素相互辉映，共同绘制出一幅和谐的画面。在宏观层面，膳食中蛋白质、脂肪和碳水化合物的比例被细致调整，以适应身体的能量需求和促进生长发育。而在微观层面，各类维生素和矿物质的相互作用也得到了充分的考量，以保证身体各项生理功能的正常运行。这种对膳食平衡的追求不仅体现在食物的种类和数量上，更体现在对食物品质的高标准要求上。中国居民倾向于选择新鲜、无污染的食材，追求食材的天然和纯正。在烹饪过程中，注重保留食材的原始风味，尽量减少对食材的过度加工。这种对食材品质的坚持，既是对健康的维护，也是对饮食文化传承的尊重。

中国居民的膳食还以多样性而著称。中国的广阔地域和多元民族造就了各地不同的饮食文化和习惯，使得膳食结构呈现出多样化的特点。从地域上看，南北方的主食选择、烹饪技术和口味偏好各有千秋。例如，南方以米饭为主，北方则以面食为主；在菜肴口味和风格上，川菜的麻辣、粤菜的清淡鲜美、鲁菜的鲜香醇厚各具特色。这种多样性让中国居民在日常生活中能够享受到各式各样的美食，体验到丰富多彩的饮食文化盛宴。

中国居民膳食还深受传统习俗和审美观念的影响。在中华民族的传统文化中，饮食不仅是一种生理需求，更是一种文化表达和精神寄托。许多节日和庆典活动都与饮食密切相关，如春节的饺子象征着团圆和吉祥，中秋的月饼则寓意着丰收和美满。这些传统习俗不仅丰富了人们的饮食生活，还传承了中华民族的优秀文化。同时，中国饮食文化还强调食物的色、香、味、形、器等方面的协调与和谐。一道美味的菜肴不仅要味道鲜美，还要色彩诱人、香气扑鼻、形状美观、器皿精致。这种对美食的苛求，使得中国烹饪技艺在世界范围内都享有盛誉。无论是刀工精细的切配，还是火候恰当的烹炒，都体现了中国厨师对美食的热爱和追求。

中国居民膳食的讲究体现了平衡与多样性、营养与口味的完美结合，以及传统习俗和审美观念的深刻影响。这种讲究不仅有助于保持身体健康，还促进了中华饮食文化的传承与发展。在当今社会，随着人们生活水平的提高和健康意识的增强，中国居民膳食的讲究也将更加深入人心，成为推动中国饮食文化不断向前发展的重要力量。

知识窗

《中国居民膳食指南》

《中国居民膳食指南》是由中国营养学会修订编写的重要指南，是健康教育和公共政策的基础性文件。它旨在推动食物的合理消费，提升国民的科学素质，并作为实施健康中国行动中合理膳食行动的重要措施。

该指南不仅包含了 2 岁以上大众膳食指南，还针对特定人群（如孕妇、儿童、老年人等）提供了专门的膳食指南。这样的设计使得指南的内容更具针对性和实用性，能够更好地满足不同人群的营养需求。

《中国居民膳食指南》强调平衡膳食的重要性，提出了平衡膳食的八项准则。这些准则包括食物多样、合理搭配，吃动平衡、保持健康体重，多吃蔬果、奶类、全谷、大豆，适量吃鱼、禽、蛋、瘦肉，少盐少油、控糖限酒，规律进餐、足量饮水，会烹会选、会看标签，以及公筷分餐、杜绝浪费等。这些准则为居民提供了在日常生活中进行具体实践的指导。

为了方便居民更好地应用这些指南，还修订完成了中国居民平衡膳食宝塔、中国居民平衡膳食餐盘和儿童平衡膳食算盘等可视化图形。这些图形以直观的形式告诉居民每日应摄入的食物种类、合理数量及适宜的身体活动量，使得居民能够更加方便地理解和应用指南的内容。

《中国居民膳食指南》是一份极具价值的指南，它不仅提供了科学的营养建议，还通过可视化图形等方式帮助居民更好地理解和应用这些建议。对于推动国民健康饮食、提升国民身体素质具有重要意义。

2. 平衡膳食八准则

平衡膳食的八准则如下：

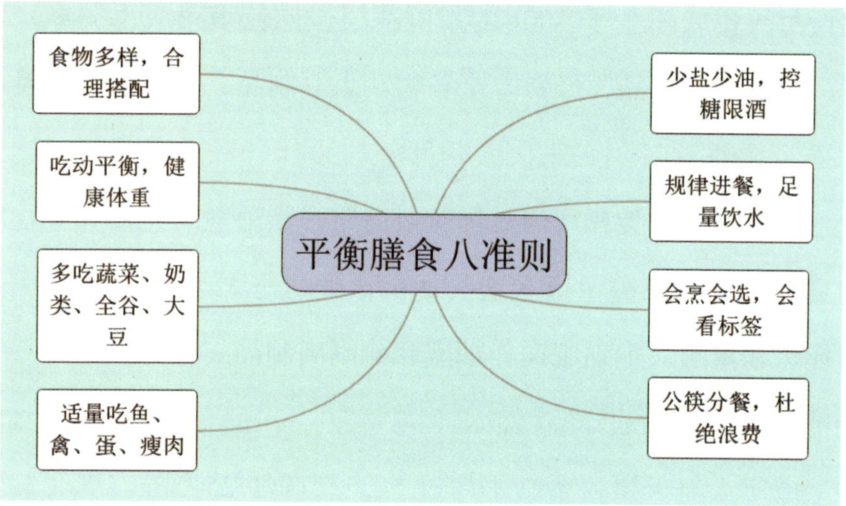

图 10　平衡膳食八准则

（1）食物多样，合理搭配

日常膳食应包括谷薯类、蔬菜水果、畜禽鱼蛋奶和豆类食物等多种食物。每天的膳食中应合理搭配这些食物，确保摄入各种不同的营养素。

（2）吃动平衡，健康体重

各年龄段人群都应保持天天进行身体活动，每周至少进行 5 天中等强度身体活动，累计 150 分钟以上，并主动进行身体活动，最好每天走 6000 步。同时，食不过量，保持能量平衡，并减少久坐时间，每小时起来动一动，以维持健康的体重。

（3）多吃蔬菜、奶类、全谷、大豆

蔬菜水果、全谷物和奶制品是平衡膳食的重要组成部分。应保证每天摄入不少于 300g 的新鲜蔬菜，深色蔬菜应占一半。同时，适量吃奶制品，经常吃全谷物、大豆制品，并适量吃坚果。

（4）适量吃鱼、禽、蛋、瘦肉

鱼、禽、蛋类和瘦肉是优质蛋白质、脂溶性维生素和矿物质的良好来源。应适量摄入这些食物，平均每天 120~200g。优先选择鱼和禽类，少吃肥肉、烟熏和腌制肉制品。

（5）少盐少油，控糖限酒

成年人每天摄入食盐不超过 5g，烹调油 25~30g。同时，要控制添加糖的摄入量，每天不超过 50g，最好控制在 25g 以下。此外，应限制饮酒，避免过量饮酒对健康的损害。

（6）规律进餐，足量饮水

合理安排一日三餐，定时定量，不漏餐，每餐只吃七八分饱。同时，应足量饮水，少量多次，首选白开水，不喝或少喝含糖饮料。

（7）会烹会选，会看标签

在选购食物和烹饪时，应选择新鲜、卫生的食材，并学习营养标签，了解食物的营养成分和热量，以便更好地控制膳食平衡。

（8）公筷分餐，杜绝浪费

提倡使用公筷或实行分餐制，避免食源性疾病的传播风险。同时，应珍惜食物，按需备餐，避免浪费。

遵循这八个准则，有助于实现平衡膳食，从而维持身体健康和良好状态。需要注意的是，每个人的营养需求和身体状况可能有所不同，因此在实际应用中，可根据个人情况进行适当调整。

3. 中国居民平衡膳食宝塔

中国居民平衡膳食宝塔，作为一座照亮健康饮食之路的灯塔，由营养学界和健康领域的专家学者依据《中国居民膳食指南》精心打造，目的在于引导公众科学地理解和实施平衡膳食的理念。

这座膳食宝塔由五层组成，每层都体现了深刻的营养智慧。底层以谷薯类食物为基石，它们富含的碳水化合物是人体日常活动和生命活动的能量保障。第二层由新鲜蔬菜和水果构成，它们丰富的维生素、矿物质和膳食纤维，为人体健康提供了必不可少的营养支持。第三层包含鱼、禽、肉、蛋等动物性食物，提供必需的优质蛋白质、脂肪和微量元素，对增强体力、促进生长发育和提高免疫力至关重要。第四层是乳类、大豆和坚果，它们是钙质、蛋白质和健康脂肪的重要补充，尤其对儿童和老年人的健康至关重要。顶层是烹调油和盐，虽然日常用量不多，但过量摄入可能对健康造成威胁，因此控制其摄入量是保持健康的重要措施。

膳食宝塔不仅直观地呈现了各类食物在饮食中的重要性和比例，还通过形象的比喻和生动的描述，帮助居民更容易地理解和接受平衡膳食的概念。同时，宝塔也强调了身体活动和适量饮水的重要性，提醒人们保持适当的运动和水分摄入，以维持身体的正常代谢和健康。

随着社会经济的持续发展，中国居民的膳食消费和营养状况正在发生变化。因此，膳食宝塔也需要不断地根据最新的营养学研究成果和数据进行更新和完善，以满足时代发展的需求，为居民提供更加科学、实用的膳食建议。

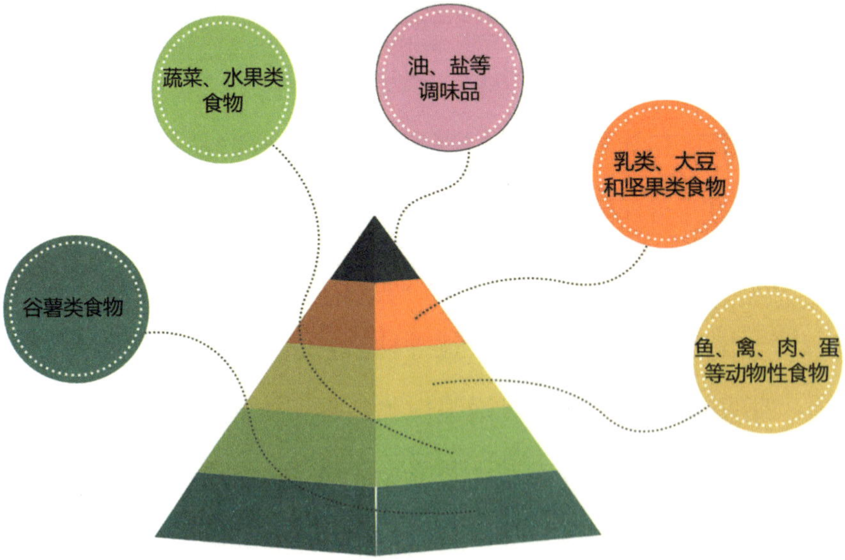

图 11　中国居民平衡膳食宝塔

4. 四季饮食指南

四季饮食指南是人们在日常生活中为了保持健康而应当遵循的一种饮食原则。不同季节的气候特点对人体有着独特的影响，因此我们需要通过合理的饮食来适应季节的变化，维持身体的平衡与健康。接下来，让我们一同走进详细的四季饮食指南，探讨如何在不同季节中科学合理地搭配食物，享受健康而美好的生活。

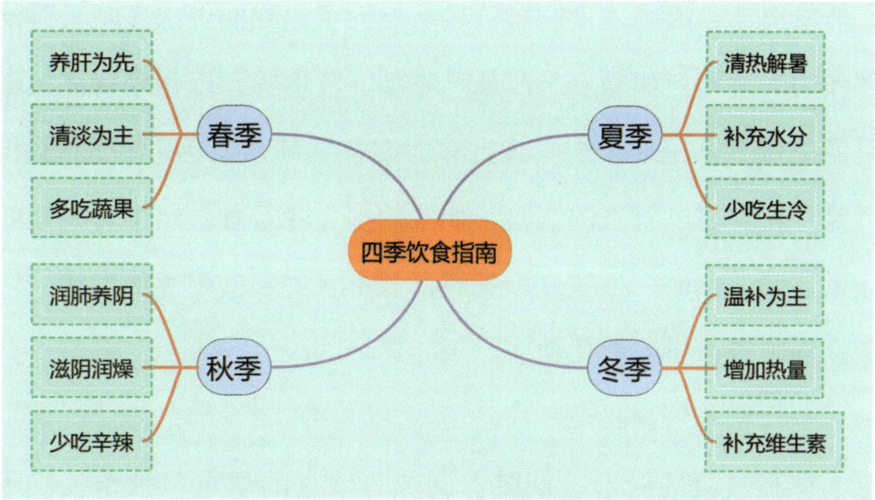

图 12　四季饮食指南

（1）春季饮食指南

在生机盎然的春季，养肝成为饮食的首要任务。春季是万物复苏的季节，也是养肝的好时机。此时，我们应多吃富含蛋白质和维生素的食物，如鸡蛋、牛奶、瘦肉、鱼类、豆类等，为肝脏提供充足的营养支持。同时，春季气温逐渐升高，人体新陈代谢加快，因此饮食应以清淡为主，避免过于油腻和辛辣的食物，以免加重肝脏的负担。此外，春季还是盛产蔬菜和水果的季节，应多吃新鲜蔬果，如草莓、樱桃、菠菜、春笋等，以补充丰富的维生素和矿物质。

（2）夏季饮食指南

进入炎炎夏日，清热解暑成为饮食的主题。夏季气候炎热，人体易出汗，因此饮食应以清热解暑为主。我们可以多吃具有清热作用的食物，如绿豆、西瓜、冬瓜、苦瓜等，以帮助身体抵御高温的侵袭。同时，夏季出汗多，身体易缺水，因此应多喝水，适量补充含有电解质的饮料，如淡盐水、绿茶等，以维持身体的正常代谢。然而，虽然夏季炎热，但不宜过多食用生冷食物，以免损伤脾胃，影响消化功能。

（3）秋季饮食指南

秋高气爽的时节，润肺养阴成为饮食的重点。秋季气候干燥，易伤肺阴，因此应多吃具有润肺养阴作用的食物，如梨、百合、银耳、藕等。这些食物不仅能够滋润肺部，还能缓解秋季干燥带来的不适。此外，秋季也是滋阴润燥的好时机，我们可以多吃富含水分的食物，如蜂蜜、芝麻、核桃等，以保持身体的水分平衡。同时，由于秋季气候干燥，易上火，因此应少吃辛辣、烧烤等刺激性食物，以免加重身体负担。

（4）冬季饮食指南

在寒冷的冬季，饮食的重点自然转向了温补。由于冬季气候的低温，人体为了抵御寒冷需要消耗更多的热量，这就要求我们在饮食上选择具有温补效果的食物，如羊肉、牛肉、红枣和桂圆等，这些食物不仅能为身体提供必要的热量，还能补充所需的营养。在这个季节，适量增加蛋白质和脂肪的摄入是很有益的，鸡蛋、牛奶和各种肉类都是不错的选择，有助于身体保持温暖。

我们也应该注意不要摄入过于油腻或热量过高的食物，以免给身体带来额外的负担。冬季可能新鲜蔬菜和水果的供应不如其他季节丰富，但我们仍需确保身体获得足够的维生素。通过食用干果和坚果等富含维生素的食物，不仅能满足营养需求，还能为寒冷的冬日带来一丝温暖。

四季更替，每个季节都有其独特的气候特点和人体需求，因此我们的饮食习惯也应随之调整。合理的饮食搭配有助于维持身体健康和生活的质量。同时，保持良好的饮食习惯，如规律饮食、细嚼慢咽、避免过量进食，对于维护健康同样重要。遵循这些原则，无论季节如何变化，我们都能保持健康的体魄，享受生活的美好。

四、特殊人群的营养需求

1. 科学改善营养，为孕产妇的健康保驾护航

科学改善营养是确保孕产妇健康得以有效保障的关键举措。在孕产妇的生命周期中，营养摄入与均衡配置占据着举足轻重的地位，它们不仅直接关系到孕妇自身的生理状态，更对胎儿的生长发育及长远健康具有深远的影响。

科学改善营养旨在精准满足孕产妇在特殊生理阶段的营养需求。孕期是生命孕育的重要时期，孕妇的身体在这一阶段经历着显著的变化，胎儿也在持续成长与发育。为满足这一过程中的营养需求，必须确保孕妇摄取到丰富且均衡的营养物质。科学改善营养意味着通过严谨的饮食规划及个性化的营养方案，确保孕妇获得充足的蛋白质、矿物质、维生素等必需营养素，从而为胎儿的健康发育奠定坚实的基础。

通过科学的方法改善营养摄入，对于预防孕期可能出现的并

发症至关重要。在孕期，由于身体发生显著的生理和代谢变化，孕妇可能会遇到贫血、妊娠高血压、妊娠糖尿病等健康问题。这些问题不仅会危及孕妇自身的健康，还可能对胎儿的发育产生长远的负面影响。因此，通过合理调整饮食，优化营养摄入，不仅可以减少这些并发症的发生，还能为母亲和婴儿的健康提供强有力的支持。

科学的营养改善对促进胎儿的智力发展同样具有深远的影响。大脑的发育是一个复杂而精密的过程，需要充足的营养作为支持。通过科学的营养改善，可以确保胎儿获得必要的营养元素，支持神经系统的发育和脑细胞的增长，从而为儿童未来的智力发展打下坚实的基础。这种营养支持对于孩子的早期成长和长期健康都是不可或缺的。

为实现科学改善营养的目标，需采取一系列切实可行的措施。首先，加强孕产妇的营养知识教育至关重要。通过举办专业讲座、发放权威宣传资料等方式，提高孕产妇对营养重要性的认识，引导她们自觉调整饮食结构，实现合理营养搭配。其次，制定个性化的营养计划是关键所在。应根据每位孕妇的身体状况及营养需求，制定个性化的饮食方案，确保营养摄入的精准性和有效性。同时，推广营养补充剂的使用也是必要的补充措施。对于无法通过日常饮食满足营养需求的孕妇，可适当使用营养补充剂，以弥补营养缺口。最后，加强孕产期的营养监测和评估工作也是不可或缺的一环。通过对孕妇的营养状况进行定期监测和评估，可以及时发现并纠正营养问题，确保母婴健康得到全面保障。

科学改善营养是保障孕产妇健康的重要措施之一。通过加强营养知识教育、制定个性化营养计划、推广营养补充剂使用以及加强营养监测和评估等措施的实施，我们能够为孕产妇的健康保驾护航，为母婴健康打下坚实的基础。

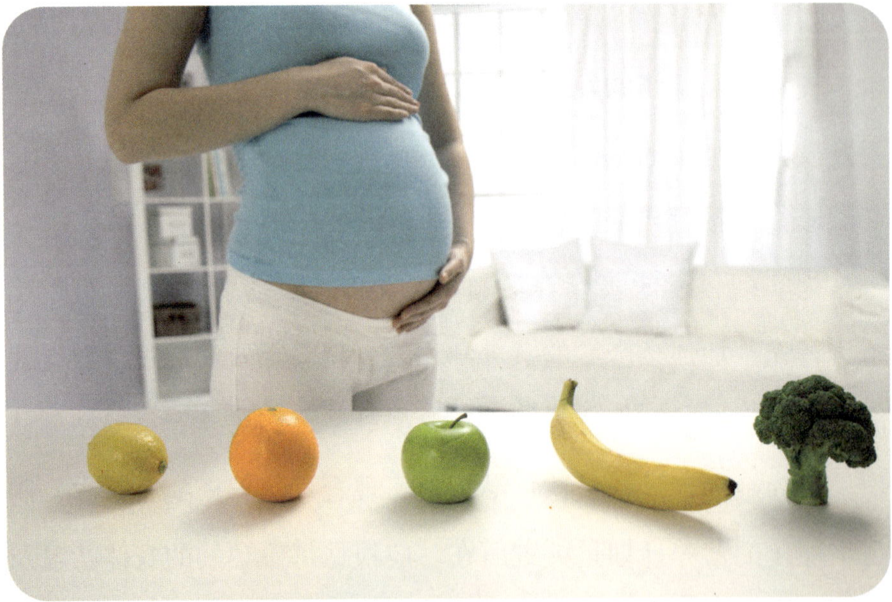

图 13　孕妇健康饮食

2. 均衡补充营养，满足婴幼儿及学龄前儿童的营养需求

为了确保婴幼儿及学龄前儿童获得均衡且全面的营养支持，满足其生长发育的迫切需求，我们必须采取一系列严谨、科学的措施，从食材选择到烹饪过程，再到饮食习惯的培养，都需精益求精。

（1）确保基本营养的充足

儿童的健康成长需要充足的蛋白质、脂肪、碳水化合物以及各种维生素和矿物质。这些营养素是他们身体和智力发展的基础，对他们的整体健康至关重要。家长在安排儿童饮食时，应优先选择富含蛋白质的食物，如瘦肉、鱼类、禽蛋和乳制品，满足儿童对蛋白质的需求。在选择脂肪时，应倾向于富含不饱和脂肪酸的食物，如橄榄油、坚果和深海鱼类，这类脂肪有益于儿童的心脑健康。同时，主食、水果和蔬菜也是获取碳水化合物、维生素和矿物质的重要途径，家长应确保儿童摄入多样化和营养全面的食物。

（2）饮食的多样性

保证儿童饮食的多样性是实现营养均衡的关键。家长应精心搭配各种食材，提供丰富多样的饮食选择，这不仅能够激发

儿童的食欲，还能培养他们的饮食习惯和口味偏好。在选择食材时，应重视其新鲜度和卫生状况，确保食材无污染、无添加。在烹饪方法上，应尽可能采用蒸、煮、炖等健康方式，避免油炸和烧烤等高油高盐的烹饪方法，以保持食材的营养和原味。

（3）控制糖、盐和油的摄入

控制儿童的糖、盐和油摄入量是维护健康饮食的重要方面。过量摄入糖可能导致肥胖和龋齿，过量摄入盐可能增加患高血压的风险，而过量摄入油可能影响消化系统和心血管健康。因此，家长在烹饪时应严格控制这些调味品的使用，避免食物过甜、过咸或过于油腻。同时，培养儿童养成清淡口味的饮食习惯，从小培养正确的饮食观念。

（4）确保饮食安全

饮食安全是保障儿童健康的重要一环。家长在选购食材时，应通过正规渠道购买，确保食品的来源可靠和安全。在烹饪过程中，应严格遵守食品卫生规范，保证食材的清洁和烹饪的卫生。此外，餐具和厨房用具的清洁和消毒也非常重要，以防止细菌的滋生和传播。

知识窗

如何给幼儿科学补钙？

为幼儿科学补钙是一个至关重要且需细致考量的过程，因为钙是幼儿骨骼和牙齿发育的关键营养素。以下是一些建议，帮助您更科学、更全面地为幼儿补钙。

（1）合理膳食

幼儿的健康成长离不开均衡的营养摄入。确保幼儿摄入足够的奶制品，如牛奶、酸奶和奶酪，这些是钙质的主要来源。奶制品不仅富含钙质，还有助于幼儿骨骼的强健和牙齿的健康。同时，引入富含钙的辅食，如豆腐、小鱼干、绿叶蔬菜等，这些食物不仅能够提供钙，还能增加幼儿对不同食物的接受度和喜爱。需要注意的是，限制幼儿摄入过多的高磷食物，如碳酸饮料和加工食品，因为高磷可能会影响钙的吸收，从而影响幼儿的骨骼健康。

（2）补充维生素

维生素 D 是促进钙吸收的关键因素，确保幼儿每天接受适量的阳光照射，阳光中的紫外线可以促进体内维生素 D 的合成，从而帮助钙的吸收和利用。但要注意避免在紫外线强烈的中午时段让幼儿长时间暴露在阳光下，以免造成皮肤损伤。如果幼儿户外活动时间有限，可以在医生的指导下为幼儿补充维生素 D 制剂，以确保他们获得足够的维生素 D。

（3）注意补钙时间

补钙的时间选择也很关键。研究表明，补钙最好在两餐之间或睡前进行，这样可以减少对胃肠道的刺激，并有助于钙的吸收。两餐之间补钙可以避免与其他食物中的某些成分相互作用，影响钙的吸收；睡前补钙有助于在夜间骨骼更新和修复过程中钙的有效利用。

（4）适量运动

鼓励幼儿进行适量的户外活动，如散步、跑步、跳绳等。运动不仅能够促进骨骼健康，增强肌肉力量，还能促进钙在骨骼中的沉积，有助于骨骼的生长发育。户外活动还能让幼儿接触到阳光，自然合成维生素 D，进一步促进钙的吸收。

（5）定期检测

定期带幼儿进行健康检查，包括钙和维生素 D 的水平检测。这可以帮助家长及时了解幼儿的营养状况，发现并解决潜在的营养缺乏问题。如果检测结果显示缺钙，应在医生的指导下进行科学补充，避免盲目补钙。

（6）避免盲目补钙

盲目给幼儿补充大量钙剂可能会带来一些副作用，如便秘、肾结石等问题。过量补钙不仅无益，反而可能对幼儿的健康造成负面影响。因此，科学补钙需要综合考虑幼儿的饮食、生活习惯和健康状况。在补钙过程中，应遵循医生的指导，确保补钙的安全和有效性。同时，家长也要关注幼儿的整体营养状况，确保他们获得全面、均衡的营养，促进幼儿的健康成长。

3. 全面丰富营养，助力青少年健康成长

全面而丰富的营养，如同青春的色彩斑斓，助力青少年们健康、快乐地成长。青少年时期，正值生命之花初绽之际，身体的每一个细胞都充满了活力与潜力，他们犹如一棵棵茁壮的小树，急需充足的阳光和雨露来滋养，而营养便是这滋养之源。

蛋白质这个生命的基石，对于青少年来说尤为重要。它是构建细胞、组织、器官的重要材料，如同建造高楼大厦的砖石。优

质蛋白质，就像是精选的建筑材料，能够为青少年的身体提供坚实的支撑。瘦肉、鱼类、豆类等食物，都是优质蛋白质的良好来源。它们不仅味道鲜美，而且营养丰富，能够满足青少年生长发育的需求。

钙和磷这两种矿物质，它们就像是骨骼的守护神，时刻守护着青少年的骨骼健康。钙是构建骨骼和牙齿的主要成分，而磷则有助于钙的吸收和利用。牛奶、鸡蛋、海产品等食物中富含这两种矿物质，它们如同源源不断的养分，为青少年的骨骼发育提供着源源不断的动力。

维生素在青少年的成长过程中也扮演着不可或缺的角色。维生素 A 如同明亮的眼睛，守护着青少年的视力健康；维生素 D 像是阳光使者，帮助身体更好地吸收和利用钙；维生素 C 如同免疫战士，增强着青少年的抵抗力。胡萝卜、菠菜、柑橘类水果等富含维生素的食物，就像是一道道美味的佳肴，让青少年在享受美食的同时，也能摄取到充足的维生素。

膳食纤维、铁、锌等其他营养素也同样重要。膳食纤维能够促进肠道蠕动，帮助青少年消化吸收；铁是血液中的重要元素，维持着青少年正常的血液循环；锌对青少年的智力发展和生长发育起着关键作用。因此，家长和学校在关注青少年的饮食时，也要注重这些营养素的摄入。

为了确保青少年获得全面而均衡的营养，家长和学校需要密切合作。家长要关注孩子的饮食习惯，引导他们多吃富含营养的食物，避免过多摄入高糖、高盐、高脂肪的食物。学校可以开展营养知识教育，让学生了解各种食物的营养成分及其对身体的作用，培养他们的健康饮食意识。

4. 合理增补营养，促进老年人健康长寿

合理增补营养对于促进老年人健康长寿而言，无疑是一剂良方。随着年龄的增长，老年人的身体机能犹如一台逐渐老化的机器，各项功能开始减退，需要更加细致的呵护与照料。营养便是支撑这台机器继续运转的重要动力。

深刻理解老年人的营养需求对于确保他们获得必要的营养至关重要。尽管老年人的能量消耗可能较年轻时有所下降，但他们对蛋白质、钙、铁、锌等微量元素和维生素的需求量并未减少，在某些情况下甚至有所增加。这是因为随着年龄增长，老年人的消化吸收功能会逐渐下降，导致营养素的吸收效率降低，因此可能需要通过饮食或营养品来补充。

在饮食安排上，老年人应坚持“以五谷杂粮为主，合理搭配荤素”的饮食原则。五谷杂粮是膳食纤维的丰富来源，有助于促进肠道蠕动和预防便秘，同时它们还包含了多种维生素和矿物质，对老年人的健康非常有益。合理的荤素搭配能够确保老年人

获得充足的优质蛋白质，满足身体的基本需求。此外，新鲜的蔬菜和水果也应成为老年人饮食中的重要组成部分，它们富含维生素和抗氧化物质，有助于提高免疫力和延缓衰老过程。

除了调整日常饮食，老年人还可以在医生或营养师的指导下适量补充一些营养品。例如，为了应对老年人常见的骨质疏松问题，可以在饮食之外适当补充钙片和维生素 D。对于有贫血症状的老年人，适量的铁剂补充可能会有所帮助。锌的补充有助于增强免疫力，降低感染风险。然而，必须注意的是，营养品的补充并非越多越好，过量可能会带来不良反应，因此所有补充都应在专业人士的建议和监督下进行。

良好的生活习惯也是促进老年人健康长寿的重要因素。老年人应保持规律的作息时间，保证充足的睡眠；适度运动有助于改善身体状况，提高生活质量；戒烟限酒则是预防多种疾病的有效手段。同时，老年人还应保持积极的心态，多参加社交活动，与家人和朋友保持联系，以减轻孤独感和心理压力。

5. 科学强化营养，促使素食主义者营养均衡

经过一系列严谨、深入且精心策划的科学营养强化措施，素食主义者能够在保持独特饮食习惯的同时，更加全面、有效地实现饮食的营养均衡。这一进步不仅彰显了现代营养学领域的卓越

成果，更为广大素食主义者提供了更科学、更合理、更健康的饮食指导。

在蛋白质补充方面，素食主义者面临着较大的挑战。相较于动物性食品，植物性食品在蛋白质含量和质量上往往难以媲美。然而，随着营养学研究的不断深入和食品科技的快速发展，人们逐渐发掘出豆类、坚果和种子等植物性食品中的蛋白质宝藏。这些食品不仅富含蛋白质，而且其氨基酸组成也相对完善，能够在一定程度上弥补动物性食品缺失所带来的营养不足。

现代的食品科学技术在植物基产品领域取得了突破性进展。利用尖端的食品加工技术和营养强化手段，研发出了既美味又营养的植物基食品，如蛋白质棒和蛋白质奶昔等。这些产品不仅丰富了素食者的饮食选择，还显著提高了他们的营养摄入。

对于维生素和矿物质的摄入，素食者需要更加精心地规划，以保证营养的全面性。尽管某些维生素和矿物质在动物源食品中含量较高，但素食者可以通过增加发酵食品、绿叶蔬菜、豆类和坚果等的摄入来补充。这些食品不仅营养价值高，还具有独特的口感，为素食者的饮食生活增添了多样性。

强化食品为素食者提供了必要的营养支持。通过在食品中添加关键的营养素，如维生素 B12 和铁，强化食品有助于弥补素食中可能出现的营养缺口。例如，添加了维生素 B12 的谷物和富含铁的面包，既方便了素食者的日常饮食，也提高了他们的营养状况。

在脂肪的摄入上，素食者也应关注健康脂肪的摄入。植物油、坚果和鳄梨等食品含有丰富的不饱和脂肪酸，这些脂肪不仅能够满足身体的能量需求，还有助于维护心血管健康。通过合理规划脂肪摄入的种类和量，素食者可以在享受美食的同时，保持身体健康。

通过科学的营养成分强化和合理的素食搭配，素食者完全能够实现营养均衡的饮食。这一成就不仅展示了营养学和食品科技的发展，也为素食者提供了可靠的健康饮食支持。展望未来，随着更多创新技术的应用，我们有理由相信素食者的饮食将变得更加科学、均衡和健康。

五、饮食营养与疾病防治

1. 警惕营养不良和营养过剩

警惕营养不良和营养过剩，这是两个看似相反却同样需要引起我们高度关注的健康问题。营养不良，如同一个隐形的敌人，悄悄地侵蚀着人们的身体健康；而营养过剩，则像是一个潜藏的危险，慢慢地腐蚀着我们的生命活力。

营养不良常常因为食物匮乏、饮食结构单一或者消化系统功能低下等原因而出现。它不仅仅局限于贫困地区的居民，即使是在经济繁荣、物质丰富的现代社会，由于不合理的饮食习惯、过度节食或者偏食，营养不良的问题也屡见不鲜。长期的营养不良会导致身体机能下降，免疫力减弱，容易引发各种疾病。特别是对于儿童、孕妇和老年人等特定人群，营养不良的影响更为严重，可能阻碍儿童的正常发育，影响孕妇的健康和胎儿的成长，加剧老年人的衰老过程。

为避免营养不良的问题，我们必须采取更为积极的措施。首要的是确保饮食中含有充足的营养素，包括优质蛋白质、碳水化合物、健康脂肪以及丰富的维生素和矿物质。这要求我们摄取多样化的食物，防止因饮食单一化而导致的营养不均衡。此外，我们还需合理安排每日饮食，避免出现暴饮暴食或过度节食的现象。鉴于每个人的营养需求各有差异，我们应根据自己的年龄、性别、健康状况和日常活动量等因素，制定个性化的饮食计划。

与营养不良形成对比的是营养过剩问题，它通常由能量摄入过剩或饮食结构不合理引起。在现代社会，随着生活标准的不断提升和饮食选择的日益多样化，营养过剩现象变得日益普遍。过量的热量摄入，以及高脂肪、高糖和高盐食物的频繁消费，不仅可能引发肥胖问题，还会增加患心血管疾病、糖尿病等慢性疾病的风险。这些健康问题不仅对个人的生活质量构成威胁，也对社会经济造成了不小的负担。

为了预防营养过剩，我们需控制总能量摄入，减少高热量、高脂肪和高糖食品的摄入频率。同时，应增加蔬菜、水果、全谷物和瘦肉等健康食品的摄入，以维持饮食的平衡和清淡。除此之外，定期参与体育活动和控制饮酒也是防止营养过剩的关键策略。通过提高身体活动水平，我们能够燃烧多余的热量，维持良好的身体状态和活力。

2.“三高”人群的饮食指南

“三高”人群，即高血压、高血脂和高血糖的患者们，在日常饮食中需要格外留意。合理的饮食习惯对于控制病情、保持健康至关重要。下面，我们将为大家提供一份详尽的饮食指南，帮助“三高”人群更好地管理自己的饮食。

（1）高血压人群饮食指南

对高血压患者而言，监控盐分的摄入量是他们日常健康管理中的一个关键环节。在他们的饮食中，需要特别注意减少那些高盐食品的摄入，包括各种腌制品、咸鱼咸肉，以及市面上各种咸味零食。尽管这些食品可能味道鲜美，但它们含有的高盐分如果长期食用，可能会加剧高血压的病情，对健康构成威胁。

在烹饪时，高血压患者也应避免使用高盐调味品，如酱油和味精。这些调味品虽然能够增加食物的风味，但也含有较高的盐分，过量使用可能对血压控制产生不利影响。他们可以尝试选用低盐的替代品，或者通过添加各种香料和草药来增添食物的风味，这样既能享受美食，又能控制盐分的摄入量。

除了控制盐分摄入，高血压患者还应增加饮食中富含钾的食物，如新鲜的蔬菜、水果和豆类等。这些食物不仅味道好、营养丰富，而且钾元素有助于钠的排出，有助于降低血压，减轻血管壁的压力。因此，高血压患者应该在日常饮食中适量增加这些食物的摄入。

高血压患者在购买食品时，也应学会阅读食品标签，通过查看营养成分表来了解食品中的盐分含量，以避免选购那些高盐的食品。在制定个人的饮食计划时，还应考虑自身的具体情况，包括年龄、性别、体重等，并在医生或营养师的指导下进行，以确保饮食计划的科学性和有效性。

（2）高血脂人群饮食指南

高血脂人群在饮食方面应当尤为关注脂肪的摄入，以确保血脂维持在健康的水平。在日常的饮食选择中，他们应当精心挑选那些低脂且富含营养的食物，如鲜嫩多汁的鸡胸肉、口感细腻的瘦牛肉、清甜可口的低脂牛奶以及口感细腻的豆腐等。这些食物既能够满足身体的营养需求，又有助于控制血脂的上升，是高血脂人群理想的饮食选择。

高血脂人群在享受美食时，应尽量避免那些高脂肪的“禁区”。油炸食物、动物内脏以及肥腻的肉类等，这些食物中蕴含的饱和脂肪和反式脂肪，犹如血脂控制的“绊脚石”，一旦摄入过多，不仅会加重血脂异常的状况，还可能对身体健康造成潜在的威胁。因此，高血脂人群应当坚决抵制这些高脂肪食品的诱惑，保持健康的饮食态度。

高血脂人群还可以适当选择一些富含不饱和脂肪酸的食物。坚果类食物如核桃、杏仁等，不仅口感香脆，而且富含不饱和脂肪酸，对降低血脂水平具有显著的益处。深海鱼类如三文鱼、金枪鱼等，更是不饱和脂肪酸的优质来源，适量食用这些鱼类不仅能够满足味蕾的享受，还能帮助改善血脂状况。

（3）高血糖人群饮食指南

高血糖患者必须严格监控糖分的摄入，以保持血糖水平的稳定。除了规避高糖食品，还有一些策略可以帮助他们更有效地管理自己的饮食。

了解食物中的糖分含量非常关键。虽然水果含有果糖，但适量食用那些富含纤维和维生素的水果对健康有益。选择低糖水果，如草莓、蓝莓、柠檬等，并控制食用量是明智的做法。

可以选择低糖或无糖的替代品来减少糖分摄入。例如，用代糖或低糖甜味剂代替传统糖，或者选择市面上的低糖或无糖零食和饮料，以满足对甜食的渴望。

均衡饮食同样重要。高血糖患者应确保饮食中含有足够的蛋白质、脂肪、维生素和矿物质。选择全谷物、瘦肉、鱼类、豆类和坚果等食物，不仅能提供必要的蛋白质和健康脂肪，还有助于维持身体健康。

定期监测血糖水平对于管理高血糖至关重要。通过定期检查，可以掌握饮食对血糖的具体影响，并根据情况调整饮食方案。同时，与医生或营养师保持沟通，获取个性化的饮食建议和指导，对控制血糖水平非常有帮助。

对于“三高”（高血压、高血脂、高血糖）患者，均衡饮食是一个共同的关注点。应在日常饮食中保持食物多样性，摄入充足的营养素以满足身体需求。建议每天摄入足够的蔬菜、水果和全谷物，这些食物富含膳食纤维和维生素，有助于控制血脂和血糖水平。同时，适量摄入优质蛋白质，如瘦肉、禽肉、鱼类和豆类，也是必要的。

良好的生活习惯对于“三高”患者同样至关重要。戒烟限酒、适量运动、保证充足睡眠和减轻心理压力等都有助于改善健康状况。通过积极的生活方式调整和合理的饮食习惯，可以有效控制“三高”症状，降低并发症风险。

“三高”患者在饮食调整方面需要特别注意。通过限制盐分摄入、选择低脂食品、避免高糖食品和保持饮食均衡等措施，可以改善健康状况，提升生活质量。同时，也应考虑个体差异，根据个人病情和营养需求制定个性化的饮食计划，并在专业医疗人员的指导下进行调整和优化。

3. 痛风患者的饮食禁忌

痛风是一种复杂而令人困扰的代谢性疾病，它的形成涉及一系列的因素，如同一个交织的网络般难以拆解。在这些因素中，遗传、环境、生活方式等都起着至关重要的作用，但不可忽视的一点是，饮食与痛风的发生及发展之间存在着紧密的联系。

痛风的本质在于体内尿酸代谢的失衡，这往往导致尿酸水平显著升高。当尿酸在关节和其他组织内积聚并形成尿酸盐结晶时，就会触发炎症反应，带来剧烈疼痛。其中的“幕后黑手”，往往是日常饮食中过多的高嘌呤食物。嘌呤是一种在代谢过程中会产生尿酸的物质，而高嘌呤食物，如某些动物内脏、海鲜、红肉等，一旦摄入过多，便会促进尿酸的产生，为痛风的发生提供了温床。不良饮食习惯也常常伴随着其他健康问题的出现，如肥胖、高血压和糖尿病等，它们就像是痛风发作的“帮凶”，加剧了病情的恶化。酒精的摄入也是一个不可忽视的因素。酒精不仅直接干扰尿酸的排泄，还可能在代谢过程中产生额外的尿酸，从而加剧痛风的风险。

对于痛风患者而言，饮食禁忌的重要性不言而喻。他们应当坚决避免或严格限制那些高嘌呤的食物。想象一下，一盘香气四溢的红烧肉，虽然美味，却隐藏着加重痛风的危机；同样，那些色香味俱佳的海鲜，也可能是引发疼痛的罪魁祸首。因此，痛风患者在日常生活中需要格外注意自己的饮食习惯。酒精也是一个需要坚决说“不”的选项，酒精会无情地破坏肝脏对尿酸的正常代谢，让尿酸在体内肆意妄为，最终导致痛风的发作。因此，痛风患者应当彻底戒酒，远离酒精的诱惑。高糖食物也是痛风患者需要警惕的“甜蜜陷阱”，过多的糖分摄入不仅会导致肥胖和胰岛素抵抗，还可能加重痛风的症状。因此，痛风患者应当尽量减少糖果、甜饮料等高糖食物的摄入，转而选择更加健康的饮食方式。还有一些辛辣刺激性食物，如辣椒、花椒等，虽然可能不会直接影响尿酸水平，但它们可能会刺激关节，加重痛风患者的疼痛感。因此，这些食物也应当在痛风患者的饮食中予以避免。

除了避免或限制这些禁忌食物外，痛风患者还应遵循低盐、低脂的饮食原则，增加蔬菜、水果的摄入量。这些食物富含维生素和矿物质，有助于维持身体的正常代谢状态，缓解痛风带来的不适。

4. 拒绝肥胖，吃出苗条身材

在追求健康与美的时代潮流中，拒绝肥胖并塑造健康体态已成为广大民众的共同目标。为了实现这一目标，我们需要以严谨、稳重、理性的态度来规划自己的饮食与运动，同时培养起健康的生活习惯。

（1）科学地选择食物

我们要科学地选择食物。建议多摄入富含膳食纤维的粗粮、五彩斑斓的新鲜蔬果等，这些食物不仅口感丰富，还能提供身体所需的各种维生素和矿物质，有助于增强饱腹感。同时，我们还应尽量避免摄入高热量、高脂肪和高糖分的食物，如油腻的油炸食品、甜腻的甜品以及含糖饮料等，这些食品往往含有过多的热量，长期过量摄入容易导致体重超标。

（2）合理控制进食量

控制饮食的分量对于健康同样重要。推荐采取“分餐制”，即将一天的饮食总量划分为四到五小餐，每餐都摄入均衡的营养。用餐时，应慢慢咀嚼，避免狼吞虎咽或过量进食。此外，餐前适量饮用清汤或食用水果，有助于提升饱腹感，从而减少正餐的食物摄入。

（3）增加身体活动

除了合理的饮食，增加身体活动也是维护健康体态的有效手段。建议每周至少完成 150 分钟的中等强度运动，如快步走、慢跑或游泳等，这些活动有助于加快脂肪燃烧，提升新陈代谢，促进身体健康。同时，结合力量训练或抗阻运动，可以增加肌肉量，肌肉不仅能提高身体的热量消耗，还能增强身体的力量和耐力。

为了坚持运动，我们可以制定具体的运动计划和目标；加入运动团体或组织，与他人一起锻炼，可以在相互鼓励中提高运动的乐趣和积极性。

（4）保持良好的生活习惯

良好的生活习惯对于维持健康体态至关重要。充足的睡眠是保持身体健康和体态优美的关键。确保每晚有 7 至 8 小时的高质量睡眠，有助于身体代谢和激素的正常调节，降低脂肪积聚的风险。

（5）减轻压力

减轻压力也是保持健康体态的重要一环。长期的压力状态容易引发暴饮暴食等不良习惯，进而影响体态。因此，我们要学会有效地应对和缓解压力，如通过冥想、瑜伽等放松身心的活动来减轻压力。同时，定期监测体重也是保持健康体态的必要手段。每周至少称重一次，有助于及时了解体重变化，并根据体重变化适时调整饮食和运动计划。

拒绝肥胖并塑造健康体态是一项长期而艰巨的任务。通过精心策划科学饮食方案、全面提升身体活动水平以及培养良好的生活习惯，我们可以逐步实现这一目标。让我们以严谨、稳重、理性的态度，持之以恒地追求健康与美，共同塑造出理想的健康体态。

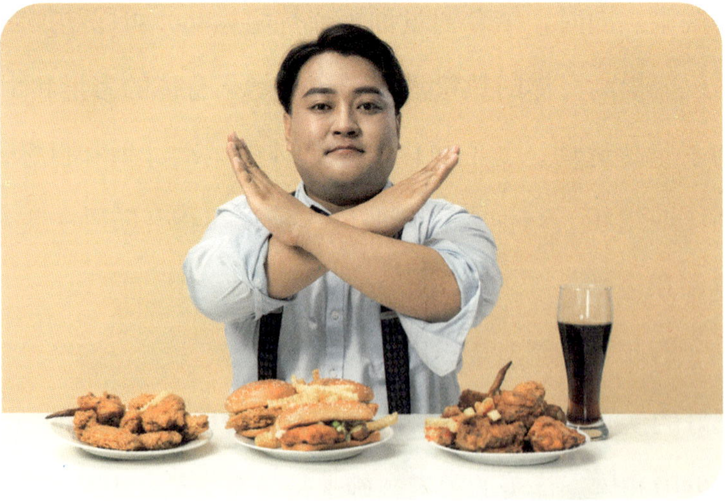

图 14　拒绝肥胖 合理饮食

知识窗

减脂餐如何吃才健康？

减脂餐的健康吃法涉及多个方面，包括食材选择、烹饪方式、饮食搭配以及饮食习惯等。以下是一些关于如何健康吃减脂餐的建议。

（1）食材选择

在选择食材时，我们应优先考虑那些低热量、高营养价值的食品。鸡胸肉、瘦牛肉、鱼类和虾类等都是优质蛋白质的来源，不仅能够提供必需的氨基酸，还有助于肌肉的修复和生长。同时，蔬菜和水果的摄入也应增加，尤其是那些纤维含量丰富的蔬菜，如菠菜、西兰花和胡萝卜等，它们有助于提高饱腹感，促进肠道健康。此外，全谷物食品，如燕麦、糙米和全麦面包等，富含膳食纤维，有助于维持血糖稳定，减少饥饿感。

（2）烹饪方式

在烹饪过程中，我们应尽量采用蒸、煮、炖等健康烹饪方式，这些方法能够减少油脂的使用，保持食物的原味和营养。避免使用油炸和烧烤等高油脂烹饪方法，这些方法不仅会增加食物的热量，还可能产生有害物质。同时，减少调味品和酱料的使用，以降低盐、糖和油脂的摄入，这有助于控制血压和血糖，预防慢性疾病。

（3）饮食搭配

在饮食搭配上，我们应该遵循“蛋白质 + 碳水化合物 + 蔬菜”的原则，确保每餐都能包含这三类食物，以实现营养的均衡。例如，可以将瘦肉与糙米和大量蔬菜搭配，或者用全麦面包制作三明治，加入鸡胸肉和各种蔬菜。同时，注意食物多样性，每天摄入不同种类的食物，以满足身体对各种营养素的需求，如通过食用不同颜色的蔬菜和水果来获取多样的维生素和矿物质。

（4）饮食习惯

养成规律的饮食习惯对健康至关重要。我们应该避免暴饮暴食或过度节食，这可能导致身体代谢紊乱和营养不良。控制总体热量摄入，适量减少高热量、高脂肪食物的摄入，如快餐、甜点和零食。同时，保持充足的水分摄入，不仅有助于促进新陈代谢和排毒，还能增加饱腹感，减少过度进食的可能性。根据个人的健康状况、运动量和减重目标，个性化调整饮食计划，如有需要，可以咨询营养师或医生的专业建议，制定更适合自己的减脂餐计划。

综上所述，健康地进行减脂餐的制定需要综合考虑食材的选择、烹饪方法、饮食搭配和饮食习惯等多个方面。通过科学合理的饮食安排，我们不仅能够保证身体健康，还能有效达到减脂的目标，享受更加积极和活力充沛的生活。

5. 远离“垃圾食品”

所谓的“垃圾食品”，指的是那些在加工过程中添加了大量油脂、盐分和糖分，营养价值相对较低，可能对健康产生不利影响的食品。这类食品以其诱人的口味和方便的食用方式吸引了众多消费者，但长期大量食用可能会带来一系列的健康问题。

垃圾食品的种类相当广泛，包括腌制食品、加工肉制品、碳酸饮料、方便面、罐头食品，以及糖果、甜点和薯片等。在生产这些食品的过程中，通常会添加大量的调味品、添加剂和化学成分，目的是提升食品的口感和延长保质期。然而，这些添加剂的过量使用不仅降低了食品的营养价值，还可能对人体健康构成潜在威胁。

长期食用垃圾食品所带来的健康风险不容忽视。首先，这些食品中的高热量、高脂肪和高糖分是导致肥胖、心血管疾病和糖尿病等慢性疾病的一个主要因素。其次，食品中的高盐分可能增加肾脏的负担，提高患高血压等肾脏疾病的风险。此外，食品中的添加剂和化学物质，虽然短期内可能不会显现出明显的健康问题，但长期摄入可能对人体造成慢性损害，甚至增加患癌症等严重疾病的可能性。

为了保护公众健康，推广健康饮食习惯，减少垃圾食品的摄入显得尤为重要。我们应鼓励人们摄入更多富含维生素、矿物质和膳食纤维的新鲜蔬菜、水果、全谷物和优质蛋白质等营养丰富的食品。同时，应加强垃圾食品生产和销售环节的监管，确保这些食品的安全性和营养价值符合标准。此外，普及健康饮食知识，提高公众的健康意识和自我保健能力，也是预防和控制垃圾食品带来的健康风险的有效策略。通过这些措施，我们可以共同努力，促进一个更健康的饮食环境。

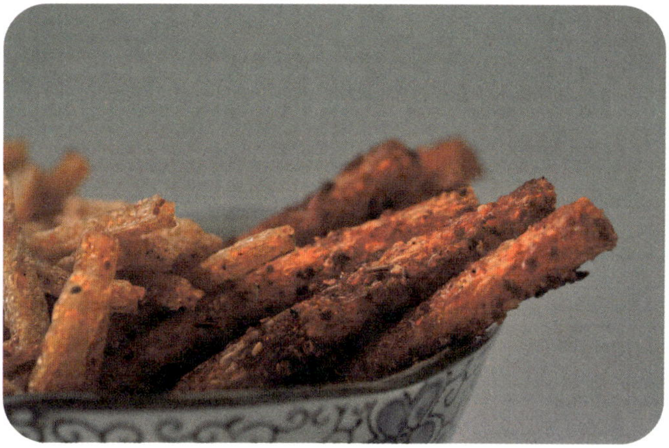

图 15　垃圾食品

6. 妊娠糖尿病患者饮食指南

妊娠糖尿病患者的饮食指南对于保障母婴健康至关重要。为了确保血糖控制在正常范围内，以下是一份更为详尽的饮食指南。

（1）控制总热量摄入

控制总热量摄入是关键。每位孕妇孕前体重和孕期体重增长需求各不相同，因此需要根据个体情况来合理计算每日所需的总热量。避免摄入过多热量至关重要，以免体重增长过快，难以控制血糖水平。为了维持良好的体重管理，孕妇应当注意食物的摄入量，适量控制餐量。

（2）均衡膳食

均衡膳食是确保营养全面的关键。孕妇应选择多样化的食物，以确保摄入足够的蛋白质、脂肪、碳水化合物、维生素和矿物质。优质蛋白质是孕妇饮食中不可或缺的一部分，可以选择瘦肉、鱼、禽类、豆类等作为来源。同时，新鲜蔬菜和水果富含维生素和矿物质，对孕妇和胎儿的健康至关重要。孕妇应多食用芹菜、韭菜、白菜等富含膳食纤维的蔬菜，有助于控制血糖和降低胆固醇。

（3）合理摄入碳水化合物

对于碳水化合物的摄入，孕妇应选择低升糖指数的食物。这些食物能够使血糖水平平稳上升，避免血糖波动。全麦面包、糙米、燕麦等是良好的选择。同时，孕妇应避免过多摄入高糖食物，如糖果、甜饮料等，以免血糖急剧上升。

（4）脂肪摄入的把控

脂肪摄入的把控对健康至关重要。孕妇在饮食中应减少饱和脂肪和反式脂肪的摄入量，转而选择那些富含不饱和脂肪的食物。橄榄油和鱼油等油脂，因其含有的不饱和脂肪酸对心血管健康具有积极作用，是孕妇饮食的优选。同时，孕妇也应限制肥肉和动物内脏等高脂肪食品的摄入，以减少不良脂肪对身体的潜在影响。

（5）推荐少食多餐的饮食模式

对于孕妇而言，采取少食多餐的饮食模式是有益的。将一天的饮食分为 5–6 小餐，每餐适量，避免一次性摄入过多食物。这种方式有助于维持血糖水平的稳定，防止餐后血糖水平的急剧升高。此外，孕妇应重视早餐的营养质量，确保早餐能够提供一天活动所需的充足能量。

（6）血糖水平的定期监测

定期监测血糖水平对于评估饮食控制的效果至关重要。孕妇应定期进行血糖检测，以掌握血糖的控制情况，并根据检测结果适时调整饮食计划。如果血糖水平出现异常，应立即寻求医疗帮助并遵循医生的治疗建议。同时，保持良好的生活习惯和心情，适度进行体育活动，控制体重的合理增长，对维护母婴健康同样重要。

妊娠糖尿病患者的饮食管理涉及总热量的控制、膳食结构的均衡、碳水化合物的明智选择、脂肪摄入的合理限制，以及餐次的科学分配等多个方面。遵循这些建议，孕妇可以更有效地管理自己的血糖水平，确保母婴的健康和安全。

7. 感冒患者饮食指导

感冒作为一种常见的呼吸道病症，在患者康复过程中，饮食的调整显得尤为重要。科学的饮食不仅能够缓解患者的不适症状，还能有效促进疾病的康复进程。

（1）保持充足的水分摄入

保持充足的水分摄入是感冒期间不可忽视的重要环节。由于病毒侵袭和机体免疫反应，患者往往会出现发热、出汗等体征，导致体内水分大量流失。因此，患者应积极补充水分，以维持体内水分平衡，同时促进体内代谢废物和病原体的排出。

（2）选择清淡、易消化的饮食为主

在食物选择方面，感冒患者应倾向于清淡、易消化的饮食。感冒期间，胃肠道功能可能受到一定程度的影响，消化能力相对减弱。因此，选择清淡、易消化的食物有助于减轻胃肠道负担，促进营养的吸收和利用。稀粥、面条、蒸蛋等软食是较为理想的选择，而油腻、辛辣、刺激性食物则应尽量避免。

（3）增加蔬菜和水果的摄入

增加蔬菜和水果的摄入也是感冒患者饮食调整的重要方面。蔬菜和水果富含维生素、矿物质和膳食纤维等营养成分，对于增强免疫力、促进感冒康复具有积极作用。患者应适量摄入各类蔬菜和水果，以满足身体对营养的需求。

（4）优质蛋白质的摄入

在蛋白质的摄取上，患者应优先选择那些高品质的蛋白质来源，如瘦肉、鱼类和豆腐等。蛋白质是身体进行自我修复和增强免疫力的关键物质，适量摄入有助于增强体力和促进康复。患者也应注意控制蛋白质的摄入量，避免过量摄入对胃肠道造成不必要的负担。

（5）营养素的合理补充

为了增强身体的抵抗力，患者可以适当补充一些营养素，如维生素 C 和维生素 E 等抗氧化剂。这些营养素有助于提高身体对感冒病毒的抵抗能力，促进感冒的康复。但重要的是，这些补充剂并不能替代正规的医疗治疗，患者在补充这些营养素时应遵循医生的建议和指导。

（6）避免不良生活习惯

对于感冒患者来说，避免饮酒和吸烟是非常重要的。酒精和烟草中的有害物质会刺激呼吸道，加剧感冒症状，延缓康复进程。因此，患者应严格遵守医生的建议，远离这些不良习惯。

感冒患者在饮食上应遵循清淡、易消化、营养丰富的原则。保持充足的水分摄入，有助于促进新陈代谢和排毒。增加蔬菜和水果的摄入量，不仅可以提供丰富的维生素和矿物质，还能增加膳食纤维，促进肠道健康。适量摄入优质蛋白质，有助于身体恢复。同时，适当补充一些必要的营养素，如维生素 C 和 E，可以在医生的指导下进行。通过科学合理的饮食调整和改善生活习惯，患者能够更有效地缓解感冒症状，加快康复进程。

知识窗

感冒期间是否可以吃鸡蛋和鸡肉?

关于感冒时能否食用鸡蛋和鸡肉，这一问题需要综合考虑科学的营养学理念、个人的健康状况以及感冒的具体症状，进行细致而审慎的评估。

从营养学的角度出发，鸡蛋和鸡肉是蛋白质的优质来源，含有人体必需的各类氨基酸。它们还富含维生素 A、维生素 D、维生素 B 群以及铁、锌、硒等矿物质，这些营养素对于维持生理功能、强化免疫系统、促进身体健康具有重要作用。

感冒时，人体免疫系统高度活跃，而消化系统的功能可能相对降低。对于消化系统较为敏感的人，大量摄入高蛋白的鸡蛋和鸡肉可能会带来胃肠负担，引起消化不良、腹胀或腹泻等不适。因此，感冒期间应根据个人的消化能力和食欲，适量摄入这些营养价值高的食物，避免过量。

当感冒伴有高热等症状时，身体的代谢率会提高，能量消耗增大。但高热也可能进一步减弱消化能力，影响鸡蛋和鸡肉中高蛋白的消化和吸收，甚至加重身体负担。在这种情况下，建议减少高蛋白食物的摄入，选择一些容易消化、清淡且水分充足的食物，如粥或汤，以维持身体所需的水分和营养。

综上所述，感冒期间是否食用鸡蛋和鸡肉，并没有统一的答案。这需要根据个人的健康状况、消化情况和具体症状来决定。在确保营养摄入的同时，也需注意不要过量或选择不适宜的烹饪方法，以免影响康复。感冒患者应根据医生的建议，合理安排饮食和生活习惯，以促进身体尽快恢复健康。

8.“低血压”“低血糖”人群的饮食指导

对于低血压和低血糖的人群，合理的饮食指导不仅能够帮助他们缓解不适症状，更能提高他们的生活质量。接下来，让我们更为详尽地了解针对这两类人群的饮食建议。

（1）低血压人群的饮食指导

低血压人群的饮食指导需要注重平衡与适度。首先，关于盐分摄入，虽然适当增加食盐可以辅助提升血压，但过量摄入则可能加重心脏负担，甚至诱发心血管疾病。因此，在医生的建议下，可以适当增加食物的咸味，而非盲目大量添加食盐。其次，保持充足的水分摄入对低血压患者至关重要，这不仅有助于血液容量的扩充，还可以预防脱水等不利状况。建议低血压患者每日定时饮水，确保身体的水分需求得到满足。在食物选择上，低血压患者应注重营养的全面与均衡。蛋白质、碳水化合物和脂肪是维持身体正常运转的基本营养素，而富含维生素和矿物质的食物则有助于增强身体免疫力，缓解低血压带来的不适。因此，低血压患者可以多食用新鲜蔬菜、水果、全谷类食物等营养丰富的食物。同时，避免过度节食或偏食，以免营养不均衡导致低血压症状加重。

（2）低血糖人群的饮食指导

对于低血糖患者来说，合理调整饮食习惯是保持血糖稳定、预防低血糖症状的关键。规律的饮食习惯至关重要，定时定量地进食能够帮助维持血糖水平的平衡，减少因血糖骤降引起的不适。

在选择食物时，低血糖指数（GI）的食物是优选。低 GI 食物如全麦面包、燕麦和糙米等，能够缓慢释放糖分，有效避免血糖水平的急剧波动。这类食物不仅有助于维持血糖稳定，还能提供持久的能量，减少饥饿感。

蛋白质的摄入同样重要。蛋白质不仅对肌肉和组织的健康至关重要，还能减缓胃的排空速度，从而减缓血糖的下降。因此，低血糖患者应在饮食中增加瘦肉、鱼类、豆类等优质蛋白质的来源。这些食物不仅营养丰富，还能帮助稳定血糖。

随身携带一些含糖量较高的食物，如糖果或巧克力，对于低血糖患者来说是一个明智的预防措施。一旦出现低血糖症状，这些食物可以迅速提供糖分，帮助缓解症状。

每个人的健康状况和营养需求都是独特的。因此，在制定个人的饮食计划时，建议咨询专业的医生或营养师。他们可以根据患者的具体情况，提供个性化的饮食建议，确保饮食计划既满足营养需求，又能有效控制血糖水平，减少低血糖的发生。

9. 剩饭剩菜与健康的关系

剩饭剩菜与健康之间的联系是一个需要慎重对待的复杂问题。剩饭剩菜通常指那些未能一次吃完而剩下的食物。尽管它们可能曾经是美味，但如果存放不当，随着时间的推移，这些剩余的食物可能会对健康造成威胁。

在存放过程中，剩饭剩菜容易成为细菌滋生的温床，尤其是在夏季高温潮湿的条件下，细菌繁殖速度加快。如果处理不当，这些细菌可能引起食物中毒，导致发热、恶心、呕吐、腹泻等症状，严重时甚至可能引起脱水、休克等紧急情况，影响日常生活，甚至威胁生命安全。

剩饭剩菜在存放过程中可能产生或增加致癌物质。一些食物本身含有微量的自然致癌物质，如亚硝酸盐和亚硝胺，长时间储存可能使这些物质因化学反应而增多。不当的添加剂或防腐剂的使用，可能进一步增加致癌物质含量，长期摄入可能增加患癌症的风险，对健康产生长期负面影响。

长期食用剩饭剩菜还可能导致营养不良。在反复加热过程中，食物中的营养成分，特别是水溶性维生素和矿物质，容易流失。长期摄入营养流失的食物可能导致营养不均衡，影响身体机能和免疫力，引发健康问题。

为了保护健康，我们应尽量减少剩饭剩菜的产生。不可避免时，应采取严格的保存措施，如及时冷藏、确保冰箱清洁卫生、食用前彻底加热以杀死细菌。此外，可以采用科学的保存方法，如真空包装、密封保存，以延长食物的保鲜期，减少健康风险。通过这些措施，我们可以更好地保障饮食安全，促进身体健康。

六、避免食物中毒

1. 发芽的土豆不能吃

土豆发芽可能看起来是个小问题，但实际上它可能预示着一个严重的食品安全风险。发芽的土豆表面会逐渐变绿，失去光泽，这是由于土豆中龙葵素含量的增加。龙葵素是一种有毒的生物碱，具有极强的毒性，摄入后可能对人体健康造成极大的威胁。

龙葵素的分布并不局限于土豆发芽的部位，它可以在土豆的纤维组织中传播，这意味着即使土豆的其他部分看起来没有问题，也可能含有这种致命的毒素。因此，简单地切除发芽部分并不能保证土豆的安全性。龙葵素对人体健康的潜在危害是巨大的，摄入过量可能导致恶心、呕吐、腹痛、腹泻等消化系统症状，严重时甚至可能威胁生命。特别是儿童、孕妇和老年人等体质较弱的群体，他们的身体抵抗力较差，一旦摄入含有龙葵素的土豆，面临的风险将大大增加。

为了确保食品安全，我们在购买和储存土豆时需要格外小心。购买土豆时，应选择那些表皮光滑、色泽均匀且没有发芽迹象的新鲜土豆。储存土豆时，应将其放在阴凉、干燥、通风的环境中，以减缓土豆发芽的过程。同时，定期检查储存的土豆，一旦发现有发芽的迹象，应立即丢弃，避免因小失大，造成食品安全问题。

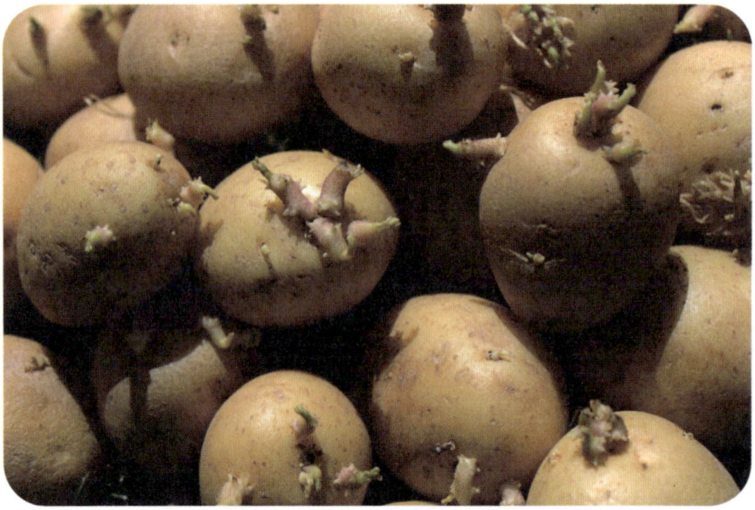

图 16　发芽的土豆不能吃

2. 警惕发霉的坚果

坚果一旦发霉，其食用的安全性便大打折扣。霉菌不仅会破坏坚果原有的营养和风味，还可能产生有害健康的物质。

坚果在储存过程中，如果环境湿度过高或储存时间过长，很容易成为霉菌生长的温床。霉菌会在坚果表面迅速繁殖，形成霉斑，这不仅影响坚果的外观，更可能在坚果内部产生有毒物质。这些毒素对人体健康构成潜在威胁，摄入后可能引发食物中毒等严重后果，如发霉的花生里面的黄曲霉素具有致癌性。

为了确保食品安全和公众健康，我们必须对发霉的坚果采取果断的措施。一旦发现坚果有霉变的迹象，应立即停止食用，并按照规定程序进行无害化处理。同时，监管机构应加强对坚果等食品的质量监管，确保市场上销售的食品符合安全标准。

消费者在选购和食用坚果时，也应仔细检查产品标签和保质期，选择新鲜、无霉变的坚果。在储存坚果时，应选择干燥、通风的环境，避免潮湿和阳光直射，以减缓霉菌的生长。通过这些措施，可以有效降低食用发霉坚果的风险，保障消费者的健康。

3. 慎吃果核

果核中毒风险不容忽视，因其内部所含化学物质可能对人体健康造成严重威胁。这些化学物质，特别是苦杏仁苷等具有潜在毒性的成分，在特定条件下可能转化为有毒物质，如氢氰酸，从而引发中毒。

在常见的水果中，部分果核含有较高浓度的有害物质，需引起高度关注。例如，苹果核，这个我们日常生活中常见的果核，就含有一定量的氢氰酸。氢氰酸是一种含有剧毒的物质，即便摄入量很少，也可能导致严重的后果。如果大量摄入，其毒性将迅速发作，引发头晕、恶心、呕吐等一系列中毒症状，严重时甚至可能导致休克或昏迷，危及生命。

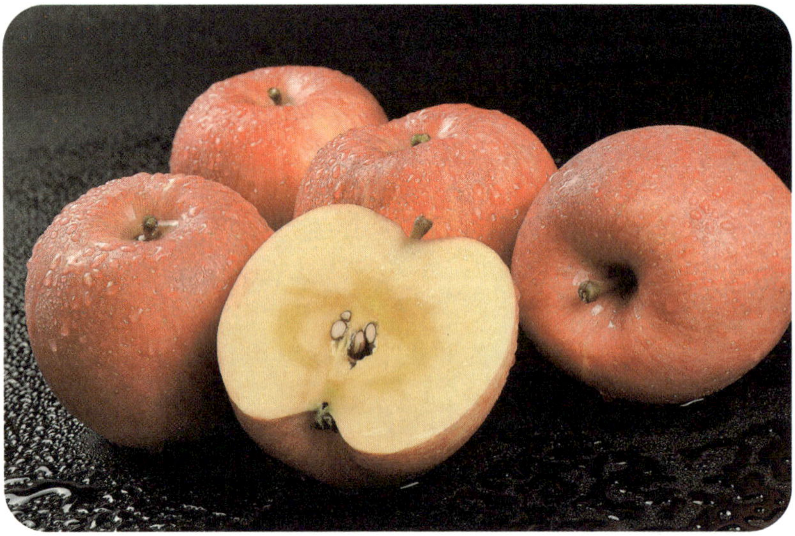

图 17 苹果核

又如杏仁，其果核含有丰富的苦杏仁苷，在未经适当处理的情况下直接食用，可能导致过量摄入，进而增加中毒风险。中毒症状可能包括恶心、呕吐、呼吸困难等，严重时甚至可能危及生命。

释迦果，这种热带水果虽然美味，但其果核却含有一种名为番荔枝素的有毒物质。这种物质具有神经毒性，如果长期或大量摄入，可能会引起神经系统的病变，对人体健康产生严重的影响。

除了释迦果的果核，我们还需注意其他一些蔷薇科植物的种子，它们可能含有苦杏仁苷等有毒成分。虽然这些成分的含量通常较低，但长期累积或过量摄入，依然可能对健康构成潜在的风险。

不同水果的果核所含的成分及其毒性各有差异。有些果核可能含有更为强烈的毒性物质，而有些则可能更多地带来机械性损伤。因此，在享用水果时，我们不能仅凭直觉或经验来判断果核的安全性。必须时刻保持警觉，避免误食果核。对于可能含有潜在毒性成分的水果，我们在食用时应特别小心。建议避免生食或未经适当处理的食用方式，以降低健康风险。如果不慎误食了果核或出现任何疑似中毒的症状，应立即寻求医疗帮助，及时获得专业的救治。

4. 慎食蕨菜

蕨菜以其独特的风味和营养价值，深受许多美食爱好者的喜爱。然而，这种食材并非没有风险。蕨菜中含有原蕨苷等物质，这些成分在体内代谢时可能产生有害的化合物。如果食用过量或未完全煮熟的蕨菜，可能会引发食物中毒，表现为恶心、呕吐、腹痛和腹泻等症状。更令人担忧的是，原蕨苷已被证实是一种致癌物质，长期大量摄入可能会增加患某些类型癌症的风险。

在蕨菜的生长过程中，环境污染和农药残留也是不容忽视的问题。如果这些污染物和残留农药未经适当处理就被食用，它们将直接威胁人体健康。因此，为了确保食用安全，消费者应选择正规渠道购买的、品质有保证的蕨菜。在食用前，彻底清洗和适当烹饪是必要的步骤，以减少污染物和农药残留的风险。

蕨菜本身性质偏寒，对于体质较弱或脾胃虚寒的人来说，过量食用可能会引起不适。这部分人群在食用蕨菜时，应特别注意控制摄入量，避免对身体造成不良影响。同时，他们可以通过合理的饮食搭配，增强身体的抵抗力，以抵御寒凉食物的潜在影响。

尽管蕨菜具有诱人的口感和营养价值，但在享受其美味时，我们也应保持警惕，充分了解其潜在风险。通过选择信誉良好的蕨菜产品、控制食用量、彻底清洗和合理烹饪，我们可以在享受蕨菜带来的美味和营养的同时，确保健康和安全。

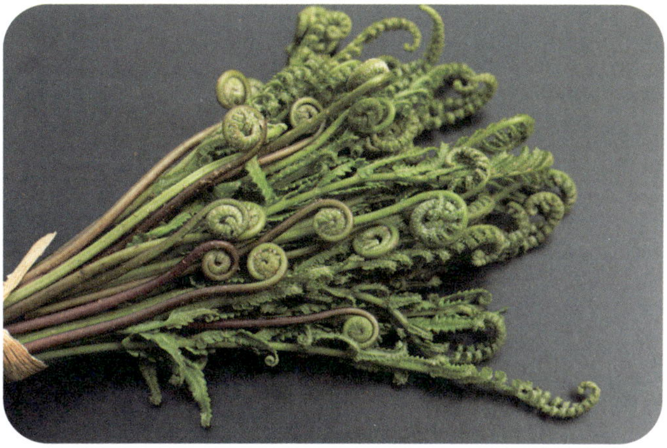

图 18　蕨菜

5. 豆角要烹熟

豆角作为一种常见的蔬菜，其生食或未煮熟食用可能带来健康风险。原因在于豆角中含有皂苷这种有害物质，它具有一定的毒性。人体一旦摄入皂苷，可能会遭受腹泻、呕吐等消化道不适的中毒症状。因此，确保豆角煮熟至完全熟透，是保障食品安全的基本措施。

在烹饪豆角的过程中，我们可以通过观察其颜色、质地和口感来评估其熟度。新鲜豆角通常颜色鲜绿，烹饪过程中，其色泽会逐渐变深，呈现出深绿色且带有光泽。熟透的豆角质地会变软，口感细腻，不会留下生涩的感觉。如果烹饪后的豆角仍然感觉生硬或颜色未见明显转变，这表明豆角尚未完全熟透，需要继续烹饪。

为了提升豆角的风味和营养价值，可以采用多样化的烹饪方法。例如，在炒豆角时适量添加食用油，可以帮助豆角在炒制过程中更好地吸收油脂，使其口感更加柔滑。炖豆角时，加入一些肉类或骨头，可以使豆角在炖煮过程中充分吸收高汤的精华，使味道更加浓郁。此外，豆角也适合用来煮汤，与其他蔬菜或肉类搭配，制作出营养丰富的汤品。

烹饪豆角时，耐心观察其烹饪变化，采取合适的烹饪技巧和调味方法，至关重要。这不仅能使豆角达到最佳的口感和营养状态，也是我们安心享用美食、规避健康风险的关键。通过细心烹饪，我们可以充分发挥豆角的食用价值，同时确保饮食安全。

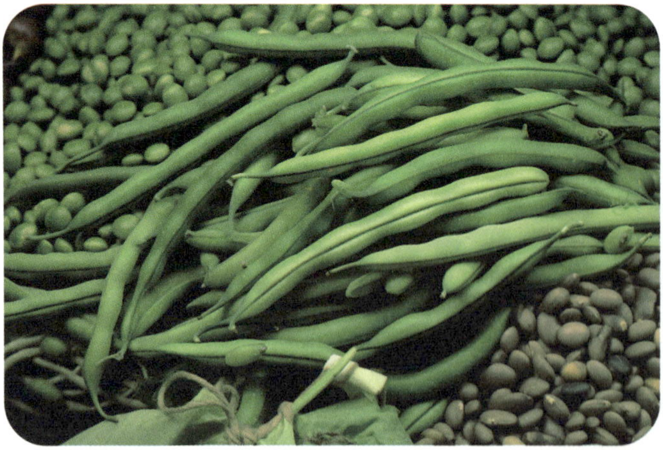

图 19　四季豆

6. 正确烹饪，避免鲜黄花菜中毒

鲜黄花菜以其鲜艳的色泽和柔嫩的口感，成为许多人餐桌上的美食。但是，这种蔬菜背后可能隐藏着不为人知的风险。鲜黄花菜中含有秋水仙碱，这种物质在不恰当的处理或食用下，可能对健康造成影响。

为了安全食用鲜黄花菜，我们需要采取恰当的烹饪措施。烹饪前的准备工作至关重要，建议将黄花菜放入沸水中焯水，这一步骤有助于去除杂质，并通过高温分解部分秋水仙碱，从而减少食用风险。焯水过程中，黄花菜的色泽将变得更加鲜亮，焕发出更加诱人的生命力。

烹饪方法的选择对黄花菜的口感和营养释放同样重要。无论是快速翻炒还是慢火炖煮，都能让黄花菜的风味得到充分展现。在炒制时，适量添加食用油和调料，可以提升黄花菜的风味；在炖煮时，与其他食材的搭配能让黄花菜的营养更好地融入汤中。

即便经过精心烹饪，食用鲜黄花菜时也应注意适量。因为过量摄入可能会导致秋水仙碱积累，增加中毒风险。建议将黄花菜作为配菜，与其他食材结合食用，以保持饮食的平衡和营养的全面性。

此外，还需避免将鲜黄花菜与某些食物同食。例如，鲜黄花菜与猪肝、牛肝等食物可能在性质上相冲突，同食可能引起身体不适。因此，在准备和搭配食材时，要考虑到食物间的相互作用，避免造成不良影响。

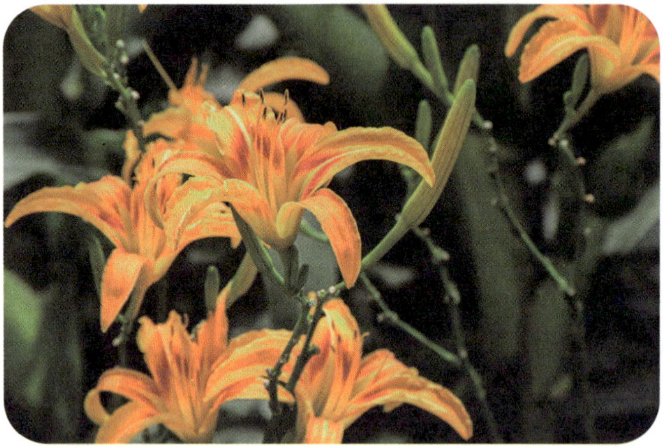

图 20　黄花菜

7. 野生菌辨别之法

野生菌以其繁多的种类和多样的形态而著称，因此，学会如何辨别它们是否安全食用非常关键。

观察野生菌的生长环境是判断其安全性的重要一步。我们应优先选择那些生长在清洁、光照充足的环境中的野生菌，如草地或松树、栎树周围。这些地方的野生菌因为吸收了充足的阳光和新鲜空气，通常呈现出健康的生长状态，且更可能是无毒的。相反，那些生长在阴暗、潮湿、不干净地方的野生菌，由于环境条件差，更容易受到污染，可能含有毒素。

检查野生菌的颜色和形状也是辨别其是否有毒的关键。无毒的野生菌往往颜色较为普通，如棕色或灰色，而有毒的菌类可能会有红、绿、墨黑或青紫等鲜艳的颜色。无毒菌的菌盖通常平整、边缘光滑，而有毒菌的菌盖可能形状不规则，表面可能凹凸不平或有裂纹和斑点。这些特征都是我们在挑选野生菌时需要警惕的。

野生菌的分泌物和气味也是判断其安全性的重要线索。无毒菌的分泌物通常清澈如水，无异味，而有毒菌的分泌物可能较为浓稠，且可能带有赤褐色或其他异常颜色。在气味上，无毒菌往往有一股清香或果香，让人感到舒适；相反，有毒菌可能会散发出辛辣、酸涩或恶臭等不愉快的气味。这些异常的气味和分泌物是有毒菌的明显特征，我们在野外采摘时应避免接触和食用这类菌类。

对于一些特殊种类的野生菌，我们更应保持警惕。例如，那些形态似黑木耳类的野生菌，如果在水中浸泡后析出大量褐色至黑色色素，那么很可能就是有毒的。同样，凡是那些表面蜡质、易碎或触摸后变黑的野生菌，以及菌褶有浅绿色至青色色泽的野生菌，都应视为有毒菌类，切勿随意采摘和食用。

在识别野生菌的过程中，存在一些普遍的误解需要我们去了解并避免。一些流传于民间的鉴别方法，如用大蒜来测试或中和毒素，虽然在某些情况下可能提供一些参考，但它们的准确性并不总是有保障。因此，我们不应该仅仅依赖这些传统经验来判断野生菌是否安全。更可靠的方法是，我们应该结合之前的观察技巧和科学知识，全面分析野生菌的特性，以评估其安全性。

为了防止野生菌中毒的发生，我们应该优先选择那些在清洁环境中生长、颜色不显眼、形态自然、分泌物透明且气味正常的野生菌。对于那些外观异常或带有明显有毒特征的菌类，我们应该保持警惕，尽量避免接触和食用。在烹饪野生菌时，确保彻底煮熟是关键，这样可以分解掉可能存在的毒素。同时，如果对某种野生菌的安全性存有疑问，最安全的做法是避免食用。只有在我们完全确定野生菌安全的情况下，才能安心地享受它们的美味和营养价值。

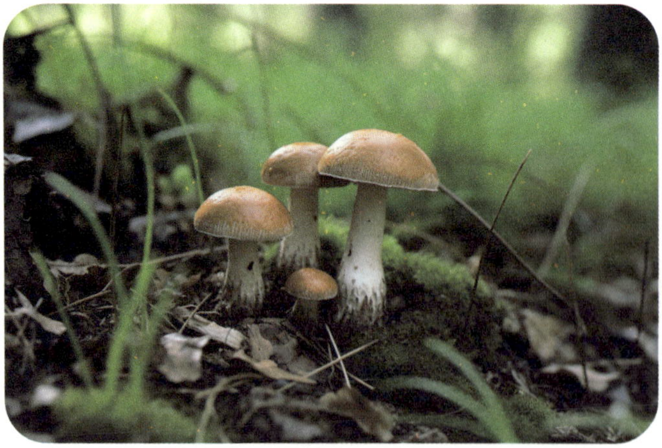

图 21　野生菌

8. 鱼胆不能吃

科学研究和医学界已经明确证实，鱼胆含有氢氰酸、组织胺和鲤醇硫酸酯钠等多种剧毒物质，这些物质的毒性极强，一旦摄入人体，会迅速导致严重的中毒症状。中毒者可能会遭受剧烈的恶心、呕吐、腹痛和腹泻等消化系统问题，情况严重时甚至可能危及生命。

在准备鱼类食材时，我们必须遵循严格的卫生和安全规范，采取谨慎的措施来确保鱼胆被彻底去除，从而避免对消费者造成健康上的威胁。处理鱼类时，每个步骤都需要细心操作，避免任何疏漏。如果不慎使鱼胆破裂，应立即进行彻底的清洗和消毒，防止毒素的传播和残留。

值得注意的是，鱼肉本身是一种营养价值极高的食品，它含有丰富的蛋白质、多种维生素和矿物质等对人体至关重要的营养素，对于保持身体健康具有重要作用。因此，在品味鱼肉美味的同时，我们更应重视鱼胆的正确处理，确保食品的安全性和健康性。

9. 河豚美味，但需谨慎处理

河豚这道具有东方特色的佳肴，以其独有的鲜美口感和营养价值闻名遐迩。但是，享受它的美味并非易事，因为河豚的处理需要极为专业的技巧和丰富的经验。任何想要品尝河豚的人，都必须对这种食材保持警惕和谨慎。

河豚之所以美味，是因为它肉质独特，口感细腻。无论是采用红烧、清蒸还是煲汤的烹饪方式，都能够完美地展现出河豚的鲜美。然而，这种食材的美丽背后，却隐藏着极大的风险。河豚的卵巢、肝脏、肾脏和血液等部位含有一种强烈的神经毒素，如果处理不当，可能会引起严重的健康问题，甚至危及生命。

为了能够安全地享用河豚，其必须由专业人士进行处理。只有具备深厚烹饪经验和专业技能的厨师，才能确保河豚的毒素被完全去除。他们在处理过程中需要精确控制切割的位置和深度，任何微小的疏忽都可能导致风险。同时，厨师们还需要对河豚的毒性有充分的了解，以便在处理时能够及时识别并去除有毒部位。

除了专业处理，适量食用也是保证健康的重要原则。虽然河豚的美味令人难以抗拒，但过量食用可能会给身体带来不适。因此，在品尝河豚的美味时，我们也应该注意自我节制，避免因过量食用而带来的潜在风险。

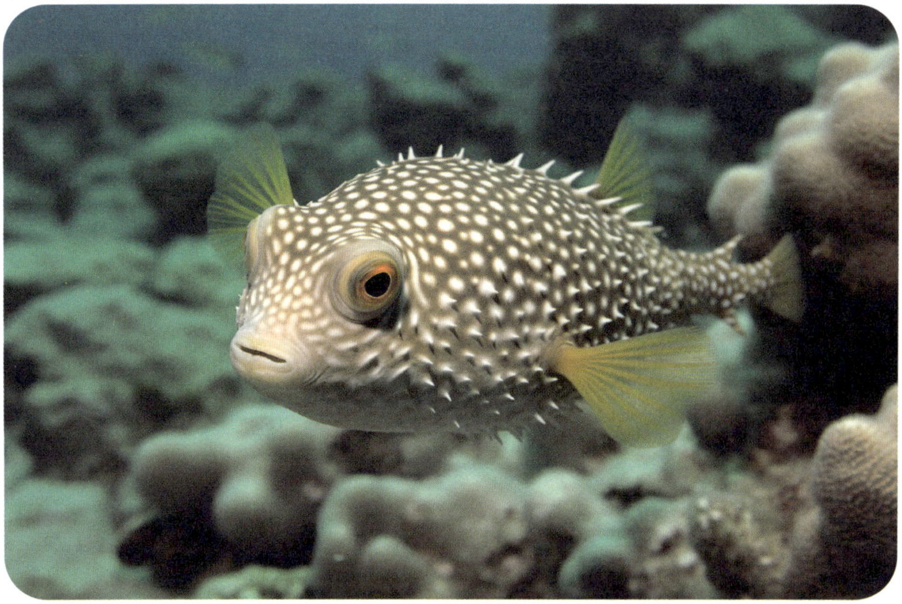

图 22　河豚

知识窗

如何正确处理河豚?

处理河豚时，由于河豚含有剧毒，必须谨慎行事以确保安全。以下是处理河豚的详细步骤。

（1）准备阶段

使用流动的水清洗河豚，去除体表的黏液和杂质。

准备好必要的工具，如尖刀、剪刀、毛巾等。

确保操作环境干净，并穿戴好防护装备，如手套、口罩等，以防止毒素接触皮肤或吸入。

（2）处理鱼鳍和眼睛

用剪刀剪去鱼鳍，注意不要剪破鱼身。

用毛巾轻轻按住鱼头，用尖刀或剪刀小心去除鱼眼。

（3）去皮

使用尖刀，在鱼皮与鱼肉之间小心插入，并沿着鱼身逐渐将鱼皮与鱼肉分离。

在整个去皮过程中，要确保鱼皮和鱼肉不破损，以避免毒素渗入鱼肉。

（4）去内脏

打开鱼腹，小心取出所有内脏，注意不要弄破内脏，以防止毒素释放。

特别注意要取出鱼头和鱼骨中的血液和体液，这些是毒素的主要来源。

（5）反复清洗

用流动的水反复冲洗鱼肉，确保去除所有血液、体液和残留的内脏碎片。

清洗过程要仔细，确保没有遗漏。

（6）检查与销毁

在料理前至少检查两次，确保已经将有毒的器官全部去除。

将所有有毒部分（如鱼皮、内脏等）妥善销毁，以防误用。

（7）烹饪处理

河豚烹饪方式多样，但无论采用何种方式，都必须确保鱼肉完全熟透。

高温能够有效地破坏河豚体内的神经毒素，使其失去毒性。

尽管上述步骤可以大大减少河豚毒素的风险，但河豚处理仍然是一项高风险的任务。因此，强烈建议非专业人士不要尝试自行处理河豚，而应寻求专业厨师或河豚处理专家的帮助。此外，食用河豚时应选择正规的餐馆或供应商，确保安全。如果在处理或食用河豚后出现任何不适症状，应立即就医并告知医生河豚的食用史，以便及时得到治疗。

10. 这些食物不能一起吃

（1）土豆和香蕉

土豆是我们餐桌上经常出现的食物，香蕉又是我们经常吃的水果，或许很多人都不知道他们一起食用会产生副作用。如果两样食物一起食用或食用的时间没有相隔十五分钟的话，两者所含有的元素会发生化学作用并产生一定的毒素。这些毒素会导致人们长斑。

（2）鸡蛋和糖

在日常生活中，鸡蛋和糖可以一起吃，两者一起吃不会产生不良反应，也不会破坏彼此的营养成分。但需要注意的是，在高温下，鸡蛋中的氨基酸与糖会发生反应，形成不易被人体消化吸收的物质。因此，不建议在加热鸡蛋时加入糖。此外，鸡蛋和糖都是高蛋白、高热量的食物，老人、孕妇和高血糖患者应谨慎食用。

（3）蜂蜜和豆腐

豆腐味甘、咸、性寒、有小毒，能清热散血，下大肠浊气。蜂蜜甘凉滑利，且含多种酶类，豆腐中又含有多种矿物质，植物蛋白及有机酸，二者混食易产生不利于人体的生化反应。所以吃了豆腐后，不能食用蜂蜜，更不宜同时食用。

（4）白萝卜和胡萝卜

很多人喜欢用红白萝卜煮汤，殊不知白萝卜中维生素 C 含量非常高，但若和胡萝卜一起混吃，就会损失掉很多维生素 C。因为胡萝卜中含有一种抗坏血酸解酵素，它会把白萝卜中的维生素 C 破坏掉，也会有败血症的出现。

（5）哈密瓜和香蕉

因为哈密瓜含糖量在 15% 左右，钾离子含量相当高。香蕉含钾也很丰富，据检测，每 100g 香蕉含钾 283~472mg。因此，肾衰者尿少时不宜同食含钾量都高的香蕉和哈密瓜，避免雪上加霜。

（6）虾和富含维生素 C 的食物

虾肉中含有高浓度五价砷化合物，其本身对人体无害，但若同时服用大量维生素 C 时，五价砷会被还原成三价砷，也就是三氧化二砷，俗称“砒霜”，会导致急性砷中毒。富含维生素 C 的水果有柠檬、柑橘等。富含维生素 C 的蔬菜有西红柿，胡萝卜，青椒等。

（7）虾和鞣酸含量较多的食物

虾肉含有较高的蛋白质、钙、磷等营养素，如果同含鞣酸量较高的食品一起吃，不仅会降低虾肉的营养成分，而且会使其中的钙类与鞣酸结合。生成一种不易消化的物质，导致呕吐、头晕、恶心、腹痛等症状。鞣酸含量较多的水果有柿子、葡萄、石榴、山楂等。鞣酸含量较多的饮料有各类茶水。鞣酸含量较多的蔬菜有空心菜等。

（8）牛奶与柑橘类水果

牛奶以其丰富的优质蛋白质和钙质而著称；柑橘类水果含有较多的柠檬酸。如果两者同时食用，柠檬酸可能会与牛奶中的钙质和蛋白质发生反应，引起蛋白质凝固，这不仅可能减少牛奶中营养成分的吸收，还可能引起消化不良，导致胃部不适。

（9）豆腐与蜂蜜

豆腐作为豆制品的代表，富含蛋白质和矿物质；蜂蜜被誉为天然的滋补佳品，具有养颜美容、润肠通便等功效。然而，这两种食物并不适合一起食用，因为豆腐中的矿物质和有机酸可能与蜂蜜中的酶类物质发生不良反应，长期这样食用可能对健康不利。

（10）葱类与蜂蜜

葱类蔬菜通常带有辛辣味；蜂蜜味道甘甜。尽管它们在口味上形成鲜明对比，但从营养学角度来看，葱类和蜂蜜是相克的。同时食用这两种食物可能会对眼睛健康产生不良影响，特别是视力较弱的人应避免这种搭配。

（11）牛肉与红糖

牛肉是优质蛋白质的重要来源；红糖含有多种矿物质和微量元素。但是，牛肉中的蛋白质可能与红糖中的某些成分发生反应，生成对人体有害的化合物，长期食用可能对身体健康造成不良影响。

（12）螃蟹与柿子

螃蟹含有丰富的蛋白质和钙质；柿子含有较多的鞣酸。如果同时食用螃蟹和柿子，鞣酸可能与螃蟹中的蛋白质发生反应，形成难以消化的物质，引起腹痛、呕吐等消化不良症状。

（13）鸡蛋与豆浆

鸡蛋是优质蛋白质的重要来源；豆浆富含植物蛋白和多种维生素。两者同吃时，鸡蛋中的蛋白质可能与豆浆中的胰蛋白酶发生作用，这可能降低两者的营养价值，并可能引起腹泻等症状。

（14）菠菜与豆腐

菠菜含有大量的草酸；豆腐富含钙质。两者同吃时，菠菜中的草酸可能与豆腐中的钙质结合，形成草酸钙沉淀，这会影响人体对钙的吸收，长期这样可能导致缺钙问题。

（15）羊肉与南瓜

羊肉性温热，具有滋补作用；南瓜含有较多的维生素 C。两者同吃时，羊肉中的脂肪可能会与南瓜中的维生素 C 发生反应，破坏维生素 C 的结构，降低其营养价值。

（16）茶叶与鸡蛋

这对看似普通的组合，其实并不宜同时食用。茶叶中含有大量的鞣酸，鸡蛋中的蛋白质非常丰富。当茶叶中的鞣酸与鸡蛋中的蛋白质结合时，会形成一种不易消化的凝固物质，这不仅影响人体对蛋白质的吸收，还可能导致消化不良或腹泻等问题。

（17）海带与猪血

海带富含碘元素，有助于调节人体甲状腺功能；猪血具有补血养身的作用。然而，当两者同时摄入时，海带中的钙质可能会与猪血中的某些成分发生反应，影响钙的吸收，甚至可能产生不利于健康的物质。

（18）萝卜与水果

萝卜富含维生素 C 和多种酶类，有助于促进消化和增强免疫力；水果中含有丰富的果酸。当萝卜与水果同时食用时，果酸可能会破坏萝卜中的维生素 C，降低其营养价值。

（19）香蕉与芋头

香蕉富含钾元素，对于维持心脏功能和血压稳定至关重要；芋头是一种常见的根茎类蔬菜，富含淀粉和膳食纤维。然而，香蕉和芋头一起食用可能会导致胃部不适，因为芋头中含有较高的淀粉，容易与香蕉中的某些成分产生反应，增加胃肠负担。

（20）甲鱼与苋菜

甲鱼富含优质蛋白质和多种微量元素，对于滋补身体有很好的效果；苋菜是一种常见的绿叶蔬菜，富含维生素和矿物质。然而，甲鱼与苋菜同时食用可能会导致消化不良或食物中毒，因为它们之间可能产生某种不利于人体健康的化学反应。

11. 去除农药残留有妙招

确保我们食用的农产品安全无农药残留是保障健康的重要一环。幸运的是，有一些实用而有效的方法可以帮助我们在日常生活中减少这些潜在风险。

（1）浸泡水洗法

这种方法简单易行，适用于家庭日常清洗蔬菜。将蔬菜浸泡在清水中，轻轻搅动，利用水流的冲刷作用去除表面的污垢和农药。浸泡时间可以根据蔬菜的种类和农药残留的程度来调整，一般建议 20 至 30 分钟。这种方法虽然不能彻底去除所有农药，但能有效降低其含量，减少对身体的潜在危害。

（2）碱水浸泡法

利用碱性溶液的化学性质，这种方法可以有效破坏农药的化学结构，使其失去活性。将蔬菜或水果放入碱水中浸泡，可以去除农药残留。但使用时需控制浸泡时间和碱水的浓度，以免对食物造成损害。对于皮厚的蔬菜或水果，去皮也是一种有效的去除农药的方法。去皮后，应彻底清洗剩余部分，确保食用安全。

（3）开水漂烫清洗法

这种方法利用高温破坏农药的活性。将蔬菜放入开水中煮一段时间，可以有效去除农药残留。但需注意控制煮的时间和温度，以避免破坏蔬菜中的营养成分。

（4）淘米水浸泡清洗法

这是一种环保且有效的方法。淘米水中含有的天然成分能够分解农药。将蔬菜或水果浸泡在淘米水中，可以有效去除农药残留。

（5）盐水清洗法

在清水中加入适量的食盐，利用盐分的渗透作用来去除农药残留。这种方法简单易行，且不会对蔬菜或水果造成损害。

（6）清水小苏打面粉去除法

这是一种综合性的去除农药残留方法。将小苏打和面粉加入清水中，搅拌均匀后用于浸泡水果，如葡萄、樱桃等。小苏打能够中和农药的酸性，面粉则能够吸附农药残留，二者共同作用，能够更彻底地去除农药残留。

尽管这些方法可以有效地去除农药残留，但并不能完全去除所有的农药。因此，我们在选择农产品时，应该选择有信誉的供应商，尽量购买有机或无农药残留的农产品。同时，在食用前进行适当的处理和烹饪也是非常重要的。此外，多样化的饮食和适量摄入也是保持健康的重要因素。通过采用这些妙招，我们可以更好地保护自己和家人的健康，享受更加安心和美味的饮食生活。

12. 食物中毒怎么办？

当食物中毒这一紧急状况发生时，保持镇定是至关重要的。我们需要采取一系列科学且有效的应对措施，以保障受害者的安全和健康。

一旦识别出食物中毒的迹象，应立即停止食用可疑食物，并彻底清除所有可能污染的食物。这些食物可能表现出异味、变色或其他异常迹象，这些都可能是健康风险的信号。这时应迅速将其从餐桌上移除，可以防止其他食用者受到危害。

食物中毒后，我们应密切监测并记录受害者的症状。食物中毒的典型症状包括恶心、呕吐、腹泻和腹痛等消化系统问题，也可能包括发热、头痛和乏力等全身性反应。由于症状的严重性和持续时间因人而异，详细的记录对于医生进行准确诊断非常有帮助。

如果症状严重或持续恶化，应立即寻求医疗帮助。在前往医院的途中，应尽量保持受害者情绪平稳，避免剧烈活动或情绪波动，这可能会加重症状。同时，适量补充水分是必要的，但应避免饮用含咖啡因或其他刺激性成分的饮料。

如果可能，建议保留一些可能导致中毒的食物样本。这些样本对医生或卫生部门来说非常重要，有助于快速确定中毒的原因，并制定相应的治疗策略。

到达医院后，受害者将接受医生的全面检查。医生会综合考虑症状和食物样本等信息，以确定中毒的原因和严重程度。在此过程中，我们应积极与医生合作，提供准确信息，帮助医生做出正确的诊断和治疗决策。

在治疗过程中，遵循医生的指导至关重要，这能确保受害者能够得到及时和有效的治疗。此外，治疗结束后，我们还应关注预防措施，通过分析食物中毒的原因，制定预防策略，防止未来发生类似事件。这可能包括加强食品的妥善储存和烹饪卫生，定期清洁冰箱和厨房，以及避免购买或食用过期和变质食品等措施。

总之，食物中毒是一种紧急状况，需要我们迅速应对并采取有效措施。通过立即停止食用并清除可疑食物、观察并记录症状、及时就医、保留食物样本、遵循医生建议以及加强预防措施等步骤，我们可以最大程度地降低食物中毒带来的危害，保障自己和家人的健康与安全。

参考文献

[1] 世界卫生组织 . 空气质量指南 [Z]. 世界卫生组织，2006.

[2] 张华，李明 . 环境化学与人体健康 [M]. 北京：科学出版社，2010.

[3] 李红梅，张建华 . 绿色化学原理与应用 [M]. 上海：上海交通大学出版社，2012.

[4] 国家卫生健康委员会 . 中国居民膳食营养素参考摄入量 [M]. 北京：中国协和医科大学出版社，2018.

[5] 刘伟，张强 . 现代药物化学与合理用药 [M]. 南京：东南大学出版社，2013.

[6] 世界卫生组织 . 室内空气质量指南 [Z]. 世界卫生组织，2010.

[7] 国家卫生健康委员会 . 抗生素临床应用指导原则 [M]. 北京：人民卫生出版社，2015.

[8] 中国营养学会 . 中国居民膳食指南 [M]. 北京：人民卫生出版社，2016.

[9] 杨月欣，葛可佑 . 中国营养科学全书 [M]. 北京：人民卫生出版

社，2019.

[10] 刘政，张立实 . 食物营养与健康 [M]. 北京：中国轻工业出版社，2018.

[11] 李宁，张片红 . 特殊人群营养支持指南 [M]. 北京：人民卫生出版社，2017.

[12] 赵法伋 . 食品安全与健康 [M]. 北京：中国农业出版社，2017.

[13] 张文，刘烈刚 . 食品化学 [M]. 北京：中国轻工业出版社，2019.

[14] 王陇德，马冠生 . 营养与疾病预防：营养与健康系列科普 [M]. 北京：人民卫生出版社，2018.

[15] 孙长颢 . 营养与食品卫生学 [M]. 北京：人民卫生出版社，2017.

[16] 马玉海，苏佳灿，丁晋彪，等 . 运动与健康 [M]. 北京：清华大学出版社，2015.

[17] 赵丽华 . 饮食、运动与养生 [M]. 南京：东南大学出版社，2017.

[18] 张晓峰 . 心理养生与自我调节 [M]. 北京：中国中医药出版社，2016.

[19] 吴志宏 . 睡眠与健康 [M]. 杭州：浙江大学出版社，2015.

[20] 王晓东 . 情绪管理与健康 [M]. 上海：上海交通大学出版社，2019.

[21] 王丽，赵强 . 心理障碍的成因分析与应对策略 [M]. 北京：科学技术出版社，2021.

[22] 陈可明 . 健康心理学 [M]. 北京：科学出版社，2018.

[23] 文丹枫，韦绍锋 . 互联网 + 医疗：移动互联网时代的医疗健康革命 [M]. 北京：中国经济出版社，2015.

[24] 陈金雄 . 互联网 + 医疗健康：迈向 5P 医学时代 [M]. 北京：电子工业出版社，2015.

[25] 动脉网蛋壳研究院 . 区块链 + 医疗：新技术赋能医疗的应用与未来 [M]. 北京：中国经济出版社，2019.

[26] 王晓峰 . 食品安全与健康生活 [J]. 食品科学，2015，36（9）：1–5.

[27] 张爱珍 . 食物中毒预防与控制 [J]. 中国食品学报，2015，15（4）：1–5.

[28] 陈志钢 . 室内环境与健康 [J]. 环境与健康，2016，33（4）：1–4.

[29] 张晨，侯淑花 . 营养与健康综述 [J]. 中华护士杂志，2014，49（4）：311–314.

[30] 陈思，刘洋 . 情绪管理：做情绪的主人 [J]. 心理与健康，2019，（6）：52–55.

[31] 赵敏，周杰 . 应对挫折的心理策略 [J]. 心理月刊，2022，17（4）：44–47.

[32] 刘波，陈晨 . 人际关系对心理健康的影响 [J]. 社会心理科学，2021，（2）：105–108.

[33] 周涛，吴凡 . 心理偏差及其在日常生活中的表现 [J]. 心理探索，2023，（1）：30–33.

[34] 吴亮，张华 . 积极心理学视角下的自我激励策略 [J]. 心理技术

与应用，2020，8（3）：122–125.

[35] 张文，李强．心理健康与应对策略 [J]. 心理科学进展，2020，28（2）：335–344.

[36] 张华，李明．心理健康与生理健康的关系研究 [J]. 心理科学，2020，43（2）：355–361.

[37] 刘伟，张华．运动与心理健康的关系研究综述 [J]. 体育科学研究，2021，41（3）：82–90.

[38] 黄宇．传统养生文化与现代生活 [J]. 中华中医药杂志，2020，35（7）：1852–1854.

[39] 李红梅．时辰养生法的现代解读 [J]. 中医杂志，2019，60（9）：738–740.

[40] 周建华．音乐治疗在心理健康中的应用 [J]. 音乐时空，2018，（12）：45–47.

[41] 环境保护部．环境空气质量标准（GB 3095–2012）[S]. 北京：环境保护部，2012.

[42] 区苏娜，葛乐昕，范雯，等．区块链技术在数字医疗与健康中的应用进展 [J]. 数字医学与健康，2024，2（2）：119–123.

贵 州 省 科 普 丛 书
贵州省科协科普作品专项经费资助

贵州省哲学社会科学创新工程资助项目
贵州省科技厅黔科合支撑[2023]一般092

健康多景图

心理与健康

朱 珠　方 乐◎著

新 华 出 版 社

图书在版编目（CIP）数据

心理与健康 / 朱珠，方乐著 .
北京 : 新华出版社 , 2024. 12. -- (健康多景图).
ISBN 978-7-5166-7677-6

Ⅰ . R395.6

中国国家版本馆 CIP 数据核字第 2024LE8263 号

前　言

当代社会，随着科技的飞速发展和人们健康意识的不断提升，健康问题已经成为全球关注的焦点。本书正是在这样的背景下应运而生的，旨在从多个角度深入探讨影响人类健康的各种因素，并提供科学的健康指导和建议。

当前，健康领域的研究已经从单一的生物医学模式扩展到了包括心理、社会、环境、生活方式等多方面的综合考量。随着互联网技术的广泛应用，健康信息的获取和传播变得更加便捷，但同时也给信息真实性和权威性带来了挑战。此外，化学制品在日常生活中的普遍使用、环境污染的日益严重、社会压力的不断增加，都对人们的健康产生了深远的影响。

本书旨在通过对健康相关领域的深入分析，揭示影响健康因素的内在联系，同时普及健康知识，增强公众的健康意识和提高自我保健能力，促进健康生活方式的形成，为构建健康社会贡献力量。

本书内容丰富，涵盖了化学与健康、营养与健康、运动与健

康、心理与健康、养生文化与健康，以及互联网技术与健康等多个层面。每一部分都从不同的角度出发，系统地介绍了相关领域的基础知识、研究进展、实用技巧和案例分析。

本书的编写具有以下特点：

（1）融合性。本书内容融合了医学、营养学、心理学、社会学等多个学科的研究成果，旨在全面解析健康问题。

（2）实用性。本书提供了大量适用于日常生活的健康指导和实用建议，如合理膳食、科学运动、情绪管理等。

（3）科学性。本书以最新的科学研究和权威数据为依据，确保所提供信息的准确性和可靠性。

（4）通俗性。本书以浅显易懂的语言解释复杂的健康概念，使读者能够轻松理解和掌握。

（5）时代性。本书特别关注互联网技术在健康领域的应用，如在线医疗、健康管理 App 等，体现了健康研究的时代性。

本书参考了各领域的相关专业知识，并结合丰富的实践经验，为读者提供了一份全面、深入、实用的健康指南。希望通过本书的阅读，帮助每一位读者更好地理解健康，掌握科学的健康方法，享受健康、快乐的生活。

作者

2024 年 8 月

目　录

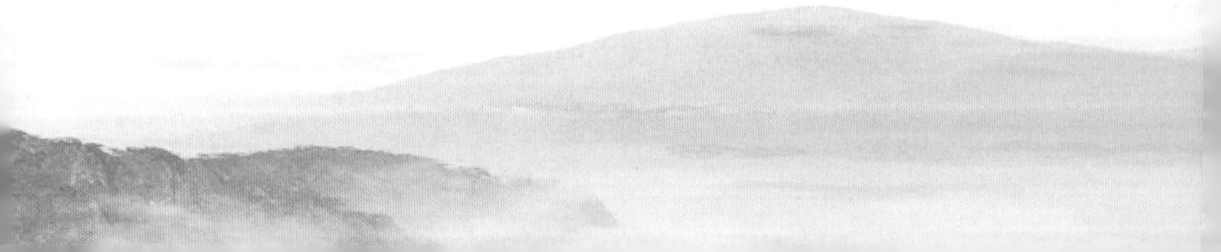

健康多景图

之心理与健康

心理与健康密切相关。心理状态影响身体健康，良好的心态有助于降低患病风险；反之，身体疾病也影响心理健康，可能导致心理问题。二者相互作用，共同影响人的整体健康状态。为保持心理与健康的平衡，需保持积极心态，采取健康生活方式，并增强社交能力。

一、初识心理健康

1. 何为心理健康

（1）定义及其表现

心理健康是一个涵盖了丰富内容的深层次状态。它不仅关乎个体心理层面的完整性，还牵涉到其内在世界的和谐与平衡。一个心理健康的人，往往能够全面而准确地认识自己，了解自己的优点和缺点，理解自己的情感和需求，并且拥有足够的自信去接受和欣赏自己。他们在面对生活的压力和挑战时，不仅能够冷静思考、理性分析，而且能够以积极乐观的态度去面对和解决问题。

心理状态的健康同样反映在个人情绪的调节上。一个心理状态良好的人，往往能够恰当地表达自己的情感，既不过分抑制也不过度释放。他们知晓如何调节自己的情绪并维持在一个平稳的水平，以防止情绪的波动对自己的日常生活和工作造成干扰。

在性格特点上，心理健康的人具有独特且健全的人格。他们的性格既不过于固执也不过于顺从，而是能够在不同的情境中展现出恰当的反应和立场。这样的性格使他们能够在多变的社会环境中灵活应对各种挑战和机遇。

自我调节能力也是心理健康的一个重要方面，指的是个人在面对诱惑、冲动和难题时，能够自我监督和调整自己的行为和思维，以符合社会标准和个人目标。一个心理健康的人通常能够准确评估自己的能力和价值，主动控制自己的行为，避免受到外界不利因素的影响，从而维持内心的平衡与和谐。

在社交适应能力上，心理健康的人同样表现出色。他们擅长与他人进行沟通和交流，能够理解并尊重他人的感受和需求。在社交场合中，他们能够展现出适当的情感和行为，获得他人的信任和尊重。这种优秀的社交适应能力使他们能够游刃有余地处理各种人际关系。

（2）维护心理健康的多元化途径

保持心理健康需要我们采取一系列不同的策略和行动。

第一，优生优育是心理健康的基石。我们应选择合适的伴侣，以预防遗传疾病的发生，为子女的健康成长打下坚实的基础。同时，家庭氛围对个体的心理健康同样至关重要。我们应致力于营造一个和睦、稳固、充满爱的家庭环境，为个体提供必要的安全感和归属感。

第二，环境的优化是维护心理健康的关键途径之一。我们应努力创造一个积极的社会环境，以减少不良因素对个体心理健康的潜在影响。包括减少噪音和空气污染等环境问题，同时加强社会文明的建设，提升社会道德标准，降低社会矛盾和冲突。

第三，心理修养对于提升心理健康水平至关重要。通过阅读、学习和实践，我们可以不断提升自己的心理素质和应对逆境的能力。例如，阅读心理学书籍有助于我们更深入地理解自己和他人；参与心理健康相关的活动可以教会我们如何更有效地管理情绪和行为；实际应用所学知识有助于提高我们的心理韧性。

第四，接受心理教育同样至关重要。通过心理教育，我们可以掌握心理健康知识，学习自我调节和心理调适方法，从而更好地维护自己的心理健康。例如，学校可以设置心理健康课程，帮助学生了解相关知识；社区可以组织心理健康讲座和活动，提升居民的心理健康水平；医院可以提供专业的心理咨询和治疗服务，帮助患者解决心理问题。

第五，面对心理问题时，应勇于寻求帮助，而不是回避或拖延。寻求专业的心理咨询或治疗可以有效缓解心理问题，预防心理疾病的发生。同时，通过与亲友交流分享个人的感受和经历，可以获得他们的支持和帮助，更好地面对生活中的挑战和困难。总的来说，维护心理健康是一个长期而持续的过程，需要我们不懈努力、积极应对各种挑战，并采取适当措施来提升自己的心理健康水平。

2. 何为心理异常

（1）定义

心理异常指的是个人在心理活动的不同领域中出现的明显异常情况。这些异常可能包括个人的思维模式、情感体验、认知功能以及行为表现等多个方面。具体来说，个体在感知、记忆、思考、情绪反应、行为等方面与常人有显著差异，难以按照社会普遍接受的标准和方法进行自我调节和适应。这种异常可能由个体的生理问题引起，如脑部疾病或功能障碍，或由长期的心理压力、创伤等心理因素导致。这些因素使个体在理解自己的心理状态和行为表现时感到非常困难。

（2）特点

第一，严重缺乏自我认知。心理异常的个体往往在内心深处对自己心理活动的认识和理解不足。他们可能对自己的情感反应、思维过程和行为感到困惑和迷茫，甚至无法识别。与常人相比，他们更难以意识到自己心理状态和行为的变化，或者即使意识到了，也难以理解其背后的原因和意义。

第二，情绪与行为的显著异常。心理异常的个体在情绪和行为上通常有显著的异常表现。他们可能长期处于过度焦虑或深陷抑郁之中。他们的行为可能异常，如无故的攻击性行为或反复自伤、自我破坏。这些情绪和行为的异常不仅给个体带来痛苦和困扰，也严重影响了他们的社交和日常生活。

第三，社会适应的严重困难。心理异常的个体在适应社会环境时面临重大挑战。他们可能无法理解或接受社会规则和标准，难以与他人建立正常的人际关系，也无法完成一些基本的社会任务。这种社会适应问题导致他们在社会中处于边缘位置，容易遭受排斥和歧视，进一步加剧了他们的心理问题。

（3）风险提示

心理异常不仅是个人问题，也是一个需要关注的社会问题。它严重威胁到个体的身心健康和幸福感，对社会的和谐稳定也构成挑战。因此，我们应高度重视心理异常的预防和治疗。一旦发现身边的人有心理异常的迹象，应鼓励他们及时寻求专业的心理援助和治疗，防止问题恶化。同时，我们也需要通过宣传教育提高公众对心理健康的认识，共同营造一个更加关注心理健康、支持心理康复的社会氛围。

3. 心理健康标准

心理健康标准是一个全面且细致的多维度评估体系，它涵盖了个体在心理层面的多个方面。以下是对心理健康标准的详细解释。

（1）智力均衡且正常

智力不仅关乎学术成就，还涵盖了逻辑思维、空间认知、语言理解等多项能力。心理健康的个体应展现出全面的智力发展，并且这些能力在日常生活中得到平衡的应用。

（2）情绪积极且稳定

心理健康的个体应能有效控制自己的情绪，维持情绪的稳定性。他们面对挑战时能保持积极态度，即便遇到难题也能保持乐观和积极的心态。

（3）意志果断且坚定

坚定的意志有助于个体在逆境中持续前行，而果断的决策能力有助于个体抓住机遇。心理健康的个体应具备这样的意志品质，确保自己的行为与目标相一致。

（4）行为规范且协调

心理健康的个体在行为上应与自己的环境、身份和角色相符。他们的行为应符合社会规范，同时保持个性和独特性。

（5）人际关系广泛且和谐

人际关系是日常生活的重要组成部分。心理健康的个体应能建立良好的人际关系，包括与家人、朋友、同事等的和谐相处，并拥有广泛的社交圈，以更好地适应社会环境。

（6）反应灵活且适度

心理健康的个体在面对外界刺激时应能保持适度的反应。他们不会过于敏感或迟钝，而是能根据情况灵活调整自己的反应方式。

（7）心理特征与年龄相称

不同年龄阶段的个体具有不同的心理特征。心理健康的个体应表现出与自己年龄阶段相适应的心理特征，包括认知、情感、意志等方面。

（8）自我认知清晰且接纳

心理健康的个体应对自己有清晰的认识，包括自己的优点和不足。他们应能接纳自我，保持自尊和自信，并不断努力改善自己的不足。

（9）环境适应能力强

现代社会环境复杂多变，心理健康的个体应具备强大的环境适应能力。他们应能主动适应环境变化，调整自己的心态和行为，以更好地应对各种挑战和机遇。

（10）人格完整且和谐

人格是一个人的整体精神面貌，包括气质、性格、个性倾向性、个性心理特征等方面。心理健康的人应该具有完整、和谐的人格结构，表现出稳定的情绪、正确的自我认知、良好的人际关系等特点。同时，他们还应该能够不断发展和完善自己的人格，以实现个人的全面发展和社会的和谐进步。

4. 心理健康与生理健康的关系

心理健康与生理健康之间存在着密切且复杂的联系。它们相互影响，共同构成了一个人的整体健康状态。以下是对二者关系的深入探讨。

（1）心理状态对生理健康的影响

积极的心理状态有助于促进生理健康。乐观、开朗的人往往拥有更强的免疫系统，能够更好地抵抗疾病。相反，长期的压力、焦虑和抑郁不仅会削弱免疫系统，还可能导致心脏病、高血压等生理问题。

（2）生理状况对心理健康的作用

生理健康同样对心理健康有着显著的影响。身体健康的人通常拥有更高的生活满意度和幸福感。慢性疾病或身体不适则可能引发情绪问题，如焦虑、抑郁和自我价值感的下降。

（3）情绪与身体健康的相互作用

情绪状态直接影响人的生理反应。例如，长期的压力会导致皮质醇水平升高，影响心脏和血管健康。同时，情绪波动还可能影响睡眠质量，进而影响身体的恢复和修复过程。

（4）心理健康的生理表现

许多心理健康问题，如焦虑症和抑郁症，都有其生理表现，如疲劳、头痛、消化问题等。因此，识别和治疗这些心理健康问题对改善生理健康水平至关重要。

（5）生活方式的共同影响

健康的生活方式对心理健康和生理健康都有积极影响。均衡饮食、规律运动、充足睡眠和积极的社交活动不仅能够提升情绪，还能够降低患多种疾病的风险。

（6）心理健康的生理治疗

心理疾病的治疗往往涉及生理干预，如药物治疗可以调节大脑化学物质，改善情绪状态。此外，物理治疗、生物反馈等方法也常用于治疗某些心理疾病。

（7）心理干预对生理健康的促进

心理干预，如认知行为疗法、冥想和放松技巧，已被证明可以降低血压、改善心脏功能和提高应对压力的能力。这些方法有助于改善生理健康，减少医疗干预的需求。

心理健康与生理健康是相互依存的。通过维护积极的心理状态，我们可以促进生理健康；反之，通过改善生理健康，我们也能够提升心理福祉。因此，我们应该采取全面的方法来关注和改善自己的健康状况，包括培养健康的生活方式、寻求社会支持、接受心理健康教育和及时寻求专业帮助等。通过这些措施，我们可以朝着更加健康和充实的生活迈进。

5. 心理健康教育的重要性

在当今社会，心理健康教育的重要性日益凸显。随着生活节奏的加快和社会竞争的加剧，人们面临着越来越多的压力和挑战。在此背景下，心理健康教育不仅能够帮助个人应对压力，预防心理问题，还能够促进个人的整体发展和社会的和谐稳定。

（1）有助于提高个人的自我认识

心理健康教育有助于提高个人的自我认识。通过学习心理健康知识，人们可以更好地了解自己的情感和行为模式，认识到自己的长处和短板。自我认识是个人成长和发展的基础，也是实现自我价值和目标的前提。

（2）可以预防心理问题的发生

心理健康教育可以预防心理问题的发生。在现代社会，人们面临着各种压力，如工作压力、人际关系压力、经济压力等。这些压力如果得不到有效的管理和释放，很容易导致心理问题，如焦虑、抑郁等。心理健康教育提供了一种预防机制，帮助人们学会识别和应对压力，从而减少心理问题的发生。

（3）有助于促进情绪管理

心理健康教育还有助于促进情绪管理。情绪管理是个人心理健康的重要组成部分，也是应对生活挑战的关键能力。通过心理健康教育，人们可以学到有效的情绪管理技巧，如深呼吸、正念冥想、情绪释放等。这些技巧可以帮助人们在面对压力和挑战时保持冷静和理性，从而更好地应对问题。

（4）能够增强个人的社交能力

心理健康教育还能够增强个人的社交能力。在人际交往中，沟通和理解是非常重要的。心理健康教育可以帮助人们学习如何与他人有效沟通，如何理解和尊重他人的情感和需求。这种能力不仅有助于建立和维护良好的人际关系，还能够减少冲突和误解，促进社会和谐。

（5）对个人的学习和工作表现有着积极的影响

心理健康教育对个人的学习和工作表现也有积极的影响。心理健康状态良好的人通常能够集中注意力，更有效地解决问题。这种状态有助于提高学习和工作效率，从而更好地实现个人发展和职业成就。

（6）有助于提供支持系统

心理健康教育还有助于提供支持系统。在面对心理困扰时，人们往往需要寻求帮助和支持。心理健康教育可以帮助人们认识到这一点，并提供寻求帮助的途径和方法。这种支持系统不仅有助于个人克服心理困扰，还能够促进社会对心理健康问题的关注和理解。

（7）减少对心理健康问题的污名化

在很多情况下，人们对心理健康问题存在误解和偏见，导致很多需要帮助的人不敢寻求帮助。通过心理健康教育，人们可以更加客观和理性地看待心理健康问题，减少污名化，鼓励更多的人寻求帮助。

（8）有助于培养个人的韧性

心理健康教育还有助于培养个人的韧性。在面对生活挑战和变化时，韧性是非常重要的品质。心理健康教育可以帮助人们学习如何适应变化，如何从挫折中恢复和成长。这种韧性不仅有助于个人应对生活中的困难，还能够促进社会的稳定和发展。

（9）促进社会和谐

心理健康教育对于促进社会和谐具有重要意义。通过心理健康教育，我们可以建立一个更加包容、理解和支持的社会环境，从而促进社会的和谐与进步。

总之，心理健康教育对于个人和社会都具有重要的意义。它不仅能够帮助人们应对压力，预防心理问题，还能够促进个人的整体发展和社会的和谐稳定。因此，我们应该重视心理健康教育，将其纳入教育体系，让每个人都能够获得必要的知识和技能来维护自己的心理健康。

二、悦纳自我，快乐成长

1. 发现自我，认识自我

“发现自我，认识自我”并非一蹴而就的过程，而是一场既深刻又富有意义的内心之旅。它涉及我们对自己内心世界细微之处的洞察与领悟，需要我们用耐心和勇气去揭开那些未知的神秘面纱。

（1）内省

在内省阶段，我们当沉静内心，宛如于波澜不惊的湖面之上轻轻投掷一颗晶莹的石子。随着石子的入水，一圈圈细微的涟漪逐渐扩散，它们缓缓地、轻柔地揭开我们内心的深层面纱。我们应当悉心审视自己的思维脉络、举止行动和内心感受，如此便能更加细腻地探索自我，挖掘出那些潜藏在日常琐事之下，真实而深沉的想法与渴望。这样的反思不仅让我们更全面地认识自己，也为未来的成长与转变奠定坚实的基础。

（2）倾听内心

内心的声音，往往蕴含着最真挚、最原始的讯息。它们时而如轻风般悄然拂过，给予我们宁静与启示；时而又如狂风暴雨般猛烈，揭示出我们内心深处的渴望、恐惧、期许与憧憬。我们必须静下心来，全心全意地去聆听，去品味这些声音所承载的深意，从而把握自己的欲望、直面内心的恐惧、拥抱心中的希望、追寻那些璀璨的梦想。只有当我们真正沉下心来，倾听内心的呼唤，我们才能找到那一条真正属于我们自己的道路，走向更加明亮、更加真实的未来。

（3）接受反馈

在探寻自我、深化自我认知的旅程中，从他人那里汲取反馈无疑是一条关键的路径。然而，这条路径并非坦途，需要我们以一颗开阔且包容的心态去行走。我们需要敞开心扉，以真诚的态度去聆听，以谦逊的姿态去接受他人的意见和建议。这些反馈就像是一面清晰的镜子，映照出我们在他人眼中的形象，揭示出我们自身的优点与不足，从而让我们有机会从一个全新的角度去审视、理解和完善自己。通过这一过程，我们不仅能更全面地了解自己，还能在成长的道路上不断前行，逐步塑造一个更加完善的自我。

（4）探索兴趣

生活就像是一幅细腻的织锦，各种颜色交织、交融，形成了无比丰富的画面。在这幅画卷中，我们的兴趣无疑是那些最鲜明、最夺目的色彩。通过勇敢地去探索未知，比如投入地学习一项全新的技艺、热忱地参与一场别开生面的活动，或是怀揣好奇之心踏入一个未曾涉足的领域，我们得以逐渐发掘自己内心深处的兴趣所在。这些发现不仅点亮了我们人生的方向，而且激发了我们的激情与动力，使我们在追寻的过程中充满了期待与欢乐。每一次新的尝试，都像是为我们的织锦添加了独特且鲜艳的色彩，使之更为丰富，更为绚丽多彩。这些丰富的经历不仅仅加深了我们对自身的理解，更为我们的人生旅程增添了无尽的色彩与乐趣。

（5）面对挑战

挑战是成长的肥沃土壤，更是我们深入探索自我内心世界的一扇窗。当我们遭遇困难和挑战时，不应退缩，而应怀揣勇气，直面其锋芒。每一次的挑战都是一次锻炼，它们不仅为我们的心灵磨砺出坚韧的铠甲，更为我们的人生积累下宝贵的财富——经验与教训。这些挑战如同镜子一般，映照出我们内心深处的性格特质与潜在能力。它使我们清晰地看到自己的强项，犹如繁星点缀的夜空，璀璨而耀眼；同时也揭示出我们仍需雕琢的短板，如同待磨的璞玉，等待着我们去发掘和磨砺。通过不断地与挑战交锋，我们得以更深入地了解自我，更全面地认识自我。我们的内心因此变得更为强大，意志因此变得更为坚韧。就像凤凰涅槃，我们在挑战中蜕变，最终成为更加优秀、更加坚韧的自我。

（6）了解价值观

价值观犹如明灯，在我们生活的道路上熠熠生辉，为我们的行动指引着方向。它不仅在我们做出重要决策时给予我们指导，更是我们在实践中不可或缺的伙伴。当我们清晰明确地认识到自己的价值观时，我们就能更加深刻地洞察自己内心深处的动机与渴望，从而使我们的行动更具目的性和动力。同时，这种深入的理解也能帮助我们在人生的旅途中保持一种坚定的信念，无论遇到何种困难与挑战，都能保持清晰的方向和坚韧不拔的毅力。

（7）记录生活

写日记或记录生活，无疑是一种十分有益的习惯。它赋予我们捕捉生活中那些稍纵即逝的瞬间感受与深度思考的能力。这些珍贵的记录如同历史的痕迹，每一页都承载着我们的经历，每一次落笔都凝固了我们的思绪。当我们翻阅这些记录时，仿佛打开了一扇通往过去的时光之门。我们能够清晰地看到自己在不同阶段的内心世界，感受到自己的成长与变化。这些记录不仅让我们有机会回顾过去，更让我们从中汲取力量，继续前行。因此，通过写日记或记录生活，我们能够更深入地了解自己的内心世界，更清晰地看到自己的成长轨迹。这是一笔宝贵的人生财富，值得我们持续地去挖掘和珍藏。

（8）寻求专业帮助

在探寻自我的过程中，若我们遭遇了挫折或陷入了迷茫，那么向专业的心理咨询师或心理医生寻求协助无疑是明智且富有远见的决策。他们凭借丰富的专业知识和经验，能够为我们提供精准的引导与独到的建议，使我们更深入地洞察自我，从而在错综复杂的情感迷宫中找到切实可行的解决之道。这样的帮助不仅能帮助我们突破困境，更能助力我们在成长的道路上走得更远、更稳。

总之，“发现自我，认识自我”是一场漫长而充满意义的旅程。通过不断的探索、学习和成长，我们可以更好地理解自己，找到自己的方向，并活出真正的自我。这是一条充满挑战的道路，但只要我们勇往直前、坚持不懈，就一定能够发现那个最真实、最完整的自己。

2. 悦纳自我，爱上真实的自己

悦纳自我是一场心灵深处的探寻，远非空洞的言辞所能涵盖。它要求我们以尊重与理解的视角去洞察并审视自身的每一个面向，包括那些常被我们忽视或不愿正视的层面。当我们踏上自我接纳的旅程时，我们会发现，我们的价值远不止于表面的闪光点，更在于我们内心深处所潜藏的独特品质。

自我悦纳实际上是对完整且真实的自我的深度拥抱。既包含了那些让我们在人群中脱颖而出的特质，如聪慧、勇敢和善良，也涵盖了我们可能觉得不够完美的特质，如犹豫、敏感或缺乏自信。然而，正是这些所谓的“缺点”构成了真实而完整的自我，并为我们提供了成长和进步的动力。

真实自我的热爱，需要我们勇敢地面对内心的恐惧和不安，敢于表达真实的情感和需求。当我们不再为了迎合他人的期待而隐藏真实的自我，当我们勇敢地展现真实的情感和需求时，我们会体验到一种前所未有的自由和轻松。这种自由和轻松源于我们对自己的真实认可，也源于我们与他人之间建立的真实连接。

在此过程中，自我关怀成为一种深刻的、温柔的自我爱护方式。我们需要在忙碌和压力中为自己留出空间，让自己有机会休息、放松和恢复。当我们感到疲惫、厌倦或受伤时，我们需要学会给予自己安慰和鼓励，使自己能够重新振作，继续前行。

积极的生活方式也是提升自我价值感的重要途径。我们可以通过培养兴趣爱好，如绘画、音乐或旅行，来体验乐趣并感受到自身存在的价值和意义。同时，我们也可以通过不断学习新的知识和技能，使自己保持成长和进步的状态。参与社交活动同样是一个很好的方式，它可以让我们结识新朋友、拓展人脉，同时也能增强我们的社交能力和自信心。

悦纳自我、热爱真实自我是一个需要持续努力和耐心的过程。然而，只要我们勇敢地迈出这一步，去深入了解自己、接纳自己并爱护自己，我们就会发现自身的内在价值和潜力。这个过程充满了挑战和机遇，同时也是我们不断成长和进步的过程。最终，我们将成为一个更加完整、更加真实的自己，过上更加幸福和满足的生活。

3. 提升自我，不断成为更好的自己

在追求个人成长与蜕变的征途上，自我提升是一个既激动人心又富有挑战性的过程，它需要我们持之以恒地奋斗，方能达到预期的成果。以下是对这一过程的深入剖析与扩展策略。

（1）确立具体且可量化的目标

启程之初，我们需要清晰地描绘出理想的未来蓝图，明确自己渴望达到的高度。这些目标应当是具体而明确的，如将某项技能提升至专业水平，或是在特定时间内完成一项具有里程碑意义的项目。这样的目标不仅为我们指明了方向，更为我们提供了前进的动力。

（2）持续不懈地求知

在这个知识爆炸的时代，学习已成为一种终身的习惯。不论目标如何，我们都需要不断地吸收新知识，掌握新技能。通过阅

读、培训、在线课程等多种方式，我们不断充实自己的知识储备，确保自己在行业中保持领先地位。

（3）深度内省与全面总结

在成长的道路上，内省与总结是不可或缺的环节。每当达到某一阶段的终点时，我们都应停下脚步，回顾自己的成长轨迹。从过去的经历中提炼出成功的因素与失败的教训，为未来的前行提供宝贵的参考。

（4）勇敢面对挑战

成长之路往往充满挑战与困难。面对这些挑战时，我们需要保持坚定的信念与决心，毫不畏惧地向前迈进。这些挑战将锻炼我们的意志与能力，使我们变得更加坚韧与自信。

（5）关注身心健康

健康的体魄是实现个人成长的基础。我们应保持良好的作息习惯、均衡的饮食与适当的运动，以确保身体能够支持我们的梦想与追求。同时，心理健康同样重要，我们需要学会调节情绪、释放压力，保持积极向上的心态。

（6）培养积极心态

在追求成长的道路上，积极的心态是成功的关键。在面对挫折与失败时，我们应保持冷静与乐观，坚信自己有能力克服一切困难。同时，从失败中汲取经验，不断调整心态与策略，使自己更加成熟与稳健。

（7）积极寻求外部意见

个人的成长离不开他人的支持与帮助。我们应积极向他人征求反馈与建议，了解自己的不足之处及改进方向。这些外部意见将帮助我们更好地认识自己并找到提升的路径。

（8）保持耐心与坚韧

自我提升是一个漫长而艰辛的过程，需要耐心与坚韧来支撑。我们不应期望一蹴而就，而应相信自己的努力与付出终将获得回报。只要我们坚持不懈地追求目标，终将实现个人成长与蜕变，成为更加优秀的自己。

在追求个人成长与蜕变的道路上，我们需要付出艰辛的努力与不懈的追求。通过确立明确目标、持续学习、深度内省、勇敢面对挑战、关注身心健康、培养积极心态、积极寻求反馈以及保持耐心与坚韧等多方面的努力，我们终将实现自我提升与蜕变，成为更加出色的自己。

4. 相信自我，坚定自我

“相信自我，坚定自我”并非空洞的言辞，而是对个体内在潜能与力量的深刻洞察与坚定信仰的集中展现。这种信仰根植于对自我能力、价值及潜在可能性的全面理解与尊重，它赋予我们在生活各领域保持坚韧不拔精神的驱动力。

相信自我，是个人成长的根本动力。当我们对自我能力与价值持有深刻信任时，我们便能以更加自信的姿态面对生活中的种种挑战与困境。这种自信并非盲目的自满，而是基于对自我全面而深入的认知。我们坚信自己的判断、能力与智慧，因此能够勇敢地直面挑战，勇敢地迈向更高的目标。当我们的内心充满对自我的信任时，我们的意志将变得更为坚韧，我们的步伐将更为稳健。

坚定自我，是我们在面对生活波折时保持冷静与理智的基石。生活中充满了未知与变数，我们无法预知未来，但我们可以选择如何面对现在。当我们坚定地坚守自己的目标与价值观时，我们能够更加清晰地洞察未来的方向，更加坚定地迈向成功的彼岸。即使在遭遇困境与挫折时，我们亦能坚守信念，不轻易放弃，持续追求目标，直至其实现。

在坚守自我信念的同时，我们亦需保持谦逊与开放的心态。这种谦逊并非自卑或自我否定，而是对他人观点与经验的尊重与包容。我们深信自身的能力，但亦明了每个人都有自己的长处与短处。因此，我们应时刻保持一颗谦逊的心，持续学习，不断成长，以更好地实现自我价值。

“相信自我，坚定自我”代表了一种积极向上的生活态度，充满了力量与希望。它鼓励我们坚定对自我的信仰与信心，勇敢地追求梦想，并在实现自我价值的过程中保持内心的坚定与稳定。同时，它也提醒我们保持谦逊与开放的心态，持续学习，不断成长，以更好地适应这个日新月异的世界。

5. 认识自身的潜力与价值

认识自身的潜力与价值是一个深刻而复杂的过程，它涉及自我探索、自我肯定以及自我实现。每个人都有独特的天赋和能力，但很多时候，这些潜力和价值可能被忽视或未被充分发掘。因此，认识和发掘自身的潜力与价值对于个人的成长和发展至关重要。

（1）自我探索

自我探索是认识自身潜力与价值的第一步。这需要我们花时间去了解自己的兴趣、爱好、优势和弱点。通过自我探索，我们可以发现自己真正热爱的事物，以及在哪些领域我们能够发挥最大的潜力，可能包括艺术、科学、运动、社交或其他任何领域。自我探索还包括对自己的情感和心理状态的了解，有助于我们更好地理解自己的需求和动机。

（2）自我肯定

自我肯定是建立在自我探索基础上的。当我们了解自己的潜力和价值后，要学会欣赏和肯定自己。这不仅仅是对自己的成就的认可，更是对自己的存在和个性的肯定。自我肯定可以增强我们的自信心和自尊心，让我们更加勇敢地面对挑战和困难。

（3）接受不完美

认识自身的潜力与价值并不意味着我们总是处于完美状态。每个人都有不完美的地方，接受自己的不完美是自我成长的重要部分。通过接受自己的不足，我们可以更加客观地看待自己，从而找到改进和提升的方向。

（4）采取行动

发掘和实现自身的潜力与价值需要我们采取行动，如学习新技能、接受新的挑战、参与社会活动或进行自我提升。通过这些行动，我们可以不断地测试和提升自己的能力，从而实现自我价值。

（5）社会环境和他人的观点

社会环境和他人的观点对我们认识自身的潜力与价值有重要影响。一个支持和鼓励的社会环境可以帮助我们更好地认识和发掘自己的潜力。同时，他人的正面反馈和认可有助于增强我们的自我肯定感。

（6）教育和培训

教育和培训也是认识和提升自身潜力的重要途径。通过教育，我们可以学习到新知识和技能，帮助我们更好地理解自己和世界，从而提升我们的潜力。

（7）持续地自我反思和自我评估

持续地自我反思和自我评估对于认识和提升自身的潜力与价值至关重要。通过定期的自我反思，我们可以评估自己的成长和进步，同时发现新的潜力和价值。

认识自身的潜力与价值是一个持续的过程，它需要我们不断地自我探索、自我肯定、自我提升和自我反思。通过这个过程，我们可以更好地理解自己，发挥自己的潜力，实现自己的价值，最终达到个人成长和发展的目标。在这个过程中，我们可能会遇到挑战和困难，但正是这些挑战和困难帮助我们成长和进步。我们需要保持开放的心态，勇于尝试新事物，不断学习和适应。同时，我们也需要学会欣赏自己的独特性，认识到每个人都有自己的价值和意义。我们还需要培养积极的心态和乐观的精神。积极的心态可以帮助我们更好地面对生活中的挑战，而乐观的精神可以激发我们的潜能，让我们更加自信和有动力。通过保持积极和乐观，我们可以更好地认识和发掘自己的潜力与价值。

6. 自我激励，不断前进

自我激励是推动个人不断前进的重要力量。它源自内心，是一种自我驱动的动力，帮助我们在面对挑战和困难时保持积极和坚定。自我激励不同于外界的推动，它更持久、更深入，能够激发我们内在的潜力和创造力。

（1）目标设定

自我激励的起点是设定目标。目标为我们提供了方向和动力，让我们知道自己为何而努力。目标应该是具体、可衡量、可达成、相关性强和时限性的，即所谓的 SMART 原则。这样的目标更容易激发我们的行动力，让我们在实现过程中获得成就感。

（2）自我认知

自我激励需要我们对自己的能力有清晰的认识。了解自己的优势和劣势，可以帮助我们更好地规划行动，发挥自己的长处，同时努力克服短板。这种自我认知也是自我激励的一部分，因为它让我们相信自己有能力实现目标。

（3）情绪管理

自我激励还涉及情绪管理。情绪对我们的行为和决策有着深远的影响。积极的情绪可以提升我们的自信和动力，而消极的情绪可能导致我们失去前进的动力。因此，学会管理情绪，保持乐观和积极的心态，对于自我激励至关重要。

（4）意志力培养

自我激励还需要我们培养坚韧不拔的意志。在追求目标的过程中，我们难免会遇到挫折和失败。坚忍的意志可以帮助我们从失败中恢复过来，继续前进。这种意志力的培养需要时间和实践，但它是我们不断前进的重要保障。

（5）自我奖励

自我激励与自我奖励机制有关。当我们取得一定的成就或进步时，给予自己适当的奖励，可以增强我们的满足感和幸福感，从而激发我们继续前进的动力。这种自我奖励可以是物质的，也可以是精神的，关键是要与我们的价值观和目标相匹配。

（6）社会支持

社会支持是自我激励的一个重要方面。来自家人、朋友和同事的支持和鼓励可以增强我们的自信心，让我们感受到自己不是孤独的。这种社会支持可以是直接的帮助，也可以是情感上的慰藉，它为我们提供了一个更加积极的环境，帮助我们保持乐观。

（7）好奇心和开放心态

自我激励还要求我们保持好奇心和开放的心态。对新知识、新技能和新经验的渴望可以激发我们的学习热情，推动我们不断探索和成长。保持好奇心和开放心态，让我们更容易接受变化，以适应不断变化的世界。

（8）自我反思和自我提升

自我激励需要我们不断地自我反思和自我提升。通过反思自己的行为和决策，我们可以发现自己的不足，找到改进的方向。自我提升是一个持续的过程，它要求我们不断地学习、实践和完善自己。

自我激励是一个复杂的心理过程，它涉及目标设定、自我认知、情绪管理、意志力培养、自我奖励、社会支持、好奇心和开放心态以及自我反思和自我提升等多个方面。通过这些方面的努力，我们可以激发自己的内在动力，不断前进，实现自己的目标和梦想。自我激励让我们相信，无论遇到什么困难和挑战，只要我们坚持不懈，就一定能够达到自己的目标。

三、学会调节情绪，做情绪的主人

1. 认识情绪的类型

情绪作为人类心理活动的核心组成部分，不仅影响着我们的日常生活，也塑造着我们的个性与行为。深入探讨情绪的类型，有助于我们更好地理解和管理自己的情绪。

（1）情绪的基本分类

情绪的基本分类通常被归纳为四种核心体验。

① 快乐（Joy）

定义：快乐作为一种积极的情绪体验，源自个人所追求目标实现后的心理满足。它代表了生活中的幸福和满足，让人们感到愉悦和舒畅。

程度：快乐的程度可以从轻微的满意和愉快，逐渐升至欢乐、大喜，甚至是狂喜的境地。这种情绪的变化不仅取决于目标实现的程度，也反映了个人对快乐的敏感度和阈值。

② 愤怒（Anger）

定义：愤怒，作为一种消极的情绪体验，通常源于个人所追求的目的受到阻碍或愿望无法实现时的心理反应。它表现为对不满事物的排斥和敌对。

强度：愤怒的强度可以从轻微的生气逐渐升级至大怒，甚至是暴怒的境地。这种情绪的强度取决于受阻的程度、个人对目标的重视程度以及个人对愤怒情绪的控制能力。

③ 悲哀（Sadness）

定义：悲哀，作为一种消极的情绪体验，常常发生在失去心爱的事物或理想 / 愿望破灭之时。它让人感到失落和沮丧，影响人们的心情和行动。

程度：悲哀的程度可以从轻微的不满和沮丧，逐渐升至悲伤和绝望的境地。这种情绪的程度取决于失去的事物在个体心中的价值大小以及个体对悲哀情绪的承受能力。

④ 恐惧（Fear）

定义：恐惧，作为一种强烈的消极情绪体验，通常源于对某种危险或潜在威胁的感知。它促使人们采取行动来避免或应对这种威胁。

来源：恐惧的来源多种多样，从自然界的灾害到人际关系的冲突，都可能引发恐惧情绪。然而，恐惧的强度并不仅仅取决于威胁的严重性，还取决于个人对危险的评估能力以及应对危险的

能力。

（2）情绪的状态性划分

除了基础性区分外，情绪还可依据其状态进行细分。

① 心境（Disposition）

释义：心境是一种持续时间长、影响广泛的情绪状态。它不同于短暂的情绪反应，具有弥漫性，能够渗透到个体的整个生活中。

特性描述：心境的稳定性和持久性是其显著特点。个体可能长时间处于某种心境中，如愉悦、忧郁或烦躁等。心境的形成与维持和个体的生理状态、环境刺激以及个体对环境的认知评价等因素密切相关。

② 激情（Emotion）

释义：激情是一种强烈而短暂的情绪状态，通常源于某种强烈的刺激或事件。激情的表现形式丰富多样，如狂喜、愤怒、恐惧等。

特性描述：激情的显著特点在于其强烈性和短暂性。它能在短时间内激发个体的强烈情感反应，使个体全身心投入其中。然而，激情的持续时间通常较短，随着刺激的消失或个体的适应而逐渐减弱。

③ 应激（Tension）

释义：应激是一种在紧急情况下产生的强烈而紧张的情绪状

态。它通常源于对个体构成威胁的突发事件或情境。

特性描述：应激的紧迫性和紧张性是其显著特点。在应激状态下，个体会出现心跳加速、呼吸急促等生理反应，以及焦虑、紧张等情绪反应。然而，适度的应激能激发个体的潜能和活力，提高应对困难的能力；过度的应激可能对个体的身心健康产生负面影响。

（3）情绪的其他形式

除了上述主要分类外，还有若干其他情绪形式值得深入探讨。

爱（Affection）：爱是一种复杂的情感体验，它源于对他人的关注、尊重和牺牲。爱可表现为亲情、友情和爱情等多种形式，是人际交往中至关重要的情感纽带。

惊奇（Wonder）：惊奇是对意外或新奇事物的情绪反应。它激发人们的兴奋和好奇，推动人们探索未知的世界。

厌恶（Repugnance）：厌恶是对令人不快或反感事物的情绪反应。它促使人们避免与不良事物接触，保护自己免受伤害。

羞耻（Humiliation）：羞耻是因个体行为或品质不符合社会规范而产生的内疚和羞愧情绪。它促使人们反思自己的行为，促进自我提升和完善。

情绪的类型丰富多样，每种情绪都有其独特的特点和作用。对情绪类型的深入了解有助于我们更有效地管理情绪，提升生活质量和幸福感。

2. 情绪对健康的影响

情绪状态对健康的影响呈现出多层次、多维度的复杂性，深刻影响着人体各系统的正常运作。以下是对情绪与健康关系的学术性探讨。

（1）积极情绪对健康的正面效应

① 促进生理健康状态

在经历积极情绪如快乐、满足和幸福时，人体会分泌多巴胺等神经递质，这些物质被称为“快乐激素”，它们能够显著提升个体的生理活力，增强日常活动的参与意愿。同时，积极情绪还有助于降低压力水平，优化睡眠质量，从而进一步巩固和提升个体的生理健康。

② 增强心理韧性与能力

积极情绪如愉悦、欢快以及适度的紧张状态能够激发大脑皮层的兴奋性，提高个体的思维灵活性和创造力。这种心理状态有助于个体更好地应对生活中的挑战，增强自信心，减少焦虑和抑郁等负面心理症状。

（2）消极情绪对健康的不良影响

① 损害神经系统功能

长期的消极情绪如焦虑、紧张和压抑会导致神经系统功能的紊乱，个体可能出现头晕、头痛、失眠、多梦等症状，严重影响日常生活和工作效率。在极端情况下，长期的消极情绪甚至可能诱发神经官能症等严重疾病。

② 加剧心脑血管疾病风险

消极情绪容易引发血压波动，长期下来可能增加高血压、冠心病等心脑血管疾病的风险。研究指出，情绪波动大的人群更容易出现心肌梗死和猝死等严重心血管事件。

③ 损伤肝脏健康

愤怒、生气等负面情绪会使肝脏承受巨大的压力。这种压力可能导致肝脏肿胀，分泌出有害物质如儿茶酚胺，进而引发肝脏疾病。长期的不良情绪还可能影响肝脏的解毒功能，进一步加剧病情的恶化。

④ 诱发胃肠疾病

情绪不佳会直接影响胃肠道的功能，导致消化不良、食欲不振、嗳气等症状。这是因为消极情绪会影响中枢神经对胃肠道功能的调节，使胃肠道处于紧张状态。长期如此，可能诱发慢性胃炎、胃溃疡等严重疾病。

⑤ 打破内分泌平衡

情绪的不稳定容易导致内分泌系统的失衡，进而引发一系列健康问题。例如，女性在情绪波动大时可能出现月经失调、痛经等症状，男性可能出现性功能障碍等。此外，内分泌失衡还可能影响人体的代谢功能，导致肥胖、糖尿病等疾病。

⑥ 削弱机体免疫能力

消极情绪会使人处于紧张状态，导致机体免疫力下降。在这种情况下，个体更容易受到病毒和细菌的侵袭，引发感冒、发烧等常见疾病。长期如此，可能使身体处于亚健康状态，甚至可能诱发恶性肿瘤等严重疾病。

（3）情绪管理的学术价值

鉴于情绪对健康的重要影响，情绪管理在学术研究中具有极高的价值。学会有效地管理和调节情绪有助于提高学习和工作效率，增强自信心和抵抗力；适度宣泄负面情绪有助于减轻心理压力，保持身心健康；参加体育锻炼等有益活动则有助于转移注意力，缓解消极情绪。因此，我们应积极培养个体的情绪管理能力，以应对生活中的各种挑战和困难。

3. 培养积极情绪，提升幸福感

在追求积极情绪与显著增强幸福感的过程中，我们可以采取一系列精心设计的策略和心态调整方法。

（1）培养感恩之心

建议每日抽出短暂的时间进行一场心灵的反省，记录下当日发生的三件值得感激之事。这一简洁而富有力量的实践，有助于我们更加珍视和欣赏生活中的点滴美好，进而增强对积极事物方面的关注，减少对消极事物的过度关注。感恩之心，如同内心的明灯，为我们照亮前行的道路，使我们在积极情绪的沐浴下茁壮成长。

（2）以正面态度应对挑战

面对问题和困难时，我们应避免陷入消极思维，要积极寻找解决问题的途径。将注意力从问题转移到可能的解决方案上，发现那些能引导我们成功的线索和机遇。通过正面思考，我们能更勇敢地面对挑战，从中获得成长的动力。

（3）关注身体和心理健康

定期进行体育锻炼、保持饮食均衡和确保充足睡眠是保持身心健康的基础。这些习惯有助于我们保持良好的体能和精神状态，使我们更容易体验到积极情绪。健康的身体是幸福生活的基石，只有拥有强健的体魄，我们才能更好地享受生活的乐趣。

（4）加强人际关系

与亲朋好友保持紧密联系，分享生活和情感经验。通过交流，我们可以得到更多的支持和理解，减少内心的压力和孤独感。人际关系是幸福感的重要来源之一，感受到他人的关爱和陪伴，内心会充满温暖和喜悦。

（5）追求自己热爱的事业

投身于自己热爱的事业或活动中，能让我们体验到成就和满足，使生活更加充实和有意义。当我们全情投入某件事时，会感受到一种无与伦比的快乐和自由。

（6）自我接纳与宽容

在追求完美时，我们可能会对自己过于严格。然而，学会自我接纳和宽容对于提高幸福感至关重要。我们应该接受并欣赏自己的独特性，不过分在意他人的评价。每个人都有优点和不足，关键在于珍视自己的价值并不断自我提升。

（7）保持乐观的展望

保持对未来的乐观态度是提升幸福感的关键。设定可实现的目标，并制订详细计划来实现这些目标。保持对未来的期待和信心，相信自己能够克服困难并取得成功。这种乐观的心态将使我们更积极地面对生活中的挑战。

（8）实践放松技巧

通过冥想、瑜伽等放松技巧来减轻压力并提高自我意识。这些活动可以帮助我们平静下来，达到宁静和专注的状态。在冥想过程中，我们可以更深入地了解自己的内心，找到内心的平和。通过运用放松技巧，我们可以更好地管理情绪和压力，从而提高整体的幸福感。

为了培养积极情绪和提升幸福感，我们需要从多个角度出发。通过感恩、积极思考、保持健康、加强人际关系、追求热爱、自我接纳和宽容、保持乐观以及实践冥想和放松等方法，我们可以逐步塑造一个更积极、健康、快乐的生活方式，使生活更加充实和满足。

4. 消除负面情绪

在提升生活质量和维护心理健康的过程中，消除负面情绪扮演着举足轻重的角色。以下是对一些有效策略的详尽阐述，旨在协助个体更有效地应对负面情绪的困扰。

（1）身体活动

身体活动作为一种强大的心理调节手段，通过跑步、游泳、瑜伽等有氧运动，不仅能够促进身体健康，更能有效释放压力，提升个体的情绪状态。当个体投入运动时，负面情绪似乎随之消散，取而代之的是身心的舒适与愉悦感。

建议个体每周至少进行三次持续 30 分钟的运动，以确保达到理想的运动效果。同时，应注意运动后的适当休息和拉伸，以避免潜在的运动伤害。

（2）音乐疗愈

音乐拥有一种特殊的治愈能力。当情绪不佳或心浮气躁时，聆听一些轻松愉快的音乐，比如古典、流行或自然声音，能够显著地安抚心灵，平复情绪波动。

音乐能够触及人的内心，唤起美好的记忆和情感。在音乐的陪伴下，人们可以逐渐释放内心的压力，恢复内心的宁静和平和。

（3）社交交流

与亲朋好友分享个人感受是缓解负面情绪的有效方式。他们的理解和支持可以为个人带来温暖和关怀，减轻内心的痛苦和不安。

面对问题时，不要害怕寻求他人的帮助。他人的经验和建议可以为个人提供新的视角和解决方案。同时，学会聆听他人的故事和感受，共同分享生活的喜怒哀乐，有助于增进人际关系的和谐与深度。

（4）声音宣泄

在开阔的空间中大声呼喊是一种原始而直接的情绪宣泄方式。通过这种方式释放内心的压力和不满，声音在空气中回荡，个人能够感受到心中的重担逐渐减轻。

大声呼喊不仅能缓解负面情绪，还能增强个人的自信和勇气。面对困难和挑战时，这种自信和勇气将成为个人前进的动力。

（5）药物治疗

对于一些严重的情绪问题，如抑郁症、焦虑症等，药物是必要的治疗手段。然而，药物治疗应在专业医生的指导下进行，并遵循严格的用药原则。

药物治疗能够缓解症状、减轻痛苦，在药物治疗的同时还可以结合其他治疗方法，如心理咨询、心理治疗等，进行综合干预。

（6）情感表达

情感表达是一种通过表达内心感受来释放负面情绪的有效方法。个人可以通过写日记、绘画、唱歌等方式来表达自己的情感和想法，从而缓解内心的压力和不安。这种方法不仅有助于情绪的释放，还能让个人更深入地了解自己的内心世界，发现自己的需求和愿望。通过这种方式，个人可以更好地控制自己的情绪和生活。

（7）注意力转移

当个人感到情绪低落时，可以尝试将注意力转移到其他活动上，如看电影、阅读书籍、外出旅行等。这些活动能够帮助个人暂时忘却烦恼，重新找到生活的乐趣和意义。

在选择转移注意力的方式时，应根据个人的兴趣和喜好进行选择。同时，保持生活的多样性和丰富性也是避免陷入单调乏味状态的重要方法。

（8）呼吸调节

呼吸调节是一种简单而有效的放松身心的方法。通过深呼吸来放松身体和心灵，有助于缓解紧张和焦虑等负面情绪。

个人可以坐在安静的环境中，闭上眼睛进行深呼吸练习。在吸气时想象吸走身体中的紧张和压力，在呼气时想象排出负面情绪。每次练习持续几分钟，就能感到身心的放松和舒适。

（9）冥想练习

冥想是一种深度放松方式，通过集中注意力和控制呼吸来达到放松身心的目的。在冥想过程中，个人可以专注于自己的呼吸和感觉，让思维逐渐平静下来。

冥想不仅能缓解负面情绪和压力，还能提高个人的专注力和自我意识。在冥想过程中，个人可以尝试想象自己处于一个宁静祥和的环境中，感受大自然的美丽和宁静。通过这种方式，个人可以更好地与自己的内心建立联系，找到内心的平静与安宁。

5. 学会控制情绪

情绪管理是生活中不可或缺的核心技能，其重要性不仅体现在面对挑战和困境时能保持理性与冷静，更在人际关系和职业发展中展现出显著的正向效应。以下是对情绪管理策略的详尽且富有洞察力的阐述与指导。

（1）情绪的认知深化

深化对情绪反应的理解，通过准确识别并命名诸如愤怒、焦虑、沮丧和快乐等情绪，有助于我们更全面地把握情绪变化的脉络。当遭遇情绪冲击时，应努力将情感与事实相分离，避免情绪的冲动性主导我们的思维，而是运用理性和事实来平衡情绪的影响。

（2）情绪的接纳与尊重

情绪体验是自然而然的，每个人都会有情绪起伏的时候。我们应当接纳并尊重自己的情绪，而非试图压制或否认。在情绪低落或不安时，避免过度苛责或自责，理解每个人都有自己的情绪极限，学会宽容和自我理解。

（3）探寻情绪波动的根源

探寻引发情绪波动的触发因素，如特定的人、事件或情境。明确这些触发点有助于我们预测和准备相应的应对策略。

一旦识别了触发点，可以制定策略来避免或减轻其影响。例如，针对工作压力下的焦虑可采取放松技巧来减轻压力。

（4）深呼吸与冥想的运用

在情绪激动时，采用深呼吸的方式有助于放松身心，降低心率和血压，从而缓解紧张感。

定期进行冥想练习是调节情绪的有效手段，它有助于集中注意力、减轻压力并提升情绪稳定性。建议每日抽出几分钟进行冥想，逐步延长冥想时间以获得更佳效果。

（5）积极面对挑战

当面对问题时，采取积极应对策略至关重要。制订计划并付诸行动，不仅能增强自信心和成就感，还有助于逐步掌握情绪的控制权。

（6）情感分享的重要性

与亲朋好友分享感受是应对情绪问题的重要途径。他们的支持和建议能帮助我们更好地应对情绪困扰。

对于严重的情绪问题或影响日常生活的情绪困扰，寻求专业心理咨询师的帮助至关重要。他们能提供专业的指导和支持，协助我们更有效地管理情绪。

（7）健康生活方式的维持

充足的睡眠、均衡的饮食和适度的运动是维持良好情绪状态的关键。这些健康习惯有助于减轻压力、增强身体素质并提高情绪稳定性。避免过度依赖咖啡因、酒精等刺激性物质，这些物质可能加剧情绪波动并影响情绪管理能力。

（8）宽容与谅解的培养

对自己宽容是情绪管理的关键。不应苛求完美或责备自己。每个人都有自己的情绪极限和弱点，要学会理解和接纳自己的不足。同时，也要学会宽容和谅解他人。当他人情绪不稳定或表现出负面情绪时，避免过度指责或批评，而是尝试理解他们的感受并提供支持。

（9）乐观思维的塑造

乐观的思维方式有助于我们更好地应对挑战和困难。应关注积极的事物和经历，培养乐观的思维方式来平衡情绪。

感恩生活中的美好时光和人际关系，这些积极因素能提升幸福感和满足感，并增强情绪稳定性。

（10）持续实践与改进

情绪管理是一个持续不断的学习和改进过程。在日常生活中实践上述建议，并留意哪些策略对自己有效、哪些需要调整。随着时间的推移，我们将逐渐找到适合自己的情绪管理方法，更加自如地面对各种挑战。

四、正确面对压力与挫折

1. 正确认识压力

在这个快速变化、充满不确定性的社会中，培养一种正确的态度来面对生活压力被视为一种重要的生活技能。压力，这个词常被误认为只有负面作用，实际上它具有双重性。压力既是我们生活中不可避免的挑战，也是推动我们成长和进步的关键机会，更是激励我们不断超越自我、勇往直前的强大力量。

（1）压力的普遍性与接纳

我们应认识到压力无处不在，并学会接纳它。无论是职场竞争、学业压力还是家庭关系的复杂性，压力总是伴随我们，成为生活的一部分。我们不应害怕或逃避压力，而应以更积极和理性的态度面对和接受它。压力实际上是促进我们成长的催化剂，是我们向上发展的动力。

（2）压力的多角度理解

我们需要从不同角度理解压力。压力不是单一的，它具有多样性。过大的压力可能成为沉重负担，引发焦虑、抑郁等心理问题，影响身体健康。然而，适当的压力可以激发潜能，提高专注力和效率。因此，我们需要在压力中寻找平衡点，避免其负面影响，同时利用压力促进自我成长。

（3）应对压力的策略

为了有效应对压力，我们可以采取多种策略。首先，保持健康的生活习惯。规律的作息、健康饮食和适量运动，都能增强心理韧性，提高抗压能力。其次，学会放松。通过听音乐、阅读、冥想等方式缓解紧张情绪，有助于保持内心的平和。此外，参与社交活动也是减压的有效方法。与亲友分享困扰，寻求支持，或加入兴趣小组、社交团体，都能带来快乐和满足感。

（4）积极面对成长

在应对压力时，保持积极心态和行动至关重要。我们要相信自己有能力应对挑战和压力，坚信通过努力，我们能克服困难，实现目标。从失败中学习，总结经验，也是提高抗压能力的重要方式。

（5）尊重个性与持续进步

我们应尊重每个人的个性差异，鼓励他们找到适合自己的压力应对方式。同时，在压力中不断反思和成长，总结经验，提升抗压能力，为未来挑战作准备。这样，我们才能在人生旅途中更加自信、从容地前进，迎接每一个新挑战和机遇。

2. 正确认识挫折

挫折，作为人生旅途中所必然会遭遇的经历，对于个体的成长和进步起着至关重要的作用。它既是一种考验，也是一种机遇，有着激发个体潜能、磨炼意志、推动不断前行的力量。以下是对挫折的全面解读和深入分析。

（1）挫折是成长的催化剂

挫折并非仅仅是一种挫败感或者失败，而是个体在追求目标的过程中遭遇阻碍和挑战时所经历的磨砺。这种磨砺就像催化剂，能加速个体的成长和成熟。在挫折的磨砺下，个体能够更清楚地认识到自己的不足，从而有针对性地提升自我，逐渐培养出坚韧不拔的品质和应对挑战的智慧。

（2）挫折对意志的锻炼作用

面对挫折，个人需要有坚定的信念和坚强的意志。挫折就像磨石，不断地磨炼着个人的意志。在经历挫折的过程中，个人学会了在困难面前保持坚韧，在逆境中奋起。这种锻炼使个人的意志更加坚定，为将来面对更大的挑战打下坚实的基础。

（3）挫折是反思的契机

挫折的出现往往伴随着个人的失误和错误。这些错误为个人提供了反思的机会。当遇到挫折时，个人能够冷静下来，回顾事件的全过程，深入分析导致挫折的根本原因。通过反思，个人能够避免在未来重复同样的错误，不断改进自己的行为和决策。这种反思有助于个人的成长和成熟，使其能够更加理性地面对生活中的各种挑战。

（4）挫折在人际关系中的纽带作用

在遇到挫折时，个人往往需要寻求他人的帮助和支持，促使个人与他人建立更紧密的联系。在面对挫折的过程中，个人能够学会相互信任、理解和支持。这种深厚的人际关系不仅为个人提供了情感上的慰藉，还为其未来的生活和事业提供了宝贵的资源。通过合作和交流，个人能够不断拓宽视野，提升自己的综合素质。

（5）挫折是前进的动力

在面对挫折时，个人不应选择逃避或放弃，而应将挫折视为前进的动力。正是这些挫折激发了个人内心的斗志和热情，促使其不断追求更高的目标。在克服挫折的过程中，个人学会了如何调整心态和方法，寻找解决问题的策略。这种动力可以使个人保持积极的态度，不断超越自我，实现自我价值。

挫折在个人的成长和发展中扮演着不可替代的角色。我们应该以积极的心态面对挫折，将其视为成长的催化剂、意志的锻炼器、反思的契机、人际关系的纽带和前进的动力。只有这样，我们才能在挫折中不断成长和进步，最终实现自己的梦想和目标。

3. 压力与挫折对健康的影响

压力与挫折对个体健康领域的影响呈现为多维度且交织的复杂性，它们犹如隐形的束缚，悄然地对个体的身心健康造成深刻影响。以下是对此影响进行的更为精细化的学术探讨。

（1）对心理健康的深刻影响

当个体暴露于压力与挫折的情境中时，往往会被一种难以言表的情绪阴霾所笼罩，这种阴霾随即带来的是一系列消极情绪的涌现，如焦虑、抑郁和沮丧等。这些情绪不仅使个体心灵承受沉重负担，还可能对个体的日常生活与工作效率产生显著负面影响。长期处于压力与挫折之中的个体，其心理扭曲的风险显著升高，他们可能逐渐表现出孤僻、自闭的倾向，甚至发展出社交恐惧等严重的心理疾病。同时，这种持续的挫败感还可能严重侵蚀个体的自尊心与自信心，导致他们对自己进行过度负面的评价，进而难以自如地融入社会并建立正常的人际关系。

（2）对身体健康的严重威胁

压力与挫折对身体健康的破坏性影响不容忽视。长期处于压力与挫折的环境下，个体的免疫系统可能会受到严重损害，增加患病的风险。例如，一些人在压力下可能会出现消化系统问题，如胃溃疡、消化不良等，这些问题不仅导致身体不适，也可能严重影响日常生活。此外，心血管系统也可能因压力与挫折而受到负面影响，表现为血压升高、心律不齐等症状。如果这些心血管问题未得到及时有效的治疗和控制，可能会对个体的生命安全造成严重威胁。

除了直接影响，压力与挫折还可能引发多种身体症状。这些症状包括但不限于头痛、心慌、气短、胸闷、消化不良和便秘等。虽然这些症状看似普通，但实际上可能是身体在应对压力与挫折时发出的警示。如果忽视这些警示，不及时采取行动，这些身体症状可能逐渐恶化，最终导致更严重的疾病。

（3）对女性健康的特定影响

女性在面对压力与挫折时，其健康受到的影响可能更为特殊和显著。由于女性内分泌系统的特点，压力与挫折可能导致月经不规律等生理问题。这些问题不仅影响女性的生理健康，还可能对她们的心理状态产生负面影响。此外，压力与挫折还可能增加女性患甲状腺结节、乳腺结节等疾病的风险。这些疾病不仅给女性带来身体上的痛苦，还可能对她们的心理造成巨大压力。

为了有效应对压力与挫折对健康的影响，个体需要采取积极的措施，包括以积极的态度面对压力与挫折，寻求家人、朋友或专业人士的支持和建议，通过运动、冥想等方式缓解压力，并在必要时寻求专业心理医生或医生的帮助。通过这些方法，可以减轻压力与挫折对健康的负面影响，从而维护身心的健康和幸福。

4. 学会调节压力，放松心情

在快节奏的现代生活中，有效管理压力与实现心境的平和是至关重要的能力。这不仅对于维持个体的心理稳定有积极影响，还有助于个体在应对各类挑战时展现出从容与自信。以下提供一系列策略，旨在协助个体优化压力管理，以实现如春风般的心灵宁静。

（1）认知压力

我们需要对压力进行客观且理性的认知。压力并非全然负面，它有时能激发我们的潜能，推动我们前行。然而，我们必须辨识出哪些压力是有益于个人发展的健康压力，哪些是有损身心健康的负面压力。例如，工作中的适度挑战属于健康压力，而长期过度的担忧和焦虑则属于负面压力。

（2）积极面对压力

我们应积极面对并应对压力。应设定清晰的目标和计划，将复杂的任务拆解为若干小步骤，从而提高我们的掌控感和执行效率。在处理事务时，优先处理重要且紧急的事项，避免拖延导致任务积压。当感受到压力时，可尝试通过深呼吸、冥想或瑜伽等放松活动，帮助缓解紧张情绪，恢复内心的宁静。

（3）定期进行深呼吸练习

在身心放松方面，定期进行深呼吸练习是一种有效的自我调适方法。闭上双眼，深深吸气，感受气息在肺部充盈，随后缓慢呼气，将紧张和压力随呼气排出体外。此外，身体锻炼同样有助于释放压力。无论是散步、跑步还是游泳等有氧运动，都能促进身体的新陈代谢，减轻心理压力。

（4）合理规划时间

时间安排对于压力的控制至关重要。我们应当合理规划时间，既要确保工作任务的顺利完成，也要确保自己有足够的休息和娱乐时间。保持工作与生活的平衡是保持心态平和的关键。使用日程表、待办事项清单等工具可以帮助我们更高效地管理时间。

（5）寻求帮助

在应对压力时，寻求帮助同样至关重要。与家人、朋友或同事分享自己的感受，倾听他们的建议和鼓励，有助于增强我们的心理韧性和自信心。在需要时，还可以寻求专业心理咨询师的帮助，通过心理咨询解决个人问题。

（6）保持积极乐观的态度

保持一种积极乐观的态度是应对压力的关键。我们应该关注自己的成就和进步，用积极的态度面对生活中的挑战。同时，要学会宽容和善待自己，避免过分追求完美，因为每个人都有自己的能力和精力限制。

（7）保持饮食平衡

在饮食方面，我们应该保持饮食的平衡，摄入充足的营养。多吃蔬菜、水果和富含蛋白质的食物，有助于维持身体健康和心理平衡。同时，要避免过量摄入咖啡因和糖分等刺激性物质，因为它们可能会加重焦虑和压力。

（8）确保充足的睡眠

良好的睡眠也是调节压力的重要手段。我们应该确保每晚获得足够的睡眠时间，以恢复体力和精神状态。建立规律的睡眠时间表、避免在睡前使用电子设备等措施，有助于提高睡眠质量。

（9）培养个人兴趣

培养个人兴趣是丰富生活、缓解压力的有效方法。无论是绘画、阅读、音乐还是旅行等，都能让我们在忙碌的生活中找到宁静和快乐。这些活动不仅能转移我们的注意力，减轻压力，还能提升我们生活的满意度和幸福感。

（10）定期审视压力源和应对策略

我们需要定期审视自己的压力源和应对策略，找出需要改进的地方。通过不断的实践和调整，我们可以找到最适合自己的压力管理方法，让心灵保持宁静和自在。要记住，压力不是不可战胜的敌人，只要我们学会有效管理和应对，就能让它在我们的生活中发挥积极作用。

5. 勇敢面对挫折，迎难而上

在人生征途上，挫折与困境如重峦叠嶂，构成了我们前行道路上的天然屏障。这些挑战虽看似严峻，却实为塑造我们坚韧性格、推动我们于逆境中蜕变的熔炉。因此，面对挫折时，持以勇敢与坚韧的态度，成为我们人生旅途中不可或缺的重要素质。

（1）深入剖析挫折的本质

挫折是人们在追求目标途中遭遇的种种障碍、失败或困难，它普遍存在，无人能够幸免。然而，挫折并非全然消极，它也孕育着机遇，让我们在反思中认识到自身的不足，从而激励我们不断自我完善，追求突破。

（2）保持冷静与理智

面对挫折时，保持冷静与理智至关重要。我们不应被挫败感所击溃，也不应被消极情绪所裹挟。相反，应冷静地审视问题，追溯其根源，并寻求解决方案。在此过程中，可借鉴他人经验，寻求外部援助，同时也需反躬自省，吸取教训，以此在挫折中逐步成长，提升自身的应对能力。

（3）坚定的信念与毅力

坚定的信念与毅力是战胜挫折的关键。信念赋予我们战胜困境的信心，使我们在逆境中勇往直前；而毅力则保障我们在困难面前不屈不挠，坚持到底。只有具备这样的信念与毅力，我们才能在挫折中奋发向前，不断挑战自我，实现自我价值。

（4）善于从挫折中吸取教训

我们需善于从挫折中汲取教训。每一次的挫败都是一次学习与成长的机会。我们应深刻反思自身不足，总结经验教训，明确改进方向。这样我们便能不断提升自身能力与素质，为未来的挑战作好充分准备。

（5）学会与他人携手合作

学会与他人携手合作亦至关重要。在人生旅途中，我们难以孤军奋战，而与他人合作不仅可汇聚更多力量，也能从他人的经验与智慧中汲取养分，共同成长。遭遇挫折时，我们应积极寻求亲朋好友的支持与帮助，分享困境与感受，听取他们的建议与意见。这样我们便能获得更多的资源与支持，减轻心理压力，更好地应对挫折。

（6）制订明确的目标计划

面对挫折，我们应制订明确的目标计划，并将长期目标分解为短期可实现的子目标，逐步推进。这样我们能更清晰地看到自己的进步与成果，增强自信心。

（7）寻求专业领域的指导与帮助

生活中面对困难与挫折时，我们也可以选择寻求专业领域的指导与帮助。例如，在职业发展遇阻时，可请教职业规划师或导师；在创业过程中遇到困难时，可咨询投资人或行业专家。他们的建议与经验将为我们提供宝贵的参考与启示。

（8）学会调适心态与情绪

面对挫折时，我们难免会产生消极情绪如沮丧、失望或焦虑等。此时，我们需通过运动、听音乐、观看电影等方式放松心情；同时，也可通过阅读、学习、交流等方式拓宽视野与知识面。这样我们便能以更加从容的心态面对挫折保持一颗平常心。

（9）坚定信念，勇往直前

无论遭遇多大的挫折与困难我们都应保持坚定的信念与决心。相信自己有能力克服困难战胜挫折，相信未来必将更加美好与光明。只有如此，我们才能在人生道路上不断前行不断成长，从而实现自己的梦想与目标。

五、妥善处理人际关系

1. 良好的人际关系促进心理健康

人际关系在维护心理健康方面起着至关重要的作用，以下是对其积极作用的深入分析和论证。

（1）情感支持

在人际关系的网络中，个体在遇到情感困扰或需要安慰时，往往能够获得来自他人的情感支持。这种支持可能体现为亲密的接触、真诚的慰藉或持续的陪伴。这些支持形式能够有效缓解个体的心理压力，减少孤独感，对心理健康产生积极影响。

（2）提升自尊与自信

在良好的人际关系中，个体更容易得到他人的认可和鼓励。当个体的成就和努力得到他人的正面反馈时，其自尊和自信将显著提高。这种正面反馈不仅有助于个体更好地面对生活中的挑战，还能促进其培养积极的心态。

（3）提供社会支持

良好的人际关系为个体提供了强大的社会支持网络。在遇到生活困难，如失业、疾病或家庭变故时，这些网络成员往往能够提供物质和精神上的双重支持。这种支持不仅能帮助个体渡过难关，还能增强其面对生活挫折时的坚韧性和适应力。

（4）促进沟通与交流

良好的人际关系能够促进个体与他人之间的开放、坦诚的交流。通过有效沟通，个体不仅能更好地理解他人的想法和感受，还能让他人更深入地了解自己。这种相互理解有助于减少误解和冲突，促进人际关系的和谐与稳定。同时，有效沟通还能帮助个体解决生活中的问题，提高生活质量。

（5）增强心理韧性

拥有良好人际关系的个体在面对压力和逆境时更能够维持心理健康。他们更倾向于采取积极的应对策略，如主动寻求帮助、积极寻找解决方案、保持乐观态度等。这种心理韧性使他们在面对生活挑战时更加从容，从而保持身心健康和平衡。

2. 如何建立健康的人际关系

构建并维系健康的人际关系是一项需要长期投入与细致耕耘的复杂任务，它要求个体展现深厚的情感投入、坚定的信念以及精湛的沟通技巧。以下提供一系列详尽且具体的策略，旨在辅助个体在学术及日常生活中构建与维系健康的人际关系。

（1）真诚相待

真诚是建立人际关系的根基，它代表着信任和坦率的交流。在人际交往中，我们应该毫无保留地展示真实的自我，不隐藏自己的情感，不伪装自己的本性。通过真诚地倾听和分享，我们能够促进心灵的接近和理解，增进彼此的信任和尊重。当我们真诚地面对自我和他人，生活将变得更加充实和有意义。

（2）尊重个体差异

尊重是人际关系中的核心原则，它是保持和谐关系的关键。我们应该尊重他人的观点，即使有分歧，也应保持尊重。我们应该尊重他人的生活方式和选择，即使不一定完全理解。尊重他人的独特性和多样性有助于我们建立一个更加包容和多元的社交环境，促进社会的和谐。

（3）有效沟通技巧

良好的沟通是建立健康人际关系的关键，它能消除误解，减少冲突。我们应该学会倾听他人，深入理解他们的想法和感受，避免急于表达自己的观点。在表达自己时，应使用清晰、明确的语言，避免攻击性言辞，应保持冷静和理性。在沟通中，我们应该避免情绪化，以实现有效沟通。

（4）建立信任关系

信任是人际关系中的宝贵资产，它是维系关系的基石。我们应通过诚实、可靠和一致的行为来赢得他人的信任，同时学会信任他人，给予他们适当的空间和自由。当双方都建立了信任，人际关系将变得更加深厚和稳固，生活也将因此变得更加美好。

（5）提升冲突解决能力

冲突是人际关系中不可避免的一部分，但我们可以正确处理以减少其负面影响。冲突发生时，应保持冷静和理智，避免情绪化反应。通过开放和坦诚的沟通，我们可以找到共识，寻求双方都能接受的解决方案。在处理冲突时，应尊重他人的感受和需求，展现包容和理解，有效解决冲突，维护良好的人际关系。

（6）持续维护社交联系

在社交活动中，保持联系是维持人际关系的重要部分。定期与亲朋好友沟通，通过电话、短信、电子邮件、社交媒体等多种方式，了解他们的生活状态和工作进展。在特殊时刻，如生日、节日或其他重要纪念日，及时送上真诚的祝福和关怀，让对方感受到关心和重视，以便加深感情。

（7）培养共同兴趣

在人际交往中，共享的兴趣和爱好是促进关系发展的关键。可以邀请他人参与自己感兴趣的活动，如健身、徒步、旅游、绘画、摄影等，共享乐趣。同时，对对方的表现给予认可和赞赏，增进了解和友谊。了解对方的兴趣爱好，并参与其中，共享快乐，增进关系。

（8）提供帮助和支持

当朋友需要帮助时，可以提供支持，给予力所能及的援助。无论是物质帮助还是精神鼓励，都能让对方感受到关怀。在帮助他人的过程中，我们能加深情感联系，使友谊更深厚。同时，提供帮助也能让我们感受到自己的价值，获得心灵满足。

（9）学会包容和谅解

在人际交往中，冲突和误解难以避免。面对分歧和争执，要学会宽容和谅解。宽容不是忘记错误，而是放下怨恨，给予重新开始的机会。同时，也要学会宽容自己，避免过分自责，以免影响心理健康。

（10）保持积极的生活态度

在建立和维护人际关系时，保持积极心态至关重要。要相信自己能与他人建立良好的关系，应保持乐观和开放。面对生活挑战和问题，要勇敢应对和解决，以积极态度迎接人生的每个阶段，处理好每段人际关系。

3. 提高沟通技巧，增进人际关系

在人际关系构建中，沟通技巧的提升具有举足轻重的地位。以下策略旨在通过优化沟通技巧来深化人际联系。

（1）学会倾听

倾听并非仅限于听觉的接收，而是深层次的理解、接纳与尊重。在交流中，我们应给予对方充分的表达空间，摒弃个人的偏见和成见，全身心聆听对方，深入体会其立场与情感。同时，通过点头、微笑或简短的回应，向对方传递出我们的关注与兴趣。在整个倾听过程中，我们应尽量避免打断对方，以免破坏其表达的流畅性，进而损害交流的质量。

（2）表述要明晰

清晰、明确的表述是有效沟通的核心。在阐述观点和需求时，我们应追求语言的简洁与直接，同时尊重他人的感受与立场。避免使用模糊或含糊不清的词汇，以确保信息能够准确无误地传递给对方。此外，我们应锻炼自身的逻辑思维能力，以便在表达时能够条理清晰地展现自身思想。这不仅有助于提升我们的表达能力，还能使对方更好地理解我们的意图。

（3）运用非言语交流

非言语交流在我们的日常生活和沟通中扮演着至关重要的角色。通过肢体动作、面部表情、手势和姿态，我们可以传达自己的态度和情感。因此，我们应该留意自己的非言语行为，确保它们与我们的言语表达一致，以避免误解。例如，保持适当的眼神接触可以建立信任感和亲近感；而恰当调整语调和音量则可以展现自信和专注。通过巧妙地使用这些非言语信号，我们能更有效地传达我们的思想和情感，促进相互理解。

（4）及时反馈

在对话中，及时的反馈对于确保沟通的顺畅至关重要。通过简短的回应，如“我明白了你的意思”或“感谢你的阐述”，我们向对方显示出我们的关注和理解。如果我们对对方的意思有疑问或感到困惑，我们应该勇于提出问题并寻求澄清，以防止误解导致的沟通障碍。同时，应使用积极的语言对对方的观点和贡献表示赞赏和认可，如“你的观点很有洞察力”或“你的贡献对我们极为重要”，这有助于增强对方的自信和积极性。

（5）把握沟通风格

尊重并适应不同个体的沟通风格和偏好是提高沟通效果的有效方法。有些人可能更喜欢直接和坦率的交流方式，而其他人可能更倾向于委婉和间接的表达。我们应该意识到这些差异并努力适应它们，以确保沟通顺畅和有效。此外，在不同的沟通环境中，如正式场合、非正式场合或团队讨论中，我们应该灵活调整自己的沟通方式以适应不同的需求。在正式场合中，应保持适当和尊重；在非正式场合中，应保持轻松和自在；在团队讨论中，应积极倾听并给予反馈。

（6）努力控制情绪

在沟通过程中保持冷静和理性是至关重要的。我们应该避免情绪化地表达观点或作出决策，以免影响沟通的效果。面对争议或冲突时，我们应该努力控制自己的情绪，以平和的态度应对挑战。学习并实践情绪调节技巧，如深呼吸、积极思考或暂时离开现场，有助于我们在沟通中保持冷静和专注。此外，理解和尊重对方的情绪也是有效沟通的关键部分。通过观察和倾听，我们可以更好地理解对方的感受和需求，从而更有效地进行沟通并找到解决问题的方法。

（7）培养开放性和包容性

在日常生活中保持开放的心态对于建立良好的人际关系至关重要。我们应该愿意倾听并接受不同的观点和意见，即使它们与我们自己的观点不同，也应给予尊重。我们应该尊重每个人的差异，欣赏多样性，避免因偏见和无知而产生歧视行为。同时，我们应该鼓励他人自由地分享他们的想法和感受，并为所有人创造一个安全、包容的沟通环境，让每个人都能感到被尊重和理解。

（8）持续学习和实践

提升沟通技巧是一个持续的过程，需要我们不断地学习和实践。我们应该积极寻求反馈和建议，以便不断改进自己的沟通技巧，如参加培训课程、阅读相关书籍和文章以及参与实践活动。

只有通过不断的学习和实践，我们才能真正提高沟通技巧，更有效地增进与他人的关系。同时，我们也应该认识到沟通是一个双向过程，我们不仅需要表达自己的想法和感受，也要努力理解他人的观点，这样我们才能实现真正的有效沟通，增进相互理解和彼此关系。

六、常见的心理问题及应对办法

1. 焦虑症

（1）定义

焦虑症是一种在现代社会中相对常见的情绪性障碍，其核心特征表现为患者持续性地体验到极度的不安和过度的担忧，这种担忧往往没有明确的理由或者与现实情境不成比例。患者可能会感到一种即将发生灾难的紧迫感，尽管他们知道这种感觉是没有根据的。这种情绪的波动可能会导致患者出现一系列生理上的反应，如心跳加速、出汗、颤抖、呼吸急促以及肌肉持续性的紧张状态。

（2）病因

焦虑症的成因是多方面的，可能涉及遗传因素的影响，使某些人更容易发展成焦虑症。环境因素也起着重要作用，如长期处于压力巨大的生活环境中，或者经常面临不确定性的情况，都可能触发焦虑症的产生。此外，个人的性格特征，如完美主义或者过度自我反思，也可能增加焦虑症的发病风险。心理创伤或者消极的生活经历，如童年时期的虐待或者忽视，也是重要的风险因素。

（3）影响

焦虑症会对患者的生活产生深远的影响。患者往往无法有效地控制自己的担忧情绪，这会严重干扰到他们的正常生活，包括工作表现、学业成就和社交活动。长期且持续的焦虑状态可能会导致患者出现抑郁症状，甚至可能会引发一系列身体健康问题，如心脏病、高血压、免疫系统功能下降等。因此，焦虑症不仅是一种心理健康问题，也可能对身体健康产生危害。

（4）应对方法

在面对焦虑症时，我们可以采取一系列多元化的方法来应对，以减轻其对我们生活的负面影响。

① 深度放松策略

深呼吸练习：尝试缓慢地吸气，让空气填满肺部，然后缓慢地呼气，将紧张和压力随着呼气排出体外。

瑜伽与伸展：身体的舒展，不仅能舒缓紧张的肌肉，还能带来心灵的平静与放松。

睡前冥想：在入睡前，找一个安静的地方坐下，闭上眼睛，专注于呼吸，让思绪逐渐平静，为良好的睡眠打下基础。

② 逐步适应法

直面恐惧：勇敢地面对那些让我们感到焦虑的情境，是治愈焦虑症的重要步骤。要记住，逃避只会让恐惧更加根深蒂固。

分解任务：将那些看似不可逾越的困难分解为更小、更易于管理的部分，逐步适应和克服。

③ 优化休息与睡眠

确保充足的睡眠：良好的睡眠是身心健康的基础，对于缓解焦虑情绪尤为重要。

规律作息：建立并维持一个规律的作息习惯，有助于稳定生物钟，减少焦虑的发作。

④ 情感倾诉与支持

敞开心扉：与信任的家人、朋友分享感受和想法，他们的理解和支持将成为我们战胜焦虑的强大动力。

寻求专业帮助：如果焦虑情绪严重影响到我们的日常生活，不妨寻求专业心理咨询师的帮助，他们可以提供更具体、更个性化的建议。

⑤ 心理治疗

认知行为疗法：通过改变我们对焦虑情境的认知和反应方式，帮助我们建立更加积极、健康的心态。

放松训练：如渐进性肌肉松弛训练等，有助于我们学会如何在紧张时放松身体，减轻焦虑症状。

生物反馈疗法：借助先进的生物反馈设备，我们可以更直观地了解自己的生理反应，并学会通过自我调节来降低焦虑水平。

⑥ 药物治疗

在专业医生的指导下，合理使用抗焦虑药物可以有效缓解焦虑症状。但要注意，药物并非万能，它只能作为辅助治疗手段。

⑦ 物理治疗

经颅磁刺激等物理治疗方法可以在一定程度上缓解焦虑症状，但同样需要在医生的指导下进行。

⑧ 积极生活态度

乐观的心态是战胜焦虑的关键。相信自己有能力克服困难，积极面对生活中的挑战。

避免过度担忧未来：将注意力集中在当前可以掌控的事情上，不要过多担忧无法预测的未来。

2. 抑郁症

（1）定义

抑郁症是一种极为常见的心境障碍，其核心症状表现为显著而持久的心境低落。患者可能会体验到对周围一切事物失去兴趣和快乐的感觉，他们的生活热情会被无情地剥夺。在严重的情况下，患者甚至可能会陷入自责的漩涡，产生对未来毫无希望的感受以及自杀的念头。

（2）病因

抑郁症的形成是一个多因素交织的复杂过程，其中包括遗传因素的潜在影响，使某些人更容易患病。此外，神经递质失衡，如血清素和多巴胺水平的不正常，也是抑郁症的一个重要病因。除此之外，生活中的各种事件，如长期的生活压力、亲人的离世或重要人际关系的断裂，都可能成为触发抑郁症的导火索。

（3）影响

抑郁症对患者的影响是全方位的，它不仅严重损害了他们的日常生活，还大大削弱了他们的工作能力。患者会陷入极度的痛苦之中，生活质量急剧下降。此外，抑郁症还可能带来一系列的躯体症状，如失眠、食欲减退、性欲下降等，这些症状进一步加剧了患者的身心痛苦。

（4）应对方法

① 生活层面

塑造积极的生活态度：确保准时赴约，维持规律的饮食习惯和充足的休息。在生活的点滴中，寻找并珍视那些能够带来满足感和意义的小事。

打造整洁有序的环境：通过整理衣物、打扫居住空间，营造一个温馨且整洁的生活环境。同时，我们也可以尝试改变居住环境的风格，如添加一些可爱的装饰品，以提升生活的情趣。

发掘并培养兴趣：找一些真正能够引起我们兴趣的事情去做，如阅读一本好书、种植一些植物，或者听一些轻松愉悦的音乐。这些活动能够帮助我们转移注意力，减轻不良情绪的影响。

② 运动锻炼

适度的运动能够激发身体的活力，提升情绪状态。选择适合我们的运动方式，如瑜伽、慢跑或游泳等，让身体在运动中释放压力，感受运动的快乐。但要注意，避免在睡前进行过于剧烈的运动，以免影响睡眠质量。

③ 合理饮食

品味甜品带来的愉悦：适量食用甜品，如巧克力、甜甜圈或奶糖等，能够为身体提供糖分和能量，同时也带来一定的心理慰藉。然而，要注意不要过度摄入糖分，以免影响身体健康。

摄入富含维生素 B 的食物：维生素 B 对于维持神经系统的正常功能至关重要。通过食用菠菜、草莓、蓝莓、栗子、菜豆、猪肉等食物，可以摄取到丰富的维生素 B，有助于缓解抑郁情绪。

④ 心理调适

自我情绪调节：学会正确表达自己的情绪，对人对事保持宽容和理解。从内心开始改变，积极面对生活中的挑战和困难，相信自己有能力战胜抑郁。

倾诉心声：与亲近的人分享自己的感受和想法，让他们了解我们的处境并给予支持和理解。倾诉心声有助于缓解抑郁情绪，让我们感到更加轻松和自在。

寻求专业帮助：当自我调适无法摆脱抑郁情绪时，不妨寻求心理医生的帮助。他们可以提供专业的心理疏导和治疗建议，帮助我们走出困境。

⑤ 药物治疗

在严重的情况下，医生可能会建议使用抗抑郁药物。请务必按照医生的建议进行服药，不要自行增加药量或停药。抗抑郁药物能够改善情绪状态，缓解抑郁症状，但需要在专业医生的指导下使用。

3. 社交恐惧症

（1）定义

社交恐惧症是一种深度的心理恐惧疾病，患者在面对社交场合时会产生极度的不安和恐慌。他们害怕成为众人瞩目的焦点，担心自己的言行举止会被他人仔细观察、严厉批评甚至无情拒绝。这种恐惧感常常如同阴影般笼罩在他们的心头，使他们难以自如地融入群体，享受正常的社交活动。

（2）病因

社交恐惧症的成因复杂多样，可能与遗传、生物学因素、童年经历等多种因素相互作用。例如，有些研究表明，社交恐惧症患者的家族中可能有较高的患病率，这表明遗传因素在其中起到了重要作用。此外，一些生物化学物质，如神经递质和荷尔蒙的异常，也可能与社交恐惧症的发病有关。在童年时期，长期面临批评、拒绝或社交场合中的失败经历，也可能增加个体患社交恐惧症的风险。

（3）影响

社交恐惧症患者往往承受着巨大的心理压力和痛苦。他们常常感到孤独、无助和自卑，因为担心自己的表现不符合他人期望，从而被排斥或孤立。这种心理状态使得他们倾向于避免社交活动，与亲友疏远，进一步加剧了孤独感和无助感。长此以往，社交恐惧症患者的社交技能可能逐渐退化，形成恶性循环，严重影响他们的生活质量。

（4）应对方法

社交恐惧症作为一种常见的心理障碍，常常让患者在社交场合中感到过分和不合理的恐惧。为了克服这一难题，我们可以采取以下几种应对方法。

① 深入自我疗法

重塑自信：认识到每个人都有自己独特的闪光点，不要轻易否定自己。尝试以积极的视角审视自己的长处，并逐步建立起内在的自信。

放下苛求：追求完美是人之常情，但过度的苛求只会带来不必要的压力。学会接受自己的不完美，追求尽力而为，而不是强迫自己完成无法企及的目标。

勇敢面对：不要逃避所有社交场合，而是勇敢地面对挑战。放下过去的阴影，专注于当下的每一个瞬间，逐步克服内心的恐惧。

② 专业心理疗法

认知疗法：通过与专业心理咨询师的交流，逐步调整自己的思维模式，认识到社交恐惧是一种可以克服的心理障碍。同时，学习正确的社交交往程序和沟通技巧，提升自己在社交场合中的表现。

催眠疗法：对于那些因过去经历而导致的社交恐惧症状，催眠疗法能够深入探索内心的创伤记忆，帮助患者找到发病的根源，并逐步释放内心的恐惧。

情景疗法：在心理咨询师的指导下，模拟各种可能引发社交恐惧的场景，并在模拟过程中练习应对策略。通过反复练习，逐渐适应社交环境，减少焦虑和恐惧。

③ 行为疗法与技巧

保持有节奏的呼吸：在社交场合中，通过深呼吸等呼吸技巧来保持冷静和放松。有节奏的呼吸有助于稳定情绪，缓解紧张感。

手里握一件东西：对于缺乏安全感的患者来说，手里握上一件东西可以带来一种安慰感。这种简单的行为可以帮助患者缓解内心的紧张情绪。

学会注视别人：在社交沟通中，尝试注视对方的眼睛或面部。这不仅可以增加自信，还可以让对方感受到我们的真诚和关注。

④ 药物治疗

在医生的建议下，可以考虑使用苯二氮卓类药物，普萘洛尔，SSRI 类如帕罗西汀、舍曲林等药物来缓解社交恐惧带来的躯体焦虑反应。但要注意，药物治疗通常需要连续使用一段时间才能看到效果，并可能需要持续服用以稳定病情。

⑤ 拓展社交圈子与自我提升

与友善的人交往：选择与友善、支持自己的人交往可以带来更多的积极体验。这些人在社交场合中更懂得尊重别人、关注他人的感受，与他们交往更容易建立起自信和安全感。

自我演练与准备：在脑海中或实际环境中模拟社交场景并进行演练可以帮助我们更好地应对实际社交场合中的挑战。通过反复的练习和准备，我们可以逐渐提高自己的社交技能和自信心。

多读书、拓宽视野：阅读书籍、了解不同领域的知识可以拓宽我们的视野和思维。这不仅有助于我们更好地应对社交场合中的话题和挑战，还可以提升我们的自信心和自我价值感。

4. 学业焦虑

（1）定义

学业焦虑作为一种普遍存在于青少年时期的心理问题，它特指对于学习成绩的过度关注和由此产生的内心不安。这种焦虑状态常常伴随着紧张、忐忑的心理体验，甚至可能演变为失眠、食欲减退等生理症状，对青少年的日常生活造成不小的困扰。

（2）病因

学业焦虑的诱因繁多且复杂。首当其冲的是沉重的学业压力，青少年在追求优异成绩的过程中，往往面临着繁重的课业任务和激烈的竞争环境。此外，家庭的高期望值和社会的竞争氛围也是不可忽视的因素。这些因素交织在一起使许多青少年在学业上感到力不从心，压力倍增。

（3）影响

学业焦虑对青少年的负面影响不容忽视。它不仅直接影响了学生的学习效率和成绩，还可能引发一系列心理和身体上的问题。长期的学业焦虑容易导致青少年出现焦虑情绪，严重时甚至可能演变为抑郁症。此外，过度的焦虑还可能使青少年在社交和日常生活中表现出自卑和回避的倾向，对他们的全面发展造成严重影响。

（4）应对方法

面对学业焦虑，学生们可以采取以下一系列方法来有效应对。

① 明确具体目标

要清晰地设定自己的学习目标，确保这些目标既有挑战性又切实可行。这有助于保持专注，始终朝着正确的方向努力。

② 制订有序学习计划

根据学习目标，制订一个详尽且实际的学习计划。计划中应包含学习的核心内容，并留有适当的休息和娱乐时间，以维持身心平衡。

③ 任务分解

将庞大的学习任务分解为多个小目标，逐个击破。这不仅降低了学习难度，还能在完成每个小目标时带来成就感，增强学习动力。

④ 积极心态

以积极乐观的态度面对学业压力，相信自己有能力克服困难，取得好成绩。这种积极心态是战胜焦虑的重要武器。

⑤ 寻求帮助

勇于向他人寻求帮助。老师、同学或家长都能在学习过程中提供支持和建议，提供动力和资源。

⑥ 培养良好生活习惯

保证充足的睡眠、均衡的饮食和适量的运动，这些良好的生活习惯有助于更好地应对学业压力，减少焦虑。

⑦ 学会放松

在学习之余，通过深呼吸、冥想、听音乐或参与其他喜爱的活动来放松身心。这些放松方式有助于缓解压力，恢复精力。

⑧ 拓展兴趣

培养一些学习之外的兴趣爱好，它们能让我们在学业之余找到乐趣，帮助我们调整心态，更好地应对学业焦虑。

⑨ 建立支持系统

与家人、朋友或同学建立紧密联系，形成一个稳固的支持网络。在这个网络中，我们可以分享烦恼、喜悦，寻求帮助和互相鼓励，这是战胜学业焦虑的坚强后盾。

⑩ 优化学习方法

不断尝试和探索新的学习方法和策略，提高学习效率。虽然这可能需要时间和努力，但找到适合自己的学习方式后，我们将能更有效地应对学业压力，减轻焦虑。

5. 青少年情绪抑郁

（1）定义

情绪抑郁作为青少年时期屡见不鲜的情绪困扰，其显著特征表现为心情的持续低落、对生活各方面兴趣的逐渐丧失以及活力的减退。患者在日常生活中可能会感受到前所未有的疲惫感，心灵深处充斥着无助与绝望，日常的活动和爱好也逐渐变得索然无味。

（2）病因

探讨情绪抑郁的成因，我们不难发现，这可能与青少年期特有的生理激素波动、日益加重的社会期望与压力以及家庭环境的微妙变化等多种因素息息相关。在这一时期，青少年的身心都经历着巨大的转变，他们需要在这样的环境中寻找自我、探索未来，这无疑为他们带来了诸多挑战和困惑。

（3）影响

抑郁情绪对青少年的影响是深远的。它不仅深刻地影响着他们的心理状态，使他们陷入悲观情绪难以自拔，而且可能对他们的学业成绩、日常生活和社交关系产生明显的负面效果。在某些极端情况下，抑郁情绪甚至可能促使青少年采取自伤或自杀的行动，这是我们应当高度警惕的现象。

（4）应对方法

应对抑郁情绪是一个复杂而重要的问题，需要我们从多个角度综合考虑。以下是一些具体的建议，旨在为那些受到抑郁情绪困扰的人们提供帮助。

① 日常生活调整

在日常生活中，我们应该更加主动地与家人和朋友进行沟通。当我们感到孤独、无助或困惑时，找一个值得信赖的人倾诉，他们的理解与支持会给我们带来温暖和安慰。此外，培养一项个人兴趣同样至关重要。无论是绘画、写作、唱歌还是其他任何我们感兴趣的活动，都能帮助我们转移注意力，摆脱抑郁情绪。同时，适当的运动也能减轻我们的压力和负面情绪，我们可以选择自己喜欢的运动方式，如跑步、游泳、瑜伽或骑行等。这些运动不仅能锻炼身体，还能让心灵得到放松和愉悦。

② 维持健康的作息与睡眠

要摆脱抑郁情绪，维持健康的作息和睡眠习惯至关重要。尽量避免过度劳累和熬夜，确保每天有足够的睡眠时间，这有助于保持良好的精神状态和情绪稳定。同时，我们还应该学会避免不良情绪的影响，减少负面信息的干扰。提高自己的心理承受力和情绪管理能力，有助于我们更好地面对各种挑战。

③ 寻求专业心理医生的支持

寻求专业心理医生的支持是一个明智的决定。心理治疗可以通过多种方式改善我们的不合理认知，消除内心的负面情绪。支持性心理治疗可以帮助我们建立自信和自尊，增强心理韧性；认知行为治疗可以帮助我们改变消极的思维和行为模式，培养积极的心理特质；精神分析则可以帮助我们深入了解自己的内心世界，找到问题的根源并寻求解决方案。在心理治疗过程中，家庭的支持和理解同样重要。家人的陪伴和关心会让我们感到更加安心和舒适，有助于我们更快地走出抑郁情绪。

④ 药物治疗

药物治疗也是应对抑郁情绪的有效手段。常用的抗抑郁药物包括马普替林、氯米帕明、丙米嗪、多塞平等。这些药物能够调节大脑中的神经递质平衡，缓解抑郁症状。然而，药物治疗应在医生的指导下进行，患者应根据自己的情况和医生的建议合理选择药物种类和剂量。在用药过程中，我们还需注意药物的副作用和不良反应，并及时向医生反馈，以便调整治疗方案。

⑤ 其他应对策略

我们还应注意其他方面的应对策略。例如，我们可以避免给自己施加过大的压力，学会放松和享受生活。同时，保持健康的饮食习惯同样重要。多摄入富含优质蛋白和维生素的食物，如牛奶、鸡蛋、火龙果、葡萄等，有助于增强身体抵抗力和免疫力。此外，多参与户外活动，享受大自然的美丽和宁静，不仅能缓解压力和负面情绪，还能提升我们的身体素质和心理健康。

6. 适应障碍

（1）定义

适应障碍，顾名思义，是个体在遭遇生活环境骤变时所经历的一种心理状态。它表现为一种短暂却强烈的心理应激反应，常常让患者陷入深深的焦虑、抑郁和无助之中，有时甚至伴随出现行为上的困扰。

（2）病因

探究适应障碍的成因，可谓多因素交织。生活事件，如迁居、失业、家庭变故等，往往是其触发的导火索。此外，个性特征、心理承受能力以及家庭支持体系的强弱，也是决定个体是否能顺利适应环境变化的关键因素。面对全新的环境、角色或任务，人们往往会感到一定的不适应和困惑，而适应障碍便是这种不适应感的极端表现。

（3）影响

尽管适应障碍通常被视为一种短暂的心理状态，但其对患者日常生活的影响却不容忽视。若得不到及时有效的干预和治疗，这种短暂的困扰很可能会转化为更为严重的心理问题，如长期抑郁、焦虑症等，甚至对患者的身心健康造成长远损害。

（4）应对方法

在探讨适应障碍的应对方法时，我们需采取一种综合且个体化的视角，全面考量个体的具体情况和需求。

① 环境调适

应对适应障碍的一个核心方法是优化个体所处的环境，涉及对居住或工作空间的精心布置，旨在营造出一个温馨、舒适且充满安全感的氛围。例如，根据个人喜好调整卧室的床铺、窗帘、地毯等，或在工作场所增加绿植、调整座位和灯光布局，以减少压力和焦虑。当应激源特定于某一环境（如医院住院），陪伴措施尤其关键，能显著降低个体对陌生环境的恐惧，并增强安全感，从而更好地适应环境。

②生活调整

个体的心理健康与生活方式紧密相连。在面对适应性障碍时，调整饮食习惯、增加身体锻炼和提高睡眠质量显得尤为关键。减少摄入高盐、高糖和高脂肪的食品，转而增加蔬菜、水果和全谷物的摄入，有助于保持身体健康和情绪的平衡。同时，限制含咖啡因饮料和酒精的摄入，也有助于降低紧张和焦虑感。实践放松技巧，如冥想和深呼吸，可以有效地减轻压力，提升个人的自我意识和情绪管理能力，更有效地应对适应性障碍。

③情感调节

适应性障碍往往伴随着焦虑和抑郁等情绪问题，因此情感调节成为处理这类障碍的核心。通过放松训练、冥想和与他人交流分享，可以有效地缓解紧张和焦虑。此外，改变对问题的看法，采取更积极乐观的态度面对生活中的变动，也能显著降低适应性障碍的症状。

④心理辅导

在处理适应性障碍的过程中，专业的心理辅导发挥着不可或缺的作用。心理咨询、心理治疗、危机干预和家庭治疗等方法都能有效地帮助个体面对挑战。心理辅导使个体能更深刻地理解自己的情感和问题，学习如何更有效地应对生活的变化，进而提高自我意识和情绪调节技能。

⑤ 药物治疗

在某些特定情况下，药物治疗可能作为辅助手段帮助个体处理适应性障碍。例如，短期内使用低剂量的抗精神病药物可能有助于缓解焦虑和抑郁的症状。然而，药物治疗必须在专业医生的指导下进行，并且要谨慎使用，以防止可能的副作用和风险。

7. 职场压力

（1）定义

职场压力作为现代职场生活的普遍现象，不仅代表着一种外在的逼迫感，更是员工在职业生涯中所承受的心理重压。这种压力来源于工作、人际关系、家庭等多重因素的交织，如同一座无形的大山，压在个体的心头。它不仅让员工感到焦虑和抑郁，还常常伴随着疲惫不堪的身体状态，影响着个体的情绪和生活质量。

（2）病因

职场压力的病因复杂多样，犹如一个庞大的拼图游戏。首先，工作量的过载和工作难度的提升，是许多职场人士常常面临的问题。在快节奏的现代工作中，员工们需要不断地应对各种挑战和任务，这无疑增加了他们的工作压力。其次，工作环境的不佳也是导致职场压力的重要因素之一。无论是拥挤的办公室、嘈杂的工作环境，还是紧张的工作氛围，都可能让员工感到压抑和不安。此外，人际关系的纠葛也是职场压力的重要来源。在工作中，员工们需要与同事、上司、客户等各种角色进行交往，这些人际关系的处理不当，很容易引发矛盾和冲突，从而增加职场压力。

（3）影响

职场中的压力不仅对个人产生影响，还会对企业的整体运作和成长带来深远的影响。首先，职场压力会严重损害员工的身体健康和心理状态。长期承受压力，员工可能会遭遇焦虑、抑郁等心理问题，甚至可能发展成心理疾病。这不仅会削弱员工的工作表现，也会减少他们的工作热情和创新能力。其次，职场压力还可能降低企业的运营效率。员工在压力过大的情况下，其工作效率和成果质量可能会降低，进而影响整个企业的生产力和市场竞争力。此外，职场压力还可能破坏团队的协作精神，造成员工间的关系紧张，减少团队的凝聚力和合作能力。因此，主动识别和管理职场压力对于保护员工的健康、提升企业运营效率和竞争力以及推动企业的持续发展，具有极其重要的意义。

（4）应对方法

① 明确目标与优先级

在高速运转的职场生态中，确立并明确个人的职业目标和优先级显得尤为重要。个体需对自身的职责与任务进行细致分析，然后基于任务的紧迫性及重要性进行有序排列。此策略旨在助力个体更为聚焦地投入核心任务，从而避免在非关键性事务上消耗过多精力。

② 优化时间管理策略

掌握高效的时间管理技巧对于缓解职场压力具有显著作用。构建清晰的时间规划表，并坚持按此执行。同时，利用待办事项清单跟踪任务进度，并设置提醒功能以防止遗漏重要事项。通过此种方式，个体能够更有效地掌控工作节奏，提升工作效率。

③ 强化沟通技巧

在职场环境中，保持积极的沟通对于压力的缓解具有积极影响。因此，应及时表达个人观点与感受，分享工作进展及所遇问题。通过开放、诚实的交流，减少误解与冲突，增进团队合作与支持。

④ 注重身体健康

健康的身体是应对职场压力的基石。规律性地参与体育锻炼，如慢跑、游泳或瑜伽等，有助于释放紧张情绪，增强身体素质。通过运动，个体能够舒缓身心，提升抗压能力。

⑤ 寻求情感支持

与亲友分享职场上的压力和困扰，他们的关怀和支持能给予个体力量和温暖。他们的意见和看法能为个体带来新的视角和解决策略。避免独自面对困难，寻求情感上的支持有助于个体更坚强地应对职场的挑战。

⑥ 重视休息与放松

在忙碌的工作间隙，重视休息和放松是极其重要的。个体可以尝试通过听音乐、看电影、阅读或冥想等活动来放松身心。这些活动有助于缓解紧张情绪，恢复体力，以便更好地面对接下来的工作。

⑦ 培养积极心态

面对职场压力，保持积极的心态至关重要。应将遇到的挑战看作成长的机会，从中学习并吸取教训。面对问题时，不要逃避或抱怨，而是要积极寻找解决办法。通过调整心态，个体能更乐观地面对职场的挑战。

⑧ 平衡工作与生活

在繁忙的工作之中，保持工作与生活的平衡非常关键。设定合理的工作界限，确保有足够的时间用于休息和娱乐。这有助于保持个体的身心健康，提高工作效率。避免让工作完全占据个人生活，留出时间与家人和朋友相聚，享受生活的乐趣。

⑨ 持续学习与自我提升

在职场上，持续学习和自我提升是应对挑战和压力的有效方法。通过不断学习，个体能更自信地面对职场的挑战和压力，促进个人的成长和发展。

⑩ 寻求专业帮助

当个体发现自己难以应对职场压力，或者压力已经严重影响到生活和工作的质量时，应该及时寻求专业帮助。心理咨询师或职业规划师等专业人士可以提供专业的建议和支持，帮助个体更有效地应对职场压力。

8. 心理偏差

（1）定义

心理偏差通常是指在人的心理发展过程中普遍存在的一些轻微的心理问题，如自卑、自负或虚荣等。这些心理问题通常不会被认为是严重的心理障碍，但在特定情况下，它们可能成为导致更严重心理问题的潜在风险。

（2）病因

心理偏差的病因通常与个人的成长历程密切相关，家庭环境、教育背景和教育方法都可能在不经意间塑造个体的心理特质。例如，过于严格的家庭教育可能使孩子形成自卑感，而缺乏关注和鼓励的环境可能促使人发展出自负和虚荣的心理作为自我保护。此外，个人的不良思想、习惯以及行为模式也可能是心理偏差形成或加剧的关键因素。

（3）影响

虽然心理偏差在日常生活中可能不被看作严重的问题，但它们的存在可能对个体的心理健康和个性发展产生长期而深远的影响。例如，长期的自卑感可能会削弱个体的自信，影响其在社会和职业领域的表现。自负和虚荣的心理可能导致人际关系的紧张，甚至影响个体的社会支持系统。因此，及时识别和调整心理偏差对于保持个体的心理健康和促进个体个性的积极发展极为重要。

（4）应对方法

在人类的认知与行为领域，心理偏差作为一种固有现象，常常在日常生活中悄然显现。为了有效地管理和克服这些偏差，我们需要制定一套系统性的应对方法。

① 深化对心理偏差的理解与识别

心理偏差种类繁多，如选择偏见中的过度自信、确认偏见中的信息筛选倾向以及羊群效应中的从众心理等。通过研读心理学专著、参与专业培训或咨询权威人士，我们可以深入了解这些偏差的特性与表现模式。同时，在日常生活中，我们需要保持高度的警觉性，随时监控自身是否出现了这些偏差的迹象。

② 多角度审视问题

个人的思维模式往往受限于个人的经验、情感和价值观，容易形成固定不变的看法。为了打破这种局限，我们应该尝试从不同的视角来观察问题，搜集多样化的信息，并思考各种不同的观点和解决方案。这种多元化的思考模式可以提高我们思维的灵活性和全面性，有助于减少心理偏差的出现。

③ 培养批判性思维

批判性思维要求我们深入分析和评估信息，避免不加思考地接受或拒绝观点。面对复杂问题时，我们应该严格检查信息的来源、可靠性和相关性，确保我们的决策建立在坚实的事实基础之上。同时，我们还应该用批判的眼光来审视自己和他人的观点，以避免被误导或产生偏见。

④ 主动获取外部反馈

他人的看法往往能为我们提供不同的视角和思考路径，帮助我们更全面地理解问题。因此，我们应该保持开放的心态，主动与他人沟通并寻求他们的意见和反馈。同时，我们还应该学会认真倾听他人的想法，并将其纳入我们自己的决策过程中，以提高决策的准确性和有效性。

⑤ 确保目标的清晰和可实现性

在设定目标和制订计划时，确保目标的清晰性和可实现性是非常重要的。模糊不清或过于宏大的目标容易导致决策偏离实际，从而产生心理偏差。因此，在制定目标时，我们应该充分考虑自己的实际情况和能力，确保目标既具体又可达成。同时，我们还应该制订详尽的计划，并预测可能遇到的风险和挑战，以便在必要时能够及时调整策略。

⑥ 保持冷静和理智

在面对压力和挑战时，我们容易受到情绪的影响，作出冲动的决策。为了避免这种情况，我们应该学会控制自己的情绪，保持冷静和理智地思考。这有助于我们更准确地分析问题、制定决策，并减少心理偏差的发生。

⑦ 不断学习和自我提升

随着社会的持续发展和变化，我们面临的问题和挑战也在不断更新。为了跟上时代的步伐并应对这些挑战，我们应该不断学习新的知识和技能，提升自己的综合素质。这有助于我们更深入地理解和认识世界，提高我们的决策能力和抵御心理偏差的能力。

⑧ 其他应对方法

我们还可以借助特定的心理偏差应对方法，如运用清单法明确决策步骤与关键点或利用决策树分析与预测不同决策方案的可能结果。这些方法能够协助我们进行更为系统的思考与决策，从而降低心理偏差的影响。

9. 心理障碍

（1）定义

心理障碍是指个体由于一系列复杂且多样的生理、心理或社会等因素所引发的异常心理过程、独特的人格特征以及非典型的行为方式。这种异常状态常常表现为情绪波动剧烈、思维逻辑混乱、行为举止古怪等，使个体在社交互动、职场竞争以及日常学习等方面显得力不从心，难以融入社会群体，不能遵循社会普遍认可的适宜方式行动，从而对个体以及社会环境产生诸多不适应的影响。

（2）病因

关于心理障碍的病因，可谓是错综复杂。从生物学的角度来看，遗传因素、个体独特的性格特征、不同的年龄阶段和性别等生物属性都可能成为心理障碍的潜在诱因。从心理学的维度分析，心理素质的不健全，特别是当个体在面对生活事件时无法妥善处理，导致过度应激反应，也容易诱发心理障碍。而在社会环境方面，日益加剧的环境污染、复杂多变的人际关系、不同文化之间的冲突与碰撞等都为心理障碍的产生提供了温床。这些因素往往并非单独作用，而是相互交织、相互影响，共同推动着心理障碍的发生与发展。

（3）影响

心理障碍对个体的影响是深远的。它可能导致个体在日常生活中的基本能力，如自我照顾、交流、学习等，出现显著的退化，使个体在面对生活挑战时感到力不从心。在人际交往方面，心理障碍可能引发个体与他人的矛盾和冲突，破坏原本和谐的社交网络，让个体在社交活动中感到孤独和无助。更为严重的是，心理障碍还可能诱发一系列极端行为，如犯罪、自杀等，对社会的安全和稳定构成严重威胁。

（4）应对方法

在应对心理障碍时，需要采取多维度的方法，确保为患者提供全面的支持和帮助。以下是具体的应对方法。

① 培养积极的生活态度

树立积极的人生观，认识到生活中的挑战和困难是常态，也是个人成长和进步的机会。采取乐观向上的生活态度面对挑战，坚信自己有能力克服一切困难。这种坚定的信念可以在逆境中保持冷静和理性，并引导个体找到解决问题的方法。

② 进行积极的自我鼓励

在日常生活中，对自己进行积极的自我暗示，如“我能做到”“我正在接近目标”等，以增强自信和勇气。避免消极的自我否定，如“我无能为力”“我筋疲力尽”等，这些负面思维可能加重心理负担，影响行动和决策。

③ 运用深呼吸来放松

在感到紧张、焦虑或不适时，通过深呼吸来缓解身心。深呼吸可以迅速缓解紧张情绪，恢复冷静和理性。具体做法是：慢慢吸气，同时收紧腹部，然后慢慢呼气，同时放松腹部。重复几次，有助于身心放松。

④ 尝试音乐疗法

聆听优美、舒缓的轻音乐作为心理障碍的辅助治疗手段。音乐可以让人沉浸在美好的旋律中，暂时忘记烦恼和痛苦。同时，音乐还能刺激大脑分泌出带来愉悦感的神经递质，从而减轻心理负担。

⑤ 采用运动疗法

参与跑步、散步、球类运动、瑜伽、太极拳等活动，以促进血液循环，提高身体素质。

运动不仅有助于保持健康的身体，还能调节大脑神经中枢的功能，增强冷静和理性。此外，运动还能释放出使人镇定、愉悦的激素，如内啡肽和多巴胺等，以缓解精神压力。

⑥ 开展情感交流和倾诉

与亲友进行深入的交流，将内心的烦恼和压抑情绪完全释放。倾诉可以减轻心理负担，带来被理解和支持的感觉。同时，通过倾听他人的建议和观点，也能获得新的思考方式和解决问题的灵感。

⑦ 调整认知和行为模式

通过改变不良的思维和行为模式，更好地适应环境，减少心理障碍的发生。学会识别负面的思维和行为模式，并寻找合适的方法来改变它们。例如，在感到焦虑或不安时，可以尝试冥想或放松训练来缓解紧张；面对挫折或失败时，积极寻找解决方案，而不是沉溺于消极情绪。

⑧ 运用注意力转移法

当出现心理障碍时，尝试将注意力转移到其他事物上，以减轻心理负担。可以选择阅读、观看电影、绘画或参与运动等活动，暂时忘记烦恼和困扰，丰富精神世界。

⑨ 实施系统化治疗策略

对于严重的心理障碍患者，需要采用系统化的治疗方法，包括心理治疗和药物治疗。

参考文献

[1] 世界卫生组织 . 空气质量指南 [Z]. 世界卫生组织，2006.

[2] 张华，李明 . 环境化学与人体健康 [M]. 北京：科学出版社，2010.

[3] 李红梅，张建华 . 绿色化学原理与应用 [M]. 上海：上海交通大学出版社，2012.

[4] 国家卫生健康委员会 . 中国居民膳食营养素参考摄入量 [M]. 北京：中国协和医科大学出版社，2018.

[5] 刘伟，张强 . 现代药物化学与合理用药 [M]. 南京：东南大学出版社，2013.

[6] 世界卫生组织 . 室内空气质量指南 [Z]. 世界卫生组织，2010.

[7] 国家卫生健康委员会 . 抗生素临床应用指导原则 [M]. 北京：人民卫生出版社，2015.

[8] 中国营养学会 . 中国居民膳食指南 [M]. 北京：人民卫生出版社，2016.

[9] 杨月欣，葛可佑 . 中国营养科学全书 [M]. 北京：人民卫生出版

社，2019.

[10] 刘政，张立实 . 食物营养与健康 [M]. 北京：中国轻工业出版社，2018.

[11] 李宁，张片红 . 特殊人群营养支持指南 [M]. 北京：人民卫生出版社，2017.

[12] 赵法伋 . 食品安全与健康 [M]. 北京：中国农业出版社，2017.

[13] 张文，刘烈刚 . 食品化学 [M]. 北京：中国轻工业出版社，2019.

[14] 王陇德，马冠生 . 营养与疾病预防：营养与健康系列科普 [M]. 北京：人民卫生出版社，2018.

[15] 孙长颢 . 营养与食品卫生学 [M]. 北京：人民卫生出版社，2017.

[16] 马玉海，苏佳灿，丁晋彪，等 . 运动与健康 [M]. 北京：清华大学出版社，2015.

[17] 赵丽华 . 饮食、运动与养生 [M]. 南京：东南大学出版社，2017.

[18] 张晓峰 . 心理养生与自我调节 [M]. 北京：中国中医药出版社，2016.

[19] 吴志宏 . 睡眠与健康 [M]. 杭州：浙江大学出版社，2015.

[20] 王晓东 . 情绪管理与健康 [M]. 上海：上海交通大学出版社，2019.

[21] 王丽，赵强 . 心理障碍的成因分析与应对策略 [M]. 北京：科学技术出版社，2021.

[22] 陈可明 . 健康心理学 [M]. 北京：科学出版社，2018.

[23] 文丹枫，韦绍锋 . 互联网 + 医疗：移动互联网时代的医疗健康革命 [M]. 北京：中国经济出版社，2015.

[24] 陈金雄 . 互联网 + 医疗健康：迈向 5P 医学时代 [M]. 北京：电子工业出版社，2015.

[25] 动脉网蛋壳研究院 . 区块链 + 医疗：新技术赋能医疗的应用与未来 [M]. 北京：中国经济出版社，2019.

[26] 王晓峰 . 食品安全与健康生活 [J]. 食品科学，2015，36（9）：1–5.

[27] 张爱珍 . 食物中毒预防与控制 [J]. 中国食品学报，2015，15（4）：1–5.

[28] 陈志钢 . 室内环境与健康 [J]. 环境与健康，2016，33（4）：1–4.

[29] 张晨，侯淑花 . 营养与健康综述 [J]. 中华护士杂志，2014，49（4）：311–314.

[30] 陈思，刘洋 . 情绪管理：做情绪的主人 [J]. 心理与健康，2019，（6）：52–55.

[31] 赵敏，周杰 . 应对挫折的心理策略 [J]. 心理月刊，2022，17（4）：44–47.

[32] 刘波，陈晨 . 人际关系对心理健康的影响 [J]. 社会心理科学，2021，（2）：105–108.

[33] 周涛，吴凡 . 心理偏差及其在日常生活中的表现 [J]. 心理探索，2023，（1）：30–33.

[34] 吴亮，张华 . 积极心理学视角下的自我激励策略 [J]. 心理技术

与应用，2020，8（3）：122–125.

[35] 张文，李强 . 心理健康与应对策略 [J]. 心理科学进展，2020，28（2）：335–344.

[36] 张华，李明 . 心理健康与生理健康的关系研究 [J]. 心理科学，2020，43（2）：355–361.

[37] 刘伟，张华 . 运动与心理健康的关系研究综述 [J]. 体育科学研究，2021，41（3）：82–90.

[38] 黄宇 . 传统养生文化与现代生活 [J]. 中华中医药杂志，2020，35（7）：1852–1854.

[39] 李红梅 . 时辰养生法的现代解读 [J]. 中医杂志，2019，60（9）：738–740.

[40] 周建华 . 音乐治疗在心理健康中的应用 [J]. 音乐时空，2018，（12）：45–47.

[41] 环境保护部 . 环境空气质量标准（GB 3095–2012）[S]. 北京：环境保护部，2012.

[42] 区苏娜，葛乐昕，范雯，等 . 区块链技术在数字医疗与健康中的应用进展 [J]. 数字医学与健康，2024，2（2）：119–123.

贵 州 省 科 普 丛 书
贵州省科协科普作品专项经费资助

贵州省哲学社会科学创新工程资助项目
贵州省科技厅黔科合支撑[2023]一般092

健康多景图

运动与健康

伍 禹 张 宏◎著

新 华 出 版 社

图书在版编目（CIP）数据

运动与健康 / 伍禹，张宏著 .
北京 : 新华出版社 , 2024. 12. -- (健康多景图).
ISBN 978-7-5166-7677-6

Ⅰ. G806

中国国家版本馆 CIP 数据核字第 2024W5Y712 号

前　言

当代社会，随着科技的飞速发展和人们健康意识的不断提升，健康问题已经成为全球关注的焦点。本书正是在这样的背景下应运而生的，旨在从多个角度深入探讨影响人类健康的各种因素，并提供科学的健康指导和建议。

当前，健康领域的研究已经从单一的生物医学模式扩展到了包括心理、社会、环境、生活方式等多方面的综合考量。随着互联网技术的广泛应用，健康信息的获取和传播变得更加便捷，但同时也给信息真实性和权威性带来了挑战。此外，化学制品在日常生活中的普遍使用、环境污染的日益严重、社会压力的不断增加，都对人们的健康产生了深远的影响。

本书旨在通过对健康相关领域的深入分析，揭示影响健康因素的内在联系，同时普及健康知识，增强公众的健康意识和提高自我保健能力，促进健康生活方式的形成，为构建健康社会贡献力量。

本书内容丰富，涵盖了化学与健康、营养与健康、运动与健

康、心理与健康、养生文化与健康，以及互联网技术与健康等多个层面。每一部分都从不同的角度出发，系统地介绍了相关领域的基础知识、研究进展、实用技巧和案例分析。

本书的编写具有以下特点：

（1）融合性。本书内容融合了医学、营养学、心理学、社会学等多个学科的研究成果，旨在全面解析健康问题。

（2）实用性。本书提供了大量适用于日常生活的健康指导和实用建议，如合理膳食、科学运动、情绪管理等。

（3）科学性。本书以最新的科学研究和权威数据为依据，确保所提供信息的准确性和可靠性。

（4）通俗性。本书以浅显易懂的语言解释复杂的健康概念，使读者能够轻松理解和掌握。

（5）时代性。本书特别关注互联网技术在健康领域的应用，如在线医疗、健康管理 App 等，体现了健康研究的时代性。

本书参考了各领域的相关专业知识，并结合丰富的实践经验，为读者提供了一份全面、深入、实用的健康指南。希望通过本书的阅读，帮助每一位读者更好地理解健康，掌握科学的健康方法，享受健康、快乐的生活。

作者

2024 年 8 月

目录

健康多景图

之运动与健康

运动和健康之间存在着紧密而不可分割的关系。运动是保持身体健康、提升身体素质的重要手段，而健康则是人们进行各种运动的基础和前提。运动和健康之间相辅相成，互为促进。通过合理的运动，人们可以促进身体健康和心理健康，提高生活质量。因此，我们应该积极参与各种运动，享受运动带来的健康和快乐，同时注意适度运动，避免过度运动带来的负面影响。

一、运动是健康的源泉

1. 健康的标准

健康这个看似简单却深邃的词汇，实际上蕴含着丰富的内涵和深远的意义。它不仅仅代表着一个人生理上的完好无缺，更涵盖了心理层面的平和与安宁，以及社会适应性的优秀与卓越。

从身体层面来看，健康如同坚实的基石，为我们的生活提供稳固的支撑。一个身体健康的人，其各个器官和系统都保持着良好的运行状态，仿佛一部精密的机器，每个部分都协同工作，共同维护着整个机体的和谐与平衡，使机体拥有旺盛的生命力，无论是日常工作还是休闲娱乐，都能以充沛的精力应对自如。此外，健康的身体还体现在良好的体态和肤色上，给人以自信与活力的印象。

心理健康如同一股清冽的山泉，滋养着我们内心的土地。那些心理健康的人，他们的情绪稳定、心态积极，能够以平和的心态面对生活中的各种挑战和逆境。他们的内心总是充满阳光，善于发现生活中的美好和希望，即使在逆境中也能保持乐观的心态。他们还具备良好的自我认知和情绪管理能力，能够清晰地认识到自己的长处和短板，并在必要时进行调整和改进。

在社会适应性方面，健康同样显得至关重要。那些具有良好社会适应能力的人，能够轻松地融入不同的社会环境和文化背景，与他人建立和谐友好的关系。他们拥有出色的沟通和协作技巧，在团队中能够发挥积极的作用，能有效推动任务的完成。同时，他们还具备解决问题的能力和创新思维，能够在面对复杂问题时迅速找到解决方案。

谈到健康的标准，虽然因人而异，但总有一些基本的健康指标是普遍适用的。这些指标就像是我们身体健康的晴雨表，为我们提供了衡量自身健康状况的重要依据。例如，血压、血糖、血脂等生理指标，这些看似普通的数字背后，实际上隐藏着身体健康的秘密。它们需要维持在一定的正常范围内，一旦超出这个范围，就可能成为身体发出的预警信号，提醒我们需要及时调整生活方式，以保持健康的状态。

此外，我们也不能忽视心理层面的健康状况。在快节奏的生活中，心理健康问题日益突出。心理健康评估量表是我们了解自我心理状态的有力工具。通过科学的评估，我们可以更加清晰地了解自己的心理状态，从而有针对性地调整心态，保持心理健康。

仅仅关注生理和心理指标是不够的，良好的生活习惯同样是维持健康的重要保障。这包括保持均衡的饮食，确保摄入足够的营养；进行适量的运动，增强身体素质；保证充足的休息，让身体得到充分的恢复；保持积极的心态，去面对生活的挑战和困难。这些习惯虽然简单，但需要长期的坚持和自律，才能真正发挥作用。

健康标准不仅是衡量我们健康状况的重要依据，更是我们追求更高生活质量的坚实基础。只有我们全面关注自己的身体健康、心理健康和生活习惯，才能真正达到健康的生活状态。让我们以更加积极的态度去关注自己的健康，努力营造一个健康、快乐、充实的生活氛围。

2. 运动促进身体健康

运动对身体健康的促进作用是显著且全方位的。它不仅能够显著提升我们的体质，让身体的各个系统都焕发活力，更能预防和控制各种潜在的健康问题。

（1）对人体的生理功能有改善作用

运动对人体的益处广泛而深远，不仅体现在肌肉、骨骼和关节的锻炼方面，还能全面提升心血管系统、呼吸系统的功能。当我们积极参与运动时，身体的各个部位都会逐渐变得更加健康和强壮。

运动是一种有效的方式，它能够显著提升我们的肌肉功能。通过规律的运动，我们的肌肉纤维会经历拉伸和强化的过程，这不仅会使肌肉变得更加结实，还会使肌肉体积逐渐增长，从而增强我们的力量。这种力量的增长使我们在日常生活中能够更轻松地完成各种体力任务，并减少因肌肉力量不足而受伤的可能性。

运动对我们的骨骼和关节也有着不可忽视的积极影响。它能够促进骨密度的增加，使骨骼变得更加坚固，从而有效预防骨折等骨骼问题的发生。此外，运动还能增强关节的灵活性和稳定性，这有助于减少关节疼痛和降低患上关节炎等关节疾病的风险。

心血管系统也能从运动中获得显著的好处。运动可以使心脏变得更加强健，心肌的厚度得到增加，心脏的泵血能力也随之提高。这样的改变有助于血液循环变得更加高效，进而有助于强化血压、血脂和血糖等健康指标，有效预防心血管疾病的发生。科学研究表明，那些长期坚持运动的人，心血管疾病的发病率相对较低。

运动对呼吸系统也有很好的锻炼效果。运动过程中，肺部需要更多的氧气来满足身体的需求，从而促使肺部功能得到提升。肺部功能的改善使我们能够更好地摄取氧气，排出二氧化碳，保持身体的新陈代谢旺盛。此外，运动还能增强免疫系统的功能，提高抵抗力，预防多种疾病。

（2）预防和控制慢性疾病

运动不仅对人体的生理功能有着显著的改善作用，还能预防和控制一些慢性疾病的发生。从这个角度来看，运动无疑是我们维持健康生活的重要保障。

多项研究揭示了定期适量运动的诸多好处。它能够显著降低血压、血糖和血脂的水平，有效减少高血压、糖尿病等慢性疾病的威胁。这一点对于中老年人尤为关键，因为他们更易受到这些慢性疾病的影响。通过运动，我们不仅可以降低患病的风险，还能提升生活品质。

运动还能强化我们的免疫系统。在运动过程中，免疫系统得到了锻炼，可增强身体对疾病的防御能力。这让我们在面对生活中的各种挑战时，更有信心和力量。

运动还能帮助我们摆脱疲劳，提升工作效率，让我们在工作和生活中保持最佳状态。运动的选择多种多样，强度也各不相同。有些人偏爱户外运动，如跑步、游泳、骑自行车；而有些人则倾向于室内运动，如瑜伽、舞蹈、健身房锻炼。无论选择哪种运动，坚持是关键。只有长期坚持适量运动，我们才能享受运动带来的益处。

（3）有效促进心理健康

运动在维护心理健康方面扮演着至关重要的角色。它能够释放压力、缓解焦虑和抑郁情绪、提高社会适应能力，从而提升我们的生活质量。因此，我们应当充分认识到运动的重要性，积极参与体育活动，为心理健康打下坚实的基础。

运动有助于释放内心的压力。在现代社会中，人们面临着来自工作、学习、家庭等多方面的压力。运动可以将这些压力转化为动力，让身体在运动中得到释放。此外，运动还能帮助我们调整心态，以更积极的态度面对生活的挑战。

运动有助于缓解焦虑和抑郁情绪。锻炼时，身体会释放内啡肽等神经递质，这些物质能够刺激大脑中的愉悦中枢，带来轻松愉悦的感觉。长期坚持运动，可以使我们的心情更加愉快，进而降低焦虑和抑郁的发生概率。

运动还可以增强我们的社会适应能力。在运动过程中，我们有机会与他人进行更多的交流和互动，培养团队合作精神。这对于提高我们的社会适应能力具有重要意义。同时，运动还能增强我们的自信心，让我们在面对困难时更有勇气和决心去克服。

运动能够提高我们的生活质量。在繁忙的工作和学习之余，运动可以帮助我们保持身心健康，提高工作效率和学习成绩。此外，运动还可以帮助我们养成良好的生活习惯，增强免疫力，预防多种疾病的发生。

（4）有助于保持健美身材

运动对于塑造健美身材具有显著效果。通过定期进行适当的锻炼，可以有效地塑造身体线条，增强肌肉力量，提高身体柔韧性，展现出更加健康、自信的形象。

运动有助于燃烧脂肪，减少体内多余脂肪的堆积。通过有氧运动和力量训练，可以提高新陈代谢率，加速脂肪燃烧，使身体更加苗条。同时，运动还可以促进肌肉的生长和发展，使身体线条更加优美。

运动能够增强肌肉力量和耐力。通过力量训练，可以增加肌肉量，提高肌肉质量，使身体更加紧实有力。同时，有氧运动如跑步、游泳等可以提高心肺功能，增强身体的耐力水平，让我们在日常生活中更加精力充沛。

运动还可以提高身体的柔韧性和协调性。通过拉伸、瑜伽等锻炼方式，可以改善关节活动范围，提高身体的柔韧性，减少运动损伤的风险。同时，运动还可以提高我们的反应速度和协调能力，使我们在各种场合下都能表现出色。

运动对身体健康的促进作用是多方面的、显著的。它不仅能够增强我们的体质和生理功能，预防和控制疾病，更能调整我们的心理状态，提高生活质量。因此，我们应该将运动纳入日常生活中，培养定期锻炼的习惯，让运动成为我们追求健康生活的重要组成部分。

3. 运动带来好心情

运动这一简单而纯粹的活动，无疑能够为我们带来无比愉悦的心情。这种愉悦并非偶然，而是由运动所带来的一系列积极影响的直接体现。

运动使我们的身心得到放松，在繁忙的生活节奏中找到一丝宁静。当我们投身于运动，全身的肌肉逐渐放松，身体的紧张和压力似乎被神奇的力量驱散，取而代之的是轻松、愉悦的感觉。

运动不仅锻炼我们的身体，也滋养我们的精神。通过运动，可以促进血液循环，加速新陈代谢，帮助身体更快地排出废物和毒素。这个过程就像是对身体进行了一次全面清洁，让我们的身体更加清爽健康，充满活力。此外，长期坚持运动，还能培养出坚定的意志力和自律精神。

运动是一种天然的“快乐药”。当我们开始运动，身体会自动分泌多巴胺、内啡肽等令人愉悦的激素，这些化学物质就像快乐的使者，将快乐和满足的信息传递给大脑。它们让我们的心情变得更加愉悦、开朗，仿佛整个世界都变得更加美好。

运动是一种锻炼意志、提升自信的有效方式。每一次挑战自己的极限，每一次完成看似不可能的任务，都会给我们带来前所未有的成就感。这种成就感让我们更加自信、坚定，面对生活中的困难和挑战时也能更加从容不迫。

运动也是一种极佳的社交活动。无论是与朋友一起打球、跑步，还是与家人共同参与户外活动，都能让我们在享受运动乐趣的同时，增进彼此之间的感情。在运动中，我们相互鼓励、相互支持，共同分享快乐时光，让友谊和亲情更加深厚。

运动所带来的好心情并非偶然，而是源于其多重益处的综合体现。运动让我们身心愉悦、健康自信，也让我们在社交中收获友谊和亲情。因此，我们应该积极投身于运动之中，让运动成为我们生活中的一道亮丽风景线。无论是在户外还是在室内，无论是在白天还是在夜晚，只要我们愿意，运动就会成为我们生活中最美好的陪伴。让我们用运动的力量，去感受生活的美好，去拥抱健康的幸福。

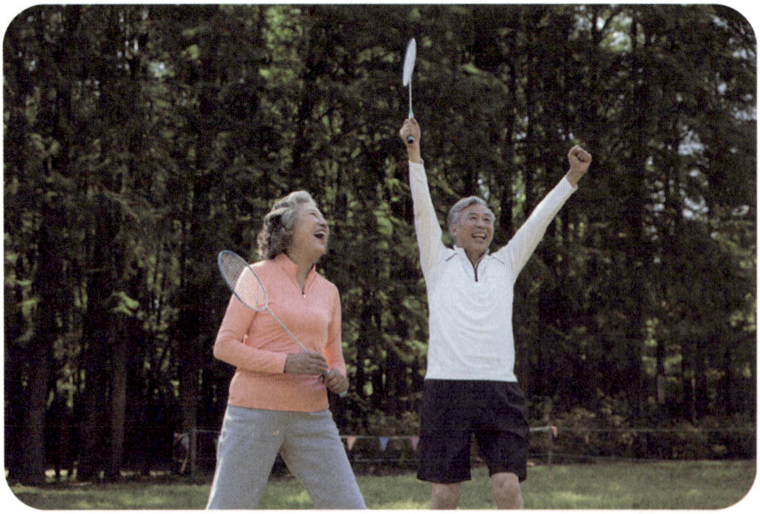

图 1　运动带来好心情

4. 运动能延缓衰老

运动能够延缓衰老，这一点在健康学和医学领域已经被广泛认可。作为一种积极主动的生活方式，运动不仅有助于增强个体的心肺功能，提升身体素质，更能从多方面促进身体机能的维持与优化，进而显著延缓身体的衰老过程。

运动对心血管健康的积极影响是显著的。通过持之以恒且规律的锻炼，心脏肌肉的收缩能力得到了显著加强，这不仅有助于降低血压，也显著减少了心脏病的发病风险。同时，运动还能保证血液循环的顺畅，为全身输送必需的氧气和养分，维持身体机能的稳定运行，保持身体的活力和年轻状态。

肌肉和骨骼的健康同样依赖于运动。随着岁月的流逝，肌肉和骨骼可能会出现萎缩和退化。但通过恰当的运动，可以促进它们的生长发育，增强肌肉的力量与耐力，提高骨骼的密度，有效降低骨质疏松的风险。运动还能提高关节的灵活性和稳定性，预防关节炎等病症，让身体在运动中展现得优雅和自如。

运动对心理健康的改善作用同样不容小觑。运动能够促使身体释放内啡肽等激素，有效缓解压力和焦虑，提升心情的愉悦感和满足度。此外，运动还有助于提高睡眠质量，帮助我们在夜间获得更深沉、更安稳的睡眠，促进身心的全面恢复。

从细胞层面来看，运动对促进细胞的再生和修复具有重要作用。运动刺激可以增加身体产生的干细胞数量，这些干细胞具备强大的修复和再生能力，有助于修复受损的组织和器官，延缓衰老过程。同时，运动还能增强身体的免疫力，提高对疾病的抵抗力，使个体在面对各种挑战时更加坚强和从容。

综合来看，运动在延缓衰老方面的好处是多方面的。它不仅能改善心血管健康、维持肌肉和骨骼的健康，还能提升心理健康、促进细胞再生和修复。因此，我们应当将运动视为一种重要的生活实践，并坚持实践，让运动成为我们保持年轻、延缓衰老的宝贵工具。

5. 通过运动防治疾病

通过运动来预防和治疗疾病，这不仅是一种科学的生活方法，更体现了一种积极乐观的生活态度。运动以其独有的魅力，让人们在享受乐趣的同时，也能有效地预防和治疗多种疾病，从而拥有一个健康且充满活力的身体。

（1）降低心血管疾病的风险

定期进行运动可以显著降低心血管疾病的发病风险。有氧运动是预防心血管疾病的关键手段之一，它能够加强心肌的功能，促进血液的流动，使心脏更加强健。例如，慢跑、游泳、骑自行车等有氧运动，能够逐渐提升心率，增加心肌的氧气供应，改善心脏的工作状态。长期坚持有氧运动，还能有效降低血压和胆固醇水平，减少血管堵塞的风险，预防心脏病和中风。此外，运动还能促进血液循环，减少血栓的形成，保护血管健康。

（2）改善糖尿病病情

对于糖尿病患者而言，运动在改善病情方面发挥着重要作用。适当的运动可以提高身体对胰岛素的敏感性，促进葡萄糖的利用，帮助降低血糖水平。同时，运动还能促进脂肪的代谢，减少腹部脂肪的积累，改善身体的代谢状况，这对控制糖尿病至关重要。通过合理的运动计划，糖尿病患者不仅能更好地控制血糖，还能提高生活质量，减少疾病带来的痛苦。

（3）预防和治疗癌症

运动对于预防和治疗癌症也有积极作用。研究显示，定期运动能降低患乳腺癌、结肠癌等癌症的风险。这是因为运动能够调节免疫系统，增强身体对癌细胞的抵抗力。运动还能促进新陈代谢，加速体内毒素的排出，减少致癌物质的积累。对于癌症患者，适当的运动可以缓解治疗的副作用，如疲劳、恶心等，提高生活质量，增强战胜疾病的信心。

（4）对关节炎、抑郁症、焦虑症等多种疾病产生积极影响

运动不仅能预防和治疗上述疾病，对关节炎、抑郁症、焦虑症等也有积极影响。适度的运动可以加强关节炎患者关节周围的肌肉，提高关节稳定性，减轻关节负担，缓解关节疼痛和关节僵

硬。对于抑郁症和焦虑症患者，运动可以释放内啡肽等神经递质，缓解压力，改善情绪。

要通过运动有效防治疾病，需要长期坚持并合理安排运动计划。每个人的身体状况和疾病状况各异，选择适合自己的运动方式和强度非常关键。同时，在运动时也要注意补充水分和营养，保持良好的作息，避免过度疲劳和受伤。

二、掌握方法，科学运动

1. 认清自己，量力而行

进行运动时，认清自己，量力而行，这不仅是一句简单的口号，更是我们在追求健康和活力的道路上必须遵循的准则。每个人的体质都是独特的，它们像一块块不同的拼图，由身高、体重、体脂率等基本要素构成。更重要的是，个人的健康状况、体能水平以及过往的伤病经历，都会显著影响我们在运动时的选择和表现。

了解自身的体质状况是运动前不可或缺的准备工作。我们需要全面评估自己的健康状况，就像一位细心的工匠，仔细检查每一块拼图是否完整。如果存在慢性疾病或有受伤的经历，我们在挑选运动项目时就需要格外小心，避开可能引起不适或造成伤害的活动。

在运动时，量力而行是我们必须遵守的基本原则。运动的目的是为了增进健康和活力，而不是为了短暂的成就感就盲目地挑战自己的极限。因此，我们应该从简单的运动开始，逐渐增加难度和强度，让身体有适应和成长的空间。同时，我们还要学会倾听身体的信号，注意身体的反馈，及时调整运动的强度，防止过度疲劳或受伤。

明确自己的运动目标和需求也是至关重要的。是为了塑造更好的体型，还是为了增强身体素质和免疫力？是为了提高某项运动技能，还是为了释放工作压力和放松心情？不同的目标需要不同的运动需求和策略。只有明确了目标，我们才能制订出更加科学合理的运动计划，并在实施过程中保持清晰的方向和动力。

持续不断地进行运动是实现健康与活力的关键。运动不应该是一时的冲动，而是一个需要长期坚持的生活态度。我们不应该因为一次运动的辛苦或效果不明显就轻易放弃，而应该将其视为一种自我挑战和成长的机会。只有坚持不懈地进行运动，我们才能真正体验到运动带来的益处，包括良好的身体状态、更充沛的精力和更积极的心态。

2. 选择合适的运动强度

选择合适的运动强度是我们锻炼时必须认真考虑的一个关键

要素。这不仅关系到运动效果的优劣，更直接关联到我们的身体健康和运动安全。

在确定运动强度之前，深入了解自己的身体状况是非常必要的。特别是对于有心脏病、高血压或其他慢性疾病的人，强烈建议在实施运动计划之前咨询专业医生。医生会根据每个人的健康状况，提供个性化的运动强度建议，以确保其在运动时既能获得锻炼效果，又避免给身体带来不必要的压力。

明确自己的运动目标也是决定运动强度的一个重要因素。如果您的主要目的是减肥或塑形，那么中等强度的有氧运动可能更适合您。这类运动有助于燃烧更多卡路里，同时减少对关节的冲击。如果您的目标是增强心肺功能、提升耐力或运动表现，那么高强度的有氧运动可能是更佳选择，因为它能更有效地增强心肺耐力和身体力量。

在选择运动强度时，我们还要考虑个人的运动经验和体能水平。对于刚开始运动或体能较差的人，建议从低强度的运动开始，逐渐适应并提高运动强度，以减少运动损伤的风险。而对于那些有一定运动基础或体能较好的人，则可以选择更高一些的运动强度，以更好地挑战自己，达到更好的锻炼效果。

在运动过程中，关注身体的反馈是选择合适运动强度的另一个重要方面。我们应该时刻注意自己的呼吸、心率和疲劳程度等身体信号。如果感到呼吸困难、心跳加速或极度疲劳，这可能意味着运动强度过大，需要适当降低。如果觉得运动强度不够，没有达到预期的锻炼效果，那么可以适当增加运动强度。

追求高强度运动是一个逐步的过程，我们应根据自己的实际情况，逐步提升运动强度。这样可以在保证锻炼效果的同时，避免对身体造成过大负担。同时，保持运动的多样性和趣味性也非常关键。尝试游泳、瑜伽、舞蹈等不同类型的运动，可以让锻炼过程更加有趣和多彩，帮助我们更容易坚持下去。

总的来说，选择运动强度时，我们需要综合考虑个人的身体状况、运动目的、经验和身体反馈等因素。我们可以通过科学合理地设定运动强度，在确保安全的基础上，获得最佳的锻炼效果。

3. 运动前先热身

运动前热身是准备活动的重要环节，它有助于提升身体温度、促进血液循环、增加关节灵活性，并降低运动损伤的风险。

（1）运动前热身的重要性

热身是预防运动损伤的一个关键步骤，其重要性不容忽视。设想在寒冷的冬日，身体因受冷而变得僵硬，此时若突然投身于高强度的运动，就好比给身体一个“惊喜”。这种“惊喜”容易导致肌肉、关节和韧带因未能及时适应而受到损伤。相反，热身活动则如同一个温和的“闹钟”，逐步唤醒身体各部位的细胞，让它们从休息状态平稳过渡到活跃状态，有效预防了因运动过急而导致的伤害。

热身对于提升运动表现也有着不可或缺的作用。在热身时，身体的血液循环会逐步加快，仿佛是一条慢慢苏醒的河流，为全身输送活力和营养。这样的血液循环有助于肌肉获得更多的氧气和养分，为即将开始的运动储备充分的能量。同时，热身还能提升神经系统的活跃度，增强身体的灵活性和协调性，助力运动员在比赛中达到最佳表现。

热身还是一种重要的心理准备手段。在热身过程中，运动者可以逐步调整自己的呼吸和心态，从平静状态逐步过渡到兴奋和专注的状态。这种心理上的调整不仅有助于增强运动者的自信和斗志，还能让他们更加全情投入到接下来的运动中。

坚持在运动前进行热身，是一种优秀的运动习惯。这种习惯有助于维持身体健康，减少运动伤害，并能培养运动者的自律精神和毅力。通常，一个在每次运动前都坚持热身的人，在其他生活领域也会展现出类似的坚持和毅力。

（2）运动前热身的步骤和内容

①轻松的有氧运动

慢跑或快走：持续几分钟，根据个体情况调整速度和距离。

原地踏步或跳绳：让心率逐渐上升，同时活动全身肌肉。

②关节活动

头部运动：缓慢地转动头部，从一侧到另一侧，缓解颈部肌肉的紧张。

肩部运动：进行肩部的前后、上下以及旋转活动，增加肩部灵活性。

手腕和脚踝运动：轻轻转动手腕和脚踝，帮助关节液流动，减少关节损伤的风险。

③动态伸展

大腿后侧伸展：将一只脚向前迈出一大步，弯曲前腿，同时保持后腿伸直，感受后腿肌肉的伸展。

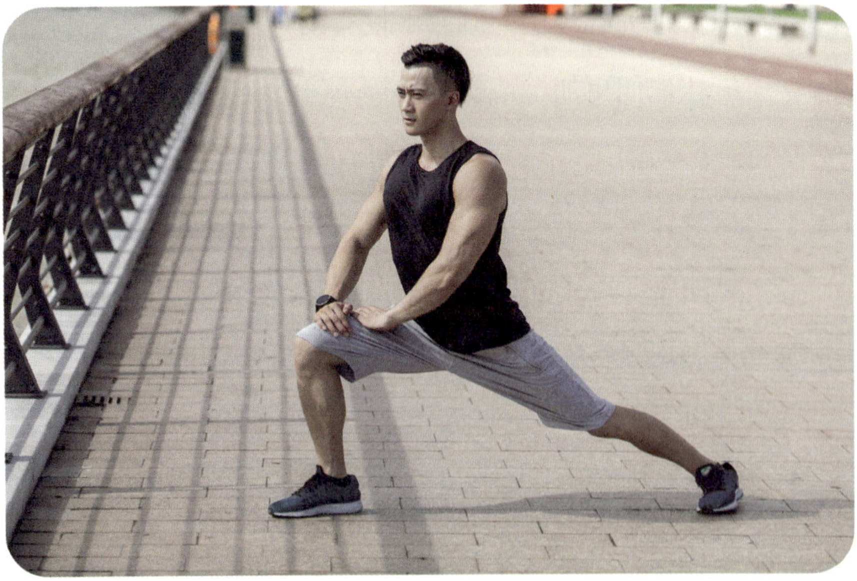

图 2　大腿后侧伸展

臀部伸展：将一只脚交叉放在另一只腿的膝盖外侧，然后慢慢下蹲，感受臀部和大腿外侧的伸展。

背部伸展：双手上举，身体向后弯曲，注意保持腰部挺直，避免过度伸展。

④核心肌群激活

平板支撑：保持身体呈一条直线，手臂和脚尖支撑地面，激活核心肌群。

腹部提升：躺在地上，双手交叉放在胸前，然后慢慢抬起头部和肩部，感受腹部肌肉的收缩。

⑤动态平衡练习

单腿站立：尝试将重心转移到一条腿上，保持平衡，然后换另一条腿。

侧向跳跃：双脚并拢，然后向一侧跳跃，再跳回原位，换另一侧重复。

⑥特定运动模拟

如果即将进行某项特定运动，如篮球、足球等，可以进行一些与该项运动相关的模拟动作，如投篮姿势、踢球动作等，帮助身体逐渐适应即将进行的运动模式。

（3）运动前热身的步骤和内容

在热身过程中，应注意以下几点：

适度为主：热身运动应适度，避免过于剧烈导致身体疲劳或受伤。

个体化：根据个人的年龄、体质和运动习惯，选择适合自己的热身内容和强度。

全面性：尽量涵盖全身各个部位，确保每个关节和肌肉都得到充分的准备。

4. 运动后要拉伸

（1）运动后拉伸的重要性

运动后拉伸的重要性不可忽视，它对于身体的恢复和预防运动损伤具有至关重要的作用。以下是一些关于运动后拉伸的重要性的详细解释。

①缓解肌肉紧张和疲劳

运动过程中，肌肉会经历收缩和紧张的状态，这可能导致肌肉疲劳和紧张感。适当的拉伸可以帮助肌肉放松，缓解紧张感，提高肌肉的柔韧性和灵活性。

②预防运动损伤

拉伸可以增加关节的活动范围，提高肌肉和韧带的弹性，从而减少运动中的拉伤和扭伤等损伤风险。此外，拉伸还有助于改善身体的姿势和平衡，进一步减少运动损伤的可能性。

③促进肌肉恢复

运动后的拉伸可以促进血液循环，帮助肌肉更快地排除代谢废物和乳酸，加速肌肉的恢复和修复过程。这有助于减少肌肉疼痛和炎症，提高运动后的恢复效率。

④改善运动表现

通过拉伸，可以改善肌肉的力量和耐力，提高身体的协调性和灵活性。这有助于运动者在比赛中更好地发挥水平，改善运动表现。

（2）运动后拉伸的步骤与内容

运动后拉伸是提升运动效果、预防运动伤害的重要环节。以下是一般性的运动后拉伸步骤与内容。

①拉伸步骤

准备工作：确保找到一个平坦、宽敞且安全的地方进行拉伸。移除可能绊倒或滑倒的障碍物，穿上舒适、宽松的运动服装，以便自由移动。

热身活动：在进行拉伸之前，先进行一些热身活动，如慢跑或原地踏步，以增加血液循环和肌肉灵活性。

逐渐拉伸：不要突然用力拉伸，要循序渐进，避免拉伤肌肉。

深呼吸：在拉伸过程中，深呼吸有助于放松肌肉，提高拉伸效果。

②拉伸内容

大腿后侧拉伸：坐在地上，一条腿伸直，另一条腿弯曲并尽量将脚跟贴近臀部。然后，用手臂支撑，慢慢向前俯身，直到感到大腿后侧的拉伸感。保持姿势 15~30 秒，然后换另一侧进行。

臀部拉伸：仰卧，双腿弯曲并抬起，双手抱住膝盖，然后将膝盖拉向胸部。保持姿势 15~30 秒，感受臀部的拉伸感。

背部拉伸：站立或坐下，双臂向上伸直，然后慢慢向后弯曲身体，感受背部的拉伸感。保持姿势 15~30 秒。

小腿拉伸：坐在地上，一条腿伸直，另一条腿弯曲并放在伸直腿的膝盖上方。然后，用手臂支撑，慢慢向前俯身，直到感到小腿后侧的拉伸感。保持姿势 15~30 秒，然后换另一侧进行。

（3）运动后拉伸的注意事项

运动后拉伸的注意事项包括以下几点。

①合适的拉伸时机

在结束运动后进行拉伸，此时肌肉处于疲劳但兴奋的状态，拉伸的效果会更好。避免在身体还未运动开或体温较低时进行拉伸，这可能会增加受伤的风险。

②正确的拉伸动作

学习并掌握正确的拉伸动作，避免错误的拉伸姿势导致肌肉或关节受伤。例如，在拉伸腿部肌肉时，应保持腿部伸直，但不要过度锁死膝关节。

③适度拉伸

拉伸时应感到肌肉舒适地被拉长，而不是疼痛或不适。不要用力过猛地拉伸，避免造成肌肉或韧带的拉伤。

④注意呼吸

在拉伸过程中，应保持自然的呼吸，不要憋气。深呼吸有助于放松肌肉，提高拉伸的效果。

⑤拉伸时间

每个拉伸动作应持续一定的时间，一般建议每个动作持续15~30 秒，使肌肉得到充分的拉伸。

⑥注意身体信号

在运动或拉伸过程中，要时刻注意身体发出的信号。如果感到不适或疼痛，应立即停止运动并寻求专业人员的帮助。

5. 制订计划，坚持运动

坚持执行一个精心制订运动计划对于增进身体健康和塑造良好体态极为关键。以下是一些帮助制订并坚持有效的运动计划的建议。

（1）明确目标

确立清晰的运动目标，例如每周跑步三次，每次持续 30 分钟，或是每日完成一套力量训练。

将这些目标细分为易于执行的短期计划，以便于达成。比如，可以将每周三次跑步安排在周一、周三和周五。

（2）选择合适的运动方式

根据个人兴趣和身体条件，挑选适合自己的运动项目，如跑步、游泳、瑜伽或健身操。

尝试多样的运动形式，以寻找最喜爱的运动类型，从而提升运动的乐趣。比如，可以先尝试跑步，然后是游泳，最后是瑜伽，以确定最适合自己的运动。

（3）制定时间表

确定每周的运动时间，并将其纳入日常安排，确保有充足的时间进行锻炼。

避免因工作或其他事务影响运动计划，尝试将运动时间固定下来，如早晨或晚上。例如，可以将早晨上班前的时间安排为运动时段。

（4）寻求支持

向家人、朋友或同事公开运动计划，以获得他们的支持和鼓励。

加入运动团体或健身课程，与有共同目标的人一起锻炼，相互监督和鼓励。比如，加入跑步俱乐部，与跑者们建立联系。

（5）记录进度

记录每次运动的持续时间、强度和个人感受，以监控自己的进步。

利用运动 App 或健身日志进行记录，方便随时查阅和调整计划。例如，在健身日志上绘制运动曲线，直观了解运动效果。

（6）保持积极心态

面对困难或挫折时，不要轻言放弃，相信自己能够持续前进。

时刻提醒自己运动的益处，如增强体质、改善情绪等，以激发内在动力。例如，在遇到挑战时，想象自己充满活力的样子，以点燃运动热情。

（7）适时调整计划

根据个人的身体状况和运动效果，适时调整运动计划，比如增加运动强度或改变运动形式。

如有需要，可以咨询专业教练的意见，制订更适宜的运动计划。例如，在一段时间的锻炼后，向教练寻求建议，以提高运动强度，实现更佳的锻炼效果。

遵循这些建议，将能够制订并坚持一个有效的运动计划。记住，运动是一个长期旅程，需要耐心和坚持。只要不放弃，终将体验到运动带来的健康与快乐。

6. 消除运动性疲劳

消除运动性疲劳是一个全面的任务，它要求我们从多个角度出发，全面关照我们的身心。

充足的睡眠是恢复体力和精神状态的根本。一场深沉且宁静的睡眠，仿佛为疲惫的身躯注入了清新的泉水，令其重获活力。在睡眠中，肌肉得到充分休息，疲劳逐渐消退，能量得到补充。为了获得高质量的睡眠，我们需要培养良好的睡眠习惯，如睡前保持平静，避免接触刺激性内容或进行紧张的脑力劳动。同时，确保卧室环境的宁静、舒适和温馨，有助于身心的彻底放松。

合理的饮食也是缓解运动性疲劳的关键。食物中的营养素是维持身体正常运作和体能恢复的必需。碳水化合物是提供稳定能量的重要来源，而优质蛋白质对肌肉的修复和增长至关重要。此外，维生素和矿物质作为必需的微量元素，能够增强身体的免疫力和抵抗力，进一步缓解疲劳。

除了睡眠和饮食，适当的运动调整和放松同样重要。在运动时，我们应根据自身的体能和技术水平，合理安排运动的强度和时间，防止过度训练。运动后，及时进行拉伸和放松练习，这些活动有助于缓解肌肉紧张，促进血液循环，减轻疲劳。

心理调适也是缓解运动性疲劳的重要组成部分。运动性疲劳常常伴随着心理压力和负面情绪，这些情绪可能加剧身体的疲劳感。因此，学会调整心态，保持积极乐观的情绪状态至关重要。通过冥想、深呼吸等方法，可以有效地缓解心理压力，提高自我调节能力。

消除运动性疲劳需要从睡眠、饮食、运动调整、放松方法以及心理调适等多方面入手。通过这些综合措施，不仅能有效地缓解疲劳，还能提高身体的恢复力和运动表现。这不仅提升了我们的生活质量，也让我们在享受运动乐趣的同时，保持了身心健康。

7. 运动期间如何饮食

在运动期间，合理选择和搭配饮食是至关重要的，这不仅关乎运动员的健康，也是影响运动效果和表现的关键因素。正确的饮食可以提供必要的营养，帮助运动员应对运动带来的挑战，发挥最佳状态。

（1）水分的摄入

适量的水分补充是运动时不可忽视的一环。水是生命的基础，对于保持身体正常运作至关重要。尤其在运动时，身体通过出汗会丧失大量水分和电解质，这可能导致体温升高、心跳加速，甚至出现头晕、疲劳等症状。因此，保持充足的水分摄入对于维持身体代谢和功能至关重要。

运动者在运动前应确保水分充足，可以通过提前喝水或饮用含电解质的饮料来实现。运动中也应根据出汗量和运动强度适时补水，避免脱水带来的伤害。运动后，及时补水有助于身体恢复水分平衡。

（2）碳水化合物的摄入

碳水化合物的摄入对于运动时的能量供应极为重要。它是身体的主要能源，能提供稳定和持久的能量。运动时选择富含碳水化合物的食物，如全麦面包、燕麦、水果和蔬菜，可以为身体提供充足的能量，帮助应对运动挑战。

（3）蛋白质的摄入

蛋白质摄入在运动期间同样重要。蛋白质是肌肉的主要成分，对肌肉修复和增长至关重要。运动中肌肉可能会受损和疲劳，蛋白质提供修复材料，帮助肌肉恢复和增长。优质蛋白质还能提供必需氨基酸，维持免疫系统功能。

运动者可以通过鸡胸肉、鱼、牛奶、鸡蛋等食物获取蛋白质，这些食物不仅蛋白质含量高，还含有多种维生素和矿物质，提供全面营养。

（4）维生素和矿物质的摄入

维生素和矿物质的摄入也是运动饮食中不可忽视的。这些营养素对身体功能和免疫系统至关重要。通过摄入新鲜水果、蔬菜和全谷类，可以获得丰富的维生素和矿物质，维持健康状态，降低感染风险。

（5）避免高脂高糖食物

运动期间应避免高脂高糖食物，它们热量密度高，可能导致能量快速波动，影响运动表现。长期摄入可能增加慢性疾病风险。运动者应选择营养均衡的食物，保持健康状态。

运动期间的饮食应以保持身体健康和提高运动效果为目标，注重营养均衡和健康饮食的原则。通过合理搭配碳水化合物、蛋白质、维生素和矿物质等营养素，以及避免高脂高糖食物的摄入，运动者可以更好地应对运动带来的挑战，发挥出最佳的运动水平。同时，根据个人情况和运动类型，可以灵活调整饮食计划，以满足身体的不同需求。通过科学合理的饮食安排，运动者不仅能够保持健康的身体状态，还能够享受到运动带来的乐趣和成就感。

三、选择合适的运动项目

1. 步行类运动

（1）步行类运动的特点

步行运动，作为一种普及度高且易于实施的健身活动，对提升人们的身心健康具有极大的价值。这种运动方式的优势在于它不受场地限制，也无需专业装备，使得大众都能轻松地加入其中，体验运动带来的乐趣和好处。

①对心血管健康的益处

步行运动对心血管系统的健康有着积极的影响。无论是悠闲的散步还是节奏较快的快走，都能有效降低血压，促进血液循环，减少心脏病和中风的风险。这种温和的有氧运动有助于提升心肺功能，加强心肌的收缩力，使心脏更加健康。同时，步行还能改善血脂水平，减少胆固醇的堆积，降低动脉粥样硬化的风险。

②对骨骼健康的益处

步行对骨骼健康同样至关重要。在步行过程中，骨骼受到适度压力，有助于提高骨密度，防止骨质疏松等骨骼问题出现。对于老年人来说，步行是一种极好的养生活动，它能够增强关节的灵活性和稳定性，减少跌倒的风险，并通过锻炼腿部肌肉来改善步态和平衡，提升生活质量。

③在体重控制方面的效果

步行运动在帮助控制体重方面效果显著。通过增加身体活动，有助于燃烧更多热量，实现减重的目的。此外，步行还能促进新陈代谢，改善消化系统的功能，减少体内脂肪的积累，对于希望维持良好体型的人来说，是一种理想的运动方式。

④对心理健康的积极影响

除了身体健康的益处，步行运动也对心理健康有正面作用。在户外步行时，人们可以呼吸新鲜空气，享受阳光，感受大自然的宁静和美丽，这有助于缓解压力，减轻焦虑和抑郁症状，提升幸福感。与亲友一同步行，共享生活点滴，增进情感交流，也能为生活带来更多乐趣。

综上所述，步行运动是一种简单而全面的健身方式，它不仅对身体健康多方面有益，还能提升心理健康和生活质量，是值得每个人尝试和坚持的锻炼形式。

（2）步行类运动的种类

①日常步行

日常步行是我们日常生活中最普遍的步行形式。这种轻松的行走不需要特别的准备或场地，可以在任何时间、任何地点进行。无论是购物还是观光，日常步行让我们在不经意间累积步数，实现锻炼效果。虽然日常步行的强度不大，但持之以恒，也能带来显著的健康益处。

②散步

散步是一种更休闲、更放松的步行形式。在清晨或傍晚，沿着公园、湖边或山林小径漫步，感受着轻柔的风和自然的芬芳，是一种极大的享受。散步不仅有助于消化、缓解疲劳，还能放松心情、释放压力。与亲友一起散步，分享生活的点滴，还能加深彼此的感情。

③健步走

健步走是一种更有力度的步行方式。相比散步，健步走的速度快、步幅大，更有助于锻炼心肺功能和增强肌肉力量。在健步走中，我们能感觉到身体各部分的协同工作，推动我们向前。这种运动方式不仅能帮助塑造健美的形体，还能增强意志力和耐力。

④竞走

竞走是一种高水平的步行运动。它要求运动员在行走时保持特定的姿势和动作规范，通过高效的步伐和节奏达到快速行走的目的。竞走不仅考验运动者的身体素质和技能，还需要出色的协调性和平衡感。在竞走比赛中，运动员通常会穿着专业装备，观众则能欣赏到他们优雅有力的步态，感受到追求卓越的精神。

⑤倒走

倒走是一种具有挑战性的步行方式。它要求我们在行走时保持身体平衡，向后移动。这种独特的运动不仅能锻炼腰部肌肉和核心稳定性，还能提高空间感知能力和协调性。虽然刚开始倒走时可能较难掌握，但熟练后会发现它对身心的益处非常明显。

⑥北欧式步行

北欧式步行是一种结合传统步行和手杖的独特运动方式，起源于北欧，广泛应用于户外徒步和健身。在北欧式步行中，我们使用两根手杖，通过手臂和腿部的协调运动增加步行的力量和稳定性。这种运动不仅能提升心肺和肌肉力量，还能帮助我们更好地适应多变的户外环境。

⑦其他步行类运动

除此之外，还有一些利用特定环境或器械的步行运动也受到欢迎。山地徒步让我们在攀登中欣赏自然风光，锻炼耐力和意志；沙滩步行则让我们在沙滩上留下足迹，享受海风的惬意和自由。这些步行运动不仅丰富了我们的锻炼方式，也增添了生活的乐趣。

2. 球类运动

（1）球类运动的特点

球类运动，作为一种广受欢迎的体育活动，拥有一系列独特的特点。这些特点不仅体现在比赛的组织和规则上，还涉及运动员的技巧、团队合作精神以及比赛的热烈氛围等。

①团队协作的核心地位

在球类运动中，无论是足球、篮球还是排球，团队协作都占据着核心地位。运动者们需要彼此紧密协作，相互支持，以实现共同的比赛目标。每个人都在团队中承担着特定的角色，通过团队合作培养了默契和信任，同时也增强了集体荣誉感和团队精神。

②技术精湛是基本要求

球类运动对运动者的技术有很高的要求。无论是控球、传球、射门还是防守，这些技术动作都需要运动者经过长时间的训练才能精通。运动者不仅要有出色的身体素质和协调性，还需要具备敏锐的观察力和判断力。

③快节奏和对抗性的比赛特性

球类运动以快节奏和强烈的对抗性著称。在比赛中，运动员必须迅速做出反应和决策，并立即执行。他们还需要与对手进行激烈的身体对抗，争夺控球权和比赛的主导地位。这种快节奏和对抗性让比赛更加扣人心弦，也更能吸引观众的兴趣。

④规则和公平性的重视

每种球类运动都有一套详尽的规则来确保比赛的公正性和有序性。运动者必须严格遵守这些规则，违规将受到处罚。

⑤身心锻炼的双重作用

参与球类运动不仅能够锻炼身体，还能锻炼心理素质。运动者可以通过球类运动提升体能、协调性和反应速度。在面对比赛中的挑战和压力时，他们还需要保持冷静、自信和坚持不懈的心态。这种锻炼不仅有助于提高比赛成绩，也对运动者的日常生活和长远发展有着积极的影响。

（2）球类运动的种类

①足球

足球这项充满激情与活力的运动，自 19 世纪中叶在英国起源以来，已经成为全球最受欢迎的体育项目之一。它以其独特的魅力，跨越国界和文化，将世界各地的人们联结在一起。

足球的核心魅力在于其竞技性与观赏性。在绿茵场上，两支球队通过精准的传球、巧妙的盘带、犀利的射门和坚固的防守，展开一场场智慧与力量的较量。足球比赛的不可预测性，使得每一分钟都充满悬念，吸引着观众的目光。而那决定胜负的瞬间，往往成为人们津津乐道的经典时刻。

足球不仅是一项体育运动，更是一种文化现象。在许多国家，足球已经成为国民生活的一部分，影响着人们的日常生活和社会情感。足球赛事能够激发人们的爱国热情，增强民族凝聚力。同时，足球也成为国际交流的重要桥梁，促进了不同文化之间的相互理解和尊重。

足球运动的发展，也带动了相关产业的繁荣。从足球俱乐部的经营到足球赛事的组织，从球员的培养到足球产品的开发，足球产业已经成为许多国家经济的重要组成部分。此外，足球运动的普及，也为人们提供了健康的生活方式，促进了社会的和谐与进步。

随着科技的进步，足球运动也在不断创新和发展。现代足球比赛中，视频助理裁判（VAR）等技术的应用，提高了比赛的公平性。数据分析和生物力学研究，帮助教练和运动员更好地了解比赛，提高训练效率。智能穿戴设备的应用，为运动员的健康管理和表现提升提供了支持。

足球作为一项历史悠久、影响深远的球类运动，不仅在体育竞技领域占有重要地位，更在社会文化、经济发展等方面发挥着重要作用。随着全球化的推进和科技的发展，足球运动将继续在全球范围内传播其独特的魅力，激发更多人的参与热情，促进文化交流和社会进步。

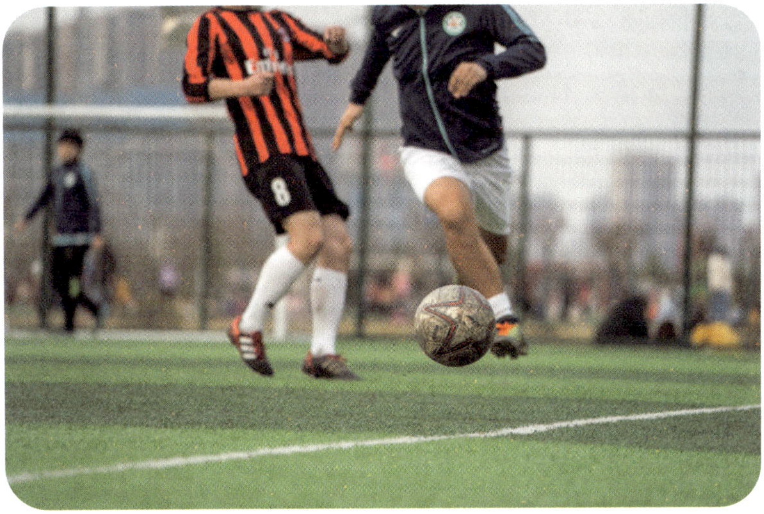

图 3　足球运动

②篮球

篮球这项起源于 1891 年的美国的体育运动，由詹姆斯·奈史密斯发明，如今已经发展成为一项全球性的运动，深受各年龄层和不同文化背景人群的喜爱。篮球运动以其快速的节奏、激烈的对抗和战术的多样性而闻名，它不仅考验着运动员的身体素质，更考验着他们的智慧和团队协作能力。

篮球比赛由两个队（各五名运动员）在篮球场上对抗进行，目标是将篮球投入对方的篮筐以得分。比赛中，运动员们需要运用跑动、跳跃、传球和投篮等技巧，同时在防守端展现出抢断和盖帽的能力。篮球运动的快节奏和高能量消耗要求运动员具备出色的耐力、速度、力量和灵活性。

篮球不仅是一项竞技体育，还是一种文化现象，深深植根于社会的各个层面。在美国，NBA（美国职业篮球联赛）是全球最高水平的篮球联赛，拥有众多的球迷和广泛的国际影响力。篮球明星如迈克尔·乔丹、勒布朗·詹姆斯等，因其卓越的球技和个人魅力，成为全球的体育偶像。

篮球运动的普及也促进了社会交流和国际友谊。篮球不需要复杂的设备，易于学习，这使得它在全世界范围内迅速传播。从学校操场到社区体育馆，从城市街头到乡村空地，篮球架起的不仅是运动的桥梁，更是文化交流和人际互动的平台。

③排球

排球这项结合了力量、速度、协调性和团队合作的运动，自 1895 年起源于美国马萨诸塞州霍利约克市以来，已经成为世界上最受欢迎的团队运动之一。它不仅是一项竞技体育，更是一种艺术形式，展现了运动员在场上的默契配合和个人技巧。

排球比赛要求两支队伍在由球网分隔的场地上进行对抗，目标是使球在对方场地上落地得分。比赛中，运动员们通过发球、扣球、拦网和防守等技巧展开较量。排球对运动员的协调性、灵活性和反应速度有着极高的要求，同时也需要他们具备出色的跳跃能力和上肢力量。

排球运动的魅力在于它的团队精神和战术变化。每个队员在场上都有特定的位置和角色，但同时也需要随时准备支援队友。

比赛中的每一次成功的扣球和拦网，都需要队员之间的无间配合和精准的战术执行。这种团队协作的精神，使得排球不仅是一项运动，更是一种培养团队意识和领导能力的方式。

排球在全球范围内的普及，得益于它的包容性和易接近性。无论是在室内体育馆还是沙滩上，排球都可以进行，这使得它能够适应不同的环境和文化。国际排球联合会（FIVB）等组织的推广，也让排球赛事成为国际交流的重要平台，促进了不同国家和地区之间的相互理解和友谊。

④网球

网球这项被称为“贵族运动”的球类项目，以其独特的魅力和挑战性在全球范围内赢得了无数爱好者的青睐。自 19 世纪中叶诞生于英国以来，网球已经发展成为一项高度职业化和国际化的体育项目。

网球是一项在硬地、草地或红土场地上进行的运动，它要求运动员在场上快速移动，以强有力的击球和精准的落点控制来争取比赛的胜利。比赛中，运动员们展现出的敏捷性、耐力和爆发力，以及在关键时刻的冷静与智慧，是网球运动吸引人的重要因素。

网球运动的普及得益于它的易学性和娱乐性。无论是作为竞技体育还是休闲活动，网球都能为参与者带来乐趣和挑战。在公园、学校或专业网球俱乐部，人们都可以找到打网球的场所和伙伴。此外，网球也是一项适合所有年龄段的运动，从儿童到老年人都可以享受它带来的好处。

网球运动的另一大魅力在于它的个人竞技性。与许多团队项目不同，网球更多地依赖于个人的技术和心理素质。在高水平的职业比赛中，如著名的四大满贯赛事，运动员们在单打或双打比赛中展现出的卓越技巧和竞技状态，常常令观众为之赞叹。

⑤乒乓球

乒乓球被誉为中国的国球，是一项在全球范围内广受欢迎的球类运动。它起源于 19 世纪末的英国，最初作为一种社交活动，后逐渐发展成为一种竞技体育。乒乓球以其设备简单、场地灵活、规则易懂而著称，无论是室内还是室外，专业场馆还是社区中心，几乎任何地方都可以成为乒乓球的竞技场。

乒乓球运动的特点在于它的速度、策略和技巧。运动员需要在短时间内做出快速反应，通过控制球拍的角度和力度，实现对乒乓球的精准击打。比赛中，运动员们运用推挡、上旋、下旋、侧旋等多种技术，展现出高超的球技和战术智慧。这种对技术和反应速度的高要求，使得乒乓球运动充满了观赏性和竞技性。

乒乓球运动对运动员的身体素质要求全面，包括速度、柔韧性、协调性和耐力。同时，乒乓球也是一项对心理素质要求极高的运动，运动员需要在比赛中保持冷静，从容应对对手的攻势和变化。

乒乓球在中国有着特殊的地位和深厚的群众基础。自 20 世纪 50 年代以来，中国乒乓球运动员在国际赛场上取得了许多辉煌的成绩，赢得了世界的尊重和认可。乒乓球不仅是一项体育运动，更成为中国对外交流的重要桥梁和展示国家形象的窗口。

随着国际乒乓球联合会（International Table Tennis Federation，ITTF）的推广，乒乓球运动在全球范围内得到了快速发展。世界各地的乒乓球爱好者和专业运动员通过参加各种国际赛事，如世界乒乓球锦标赛和奥运会乒乓球比赛，展示自己的才华和技艺。

⑥其他球类运动

其他球类运动如棒球、曲棍球、高尔夫球、冰球和橄榄球也各自展现了独特的魅力和竞技特点。

棒球比赛中，团队的协作和战术的安排尤为关键，每一次投球和击打都需要队员间的默契配合。

曲棍球以其快速的攻防转换和激烈的身体对抗，为观众带来了紧张刺激的观赛体验。

高尔夫球则是一项在广阔场地上进行的运动，球员需要精准控制球杆，以巧妙的击球技巧将球送入远处的球洞。这不仅考验着球员的技术和策略，也考验着他们的耐心和专注力。

冰球是一项在冰面上进行的高速团队运动，运动员们需要具备卓越的滑冰技能和团队合作精神，在冰面上快速传球和射门，展现出团队协作的力量。

橄榄球则以其强烈的身体对抗和独特的得分机制而闻名。比赛中，运动员们通过力量和速度的结合，以及团队的战术配合，努力达成触地得分。

这些多样化的球类运动不仅丰富了我们的体育文化，也让我们深刻感受到了运动所带来的快乐和团队合作的重要性。它们各自以不同的方式激发着参与者和观众的热情，展现了体育竞技的多样性和包容性。通过这些运动，人们不仅能够锻炼身体、提高技能，也能够在团队合作中学会相互支持和鼓励，共同分享胜利的喜悦和见证彼此成长的过程。

3. 舞蹈类运动

（1）舞蹈类运动的特点

舞蹈类运动具有丰富而多样的特点，这些特点共同构建起了舞蹈这门艺术的独特魅力与深邃内涵。

舞蹈这一身体艺术的表现形式，以其丰富的表现力和内在的情感深度，吸引着无数欣赏者的目光。舞者们仿佛化身为诗篇中的字符，通过他们那流畅而精准的动作，将内心的情感和思想传递给每一位观众。每一个舞步、每一个姿态，都如同经过匠心雕琢的艺术品，不仅展现了身体的无限可能，更蕴含了深邃的情感。

在舞蹈的世界里，节奏感是至关重要的。音乐与舞蹈紧密相连，如同一对默契的搭档，共同创造出感人至深的旋律。舞者们必须具备敏锐的听觉感知和准确的节奏把握能力，随着音乐的波动来调整自己的舞步和速度。他们的动作随着轻快的旋律而变得轻盈，随着深沉的节奏而显得充满力量，舞蹈与音乐的完美结合，绘制出一幅幅生动的画面。

舞蹈同样强调身体的协调性和柔韧性。通过不懈的训练和练习，舞者们逐渐培养出高度的身体协调性和柔韧性。他们在舞台上展示出优雅的身姿和连贯流畅的动作，每一个转身都显得那么自然而优雅。舞蹈中的各种拉伸、弯曲和扭转动作，也极大地提升了身体的灵活性和延展性。

舞蹈的力量之美同样不容忽视。在跳跃、旋转等动作中，舞者们展现出的不仅仅是动作的完成，更是舞蹈所蕴含的力量和活力。这种力量并非生硬的表现，而是与柔美元素巧妙融合，形成了舞蹈独有的魅力。

舞蹈在情感表达上也具有独特的功能。舞者们通过动作和表情，将复杂的情感如喜怒哀乐、爱恨情仇传递给观众。这样的情感传递常常能够触动观众的内心，建立起舞者与观众之间的情感连接，实现情感上的共鸣。通过舞蹈，人们能够体验到一种超越语言的情感交流，感受到舞蹈所传递的深刻内涵。

综上所述，舞蹈类运动以其独特的身体表达性、节奏感、协调性、柔韧性以及情感表达等特点，展现了其作为艺术形式的独特魅力和价值。无论是在专业的舞台上还是在日常的健身活动中，舞蹈都能为人们带来身心的愉悦和美的享受。

（2）舞蹈类运动的种类

①国际标准交谊舞

A. 拉丁舞

拉丁舞起源于拉丁美洲，是一种充满激情与活力的舞蹈形式，其以独特的风格和强烈的节奏感在世界各地广受欢迎。拉丁舞不仅是一种身体艺术，更是一种情感表达的方式，它将音乐、节奏和身体动作完美融合，展现出令人无法抗拒的魅力。

拉丁舞的种类繁多，包括恰恰、伦巴、桑巴、斗牛舞和牛仔舞等，每种舞蹈都有其特定的节奏、步伐和风格。例如，伦巴以其缓慢而感性的节奏，展现舞者之间的亲密关系和情感交流；而恰恰则以其轻快的步伐和活泼的节奏，带给观众一种愉悦和兴奋的感觉。

跳拉丁舞时，舞者们通过身体的动作和表情，传达出一种充满自信和魅力的气质。他们的身姿优雅，步伐精准，每一个转身、每一个脚步都充满力量和控制。拉丁舞强调身体的线条美和动作的协调性，舞者们通过长期的练习，培养出高度的身体协调能力和肌肉控制力。

拉丁舞的音乐通常节奏明快，充满韵律感，能够迅速点燃舞者和观众的热情。舞者们需要具备出色的节奏感和音乐理解能力，才能与音乐完美地融合，展现出舞蹈的最佳状态。随着音乐的律动，舞者们的动作时而热情奔放，时而温柔细腻，形成一种独特的舞蹈语言。

拉丁舞不仅是一种表演艺术，也是一种社交活动。在许多社交场合，拉丁舞成为人们交流和互动的重要方式。通过跳舞，人们可以拉近彼此的距离，分享快乐和激情，建立起深厚的友谊和联系。

随着时间的推移，拉丁舞不断发展和创新，吸收了多种文化元素，形成了更加多样化和包容性的舞蹈风格。在国际舞台上，拉丁舞比赛和表演已经成为展示各国文化魅力的重要窗口，吸引了全球舞蹈爱好者的目光。

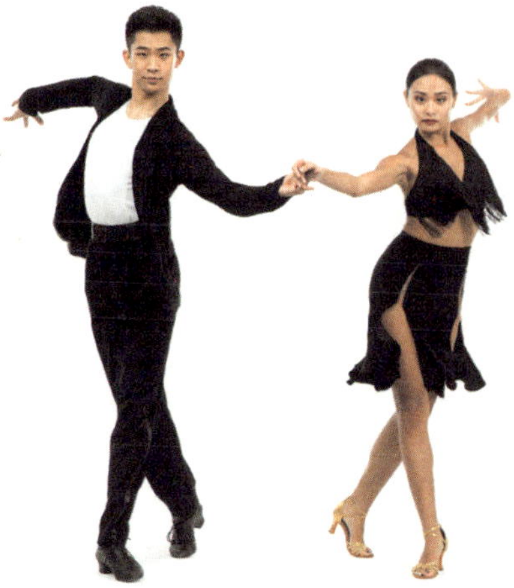

图 4　双人拉丁舞

拉丁舞的未来发展前景广阔。随着人们对健康生活方式的追求和对艺术表达的渴望，越来越多的人将拉丁舞作为锻炼身体和提升艺术修养的方式。拉丁舞学校和社区舞蹈班的普及，为不同年龄和背景的人们提供了学习和体验拉丁舞的机会。同时，拉丁舞在媒体和网络上的传播，也将进一步扩大其影响力，使更多的人能够感受到拉丁舞的热情和魅力。

B. 摩登舞

摩登舞也被称作标准舞或现代舞，是一种在 20 世纪初期发展起来的舞蹈形式，它继承了古典舞蹈的优雅与传统，同时又融入了现代元素，形成了自己独特的风格和特点。摩登舞以其流畅的动作、严谨的舞步和高贵的气质，成为国际舞蹈比赛中的重要组成部分。

摩登舞包含一系列不同的舞蹈风格，如华尔兹、探戈、维也纳华尔兹、狐步和快步舞等。每种舞蹈都有其特定的节奏、步伐和表现方式。比如，华尔兹以其流畅的旋转和悠扬的音乐，带给观众一种优雅和浪漫的感觉；探戈则以其强烈的节奏和戏剧性的表现，展现出舞者之间的激情和张力。

跳摩登舞时，舞者们需要展现出极高的身体控制能力和优雅的气质。他们的舞步精准而富有表现力，每一个动作都经过精心设计和反复练习，以达到协调和流畅。摩登舞强调身体的线条和姿态，舞者们通过舞蹈展现身体的柔软性和延展性，以及与舞伴之间的默契配合。

摩登舞的音乐通常富有层次感和变化性，能够引导舞者进入不同的舞蹈情绪和节奏。舞者们需要具备出色的音乐理解能力和节奏感，才能与音乐完美地融合，展现出舞蹈的最佳状态。随着音乐的旋律，舞者们的动作时而轻盈飘逸，时而稳重有力，形成一种独特的舞蹈语言。

②街舞

街舞这个诞生于20世纪60年代末至70年代初的都市街头舞蹈，如今已成为全球性文化现象的舞蹈形式，以其自由表达、个性鲜明和充满活力的特点，深受年轻人的喜爱和追捧。街舞不仅是一种舞蹈，更是一种生活态度的展现，它鼓励舞者打破传统，追求自我表达。

街舞包含多种风格，如霹雳舞（Breaking）、嘻哈舞（Hip Hop）、爵士舞（Jazz）、锁舞（Locking）和机械舞（Popping）等风格，每种风格都有其独特的动作元素和表现形式。例如，霹雳舞中的高难度空翻和支撑动作，展示了舞者的力量和协调性；而机械舞则通过肌肉的快速收缩和放松，创造出一种节奏感强烈的视觉效果。

跳街舞时，舞者们通过身体的动作和节奏，传达出一种不羁和自由的精神。他们的舞步随性而富有创造性，每一个动作都充满了个性和态度。街舞强调即兴创作和个人风格的展现，舞者们在音乐的驱动下，自由地表达自己的情感和思想。

街舞的音乐通常具有强烈的节奏感和时代感，能够激发舞者和观众的热情。舞者们需要具备出色的节奏感和音乐理解能力，才能与音乐完美地融合，展现出舞蹈的最佳状态。随着音乐的律动，舞者们的动作时而快速有力，时而缓慢细腻，形成一种独特的舞蹈语言。

③民族舞

民族舞作为世界各地不同民族文化的重要载体，是一种深植于各民族历史与传统中的舞蹈艺术形式。它不仅是一种身体语言，更是一种文化的传承和表达。民族舞通过世代相传，保存了民族的独特风情和精神面貌，是连接过去与现在的文化桥梁。

每一种民族舞都蕴含着特定民族的生活习惯、宗教信仰和审美情趣。它们或优雅、或热烈、或庄重、或诙谐，展现了不同民族对生命、对自然、对宇宙的独特理解和感悟。例如，中国的藏族舞以豪迈的舞步和高亢的音乐表达对自然的敬畏，而印度的古典舞则以其精细的手势和眼神传达复杂的情感和故事。

跳民族舞时，舞者们通过服饰、道具、音乐和动作的完美结合，将民族的传统和精神生动地呈现出来。他们的每一个舞步、每一个手势都充满了深厚的文化内涵和历史沉淀。民族舞强调的是与民族音乐的和谐配合，舞者们的动作随着音乐的节奏自然流动，展现出一种天人合一的美感。

民族舞对舞者的协调性、表现力和情感传达能力有着很高的要求。舞者们需要通过长期的学习和练习，才能准确地把握舞蹈的精髓和情感。在舞蹈中，他们不仅要展现身体的灵活性和控制力，更要通过面部表情和眼神交流，将内心的情感深刻地表现出来。

民族舞在现代社会中仍然扮演着重要的角色。它不仅是民族节日庆典中不可或缺的一部分，也是文化交流和国际友好的重要途径。通过民族舞的演出和教学，人们可以更深入地了解和体验不同民族的文化，促进不同文化之间的相互理解和尊重。

④芭蕾舞

芭蕾舞这项历史悠久且充满优雅气质的舞蹈艺术，于文艺复兴时期起在意大利宫廷中诞生，后在法国和俄罗斯等地得到进一步的发展与完善。它以其精致的技巧、严谨的结构和抒情的表达，被誉为舞蹈艺术的皇冠上的明珠。

芭蕾舞的特点在于其高度规范化的动作和姿势，以及对舞者身体线条和姿态的极致追求。舞者们通过长时间的训练，培养出无与伦比的平衡感、协调性和肌肉控制力。在舞台上，他们轻盈的跳跃、优雅的旋转和精准的落地，展现出一种超凡脱俗的美感。

芭蕾舞的音乐通常由交响乐团伴奏，旋律优美、节奏清晰，与舞蹈动作完美融合。舞者们需要具备敏锐的音乐感和节奏感，以确保每一个动作都能与音乐的节拍和情感相匹配。随着音乐的起伏，舞者们的动作在舞台上绘制出一幅幅动人的画面。

在芭蕾舞中，情感的表达同样至关重要。舞者们通过面部表情、身体语言和舞蹈动作，讲述着一个个动人的故事，传达出复杂的情感和深刻的主题。无论是悲剧的深沉还是喜剧的欢快，芭蕾舞都能够触动观众的心灵，引发共鸣。

芭蕾舞的服饰和舞台设计也是其艺术魅力的重要组成部分。女舞者们身着轻盈的纱裙，男舞者们则穿着整洁的紧身衣，这些服饰不仅美观，也有助于展现舞者们的动作线条。舞台设计和服装的色彩搭配，为舞蹈表演增添了视觉的享受。

⑤现代舞

现代舞作为一种 20 世纪初兴起的舞蹈形式，打破了传统芭蕾舞的严格规范，追求更为自由、个性化的表达方式。它不拘泥于固定的舞步和姿势，而是鼓励舞者通过身体语言探索情感和思想的深度，创造出具有时代精神的舞蹈作品。

现代舞的核心在于表达舞者的内心世界和对现实生活的感受。它强调的是真实性和创造性，舞者们可以根据自己的情感体验和对音乐的理解，自由地发挥和创作。这种舞蹈形式摒弃了芭蕾舞的严格限制，允许舞者使用地面动作、收缩与放松技术，以及更为丰富的动态技术动作。

现代舞的编舞通常具有高度的创新性和实验性。编舞家们不断尝试新的舞蹈语汇和表现手法，将个人的哲学思考、社会观点和艺术追求融入作品中。现代舞作品往往具有强烈的个人风格和深刻的内涵，能够引发观众的思考和共鸣。

在现代舞中，音乐、服装和舞台设计也是作品表达的重要组成部分。音乐的选择多样化，可以是古典音乐、民族音乐、现代音乐甚至是纯音乐。服装的设计简洁而实用，既能展现舞者的身体线条，又不影响动作的自由发挥。舞台设计则追求简洁和抽象，为舞蹈表演提供广阔的想象空间。

现代舞的训练注重身体的整体协调性和动作的流畅性。舞者们通过各种练习，提高身体的灵活性、力量和平衡感，同时培养对音乐的敏感度和即兴创作的能力。现代舞的训练方法也影响了其他舞蹈形式，促进了舞蹈艺术的多元化发展。

⑥爵士舞

爵士舞是一种起源于 20 世纪初非洲和欧洲舞蹈传统融合的舞蹈形式，以其独有的活力、节奏感和表现力，迅速成为全球流行文化的重要组成部分。它不仅是一种舞蹈，更是一种生活态度，体现了自由、个性和创造性的精神。

爵士舞的发展与爵士乐紧密相连，音乐的即兴性和节奏变化深深影响了舞蹈的风格。舞者们随着爵士乐的动感旋律，通过快速的脚步移动、身体的弹性摆动和丰富的面部表情，展现出一种充满活力的舞蹈艺术。爵士舞强调个性表达和舞台魅力，舞者们在舞台上尽情释放自己的情感和激情。

爵士舞的动作融合了经典芭蕾舞的优雅线条和现代舞的自由流畅，形成了一种独特的舞蹈语言。它包含了各种转身、踢腿、跳跃和地板动作，要求舞者具备良好的身体协调性、灵活性和节奏感。爵士舞的训练有助于提高舞者的肌肉控制能力、平衡感和舞台表现力。

爵士舞的服装通常设计时尚、舒适，便于舞者自由地进行各种高难度动作。舞者们穿着紧身衣、短裤或长裤，以及专业的舞蹈鞋，这些服装不仅展现了舞者的身体线条，也体现了爵士舞的时尚元素。

随着时间的推移，爵士舞不断吸收新的舞蹈元素和流行文化的影响，发展出多种不同的风格和流派。从传统的百老汇爵士到街头爵士，再到融合了嘻哈元素的当代爵士，爵士舞展现出多样化的魅力和广泛的包容性。

舞蹈类运动不仅有助于锻炼身体，提高身体的柔韧性和协调性，更是一种情感的释放和个性的表达。每一种舞蹈都有其独特的魅力和特点，吸引着不同的人群去参与和欣赏。通过舞蹈，人们可以感受到身体与心灵的和谐统一，体验到舞蹈带来的愉悦与快乐。

4. 水上运动

（1）水上运动的特点

水上运动以其独特的魅力和多样的特点，迎合了大众广泛的健身需求和兴趣爱好。

在锻炼效果上，水上运动提供了全面而高效的锻炼方式。它不仅能全面强化肌肉力量和心肺功能，还能增强身体的柔韧性与协调性，有助于塑造健康的体态。水的自然阻力和浮力促使身体各部分进行协调运动，使得肌肉得到均衡的锻炼。此外，水上运动促进了血液循环和新陈代谢，加速了脂肪的燃烧，对于减肥和塑形有着显著的效果。这样的锻炼方式让人们在享受运动快乐的同时，也能获得健康和美丽。

水上运动的观赏性同样不容小觑。从充满激情的游泳比赛到紧张刺激的冲浪，再到优雅动人的潜水，每一项水上运动都能吸引众多目光。运动员在水面上的精湛技艺和精彩表现，展现了水上运动的独特魅力和丰富可能性。这种观赏性不仅增加了水上运动的吸引力，也推动了其在全球的普及和发展。

掌握水上运动需要专业的技能和技巧，这通常需要通过系统培训和实践经验的积累。运动员需要具备出色的身体素质和心理素质。例如，在游泳比赛中，正确的姿势、呼吸技巧和战术安排至关重要；而在潜水中，则需要精湛的技能和应对紧急情况的能力。这些技能的掌握不仅提升了运动员的竞技水平，也为比赛增添了观赏性和挑战性。

水上运动对于减肥和塑形效果显著。水的阻力和浮力使得身体在水中运动能消耗更多能量，加速了脂肪和热量的代谢。水环境还能为肌肉提供自然的按摩和放松，有助于缓解肌肉疲劳。因此，水上运动不仅能帮助塑造健美的体态，还能提升整体健康水平。

在安全性上，水上运动具有其独到之处。水的浮力和阻力减轻了关节的负担，降低了运动对关节的冲击，使得水上运动成为一种相对安全的选择，特别适合有关节问题或曾受伤的人群。此外，水上运动还能增强心肺功能，改善血液循环，有助于预防心血管疾病。

水上运动还能提升参与者的专注力和心理素质。在水上活动中，集中注意力和保持持久性是必不可少的，这有助于提高运动者的专注力和耐心。同时，水上运动中的竞争和团队合作也能培养运动者的竞争意识和团队精神。

（2）水上运动的种类

①水上竞技项目

A. 游泳

游泳不仅是健身的绝佳选择，更是展现人体美感和速度的竞技舞台。在奥运会的泳池中，运动员如同水中的精灵，以矫健的身姿和流畅的泳姿，穿梭在清澈的水中。自由泳的流畅、蛙泳的稳健、蝶泳的灵动、仰泳的飘逸，每一种泳姿都散发着独特的魅力。运动员通过精确的呼吸控制、有力的划水和出色的转身技术，争夺着每一秒的领先，展现出游泳运动的高超水平和无尽激情。

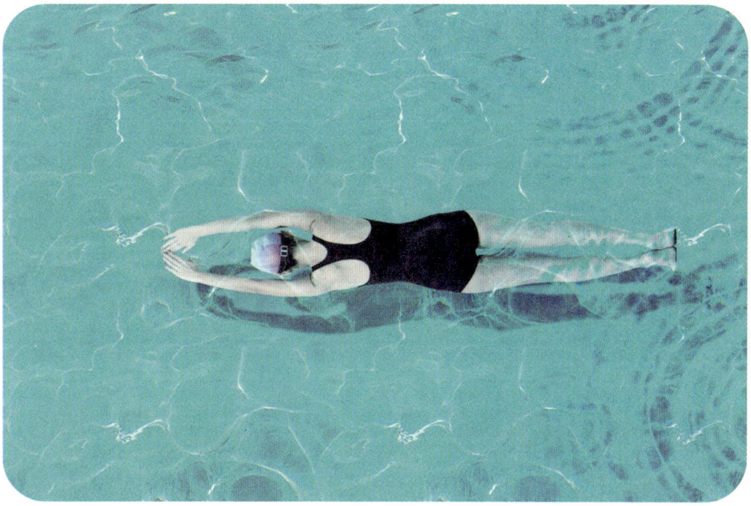

图 5 游泳

B. 跳水

跳水运动以其惊险刺激和完美的空中姿态而著称。运动员站在高高的跳台上，面对下方的碧波，勇敢地跃起。在空中，他们身体舒展，如同飞鸟般自由翱翔，完成一系列高难度的翻腾和旋转动作。最后，他们以优雅的姿态入水，溅起一片水花。跳水运动不仅需要运动员具备出色的身体控制能力和平衡感，还需要在高速下落的过程中保持冷静和专注，以完成令人惊叹的空中表演。

C. 水球

水球是一项团队竞技项目，充满了紧张刺激的对抗和团队协作的默契。运动员在水中快速游动，争夺着那个漂浮在水面上的球。他们通过精准的传球、巧妙的射门和紧密的防守，与对手展开激烈的较量。水球比赛不仅需要运动员具备出色的游泳能力和水上技巧，还需要他们具备高度的团队协作能力和战术意识。

D. 花样游泳

花样游泳以其优雅的艺术表现和独特的技巧难度而备受瞩目。运动员在水中翩翩起舞，如同水中的芭蕾舞者。他们通过优美的舞姿、精准的动作组合和动人的音乐伴奏，展现出人体的美感和协调性。花样游泳不仅需要运动员具备出色的身体柔韧性和技巧水平，还需要他们具备高度的音乐感和表演能力。

②船类竞技项目

A. 划船运动

划船运动以其团队协作和力量之美而引人入胜。运动员们通过划桨驱动船只前进，与队友紧密配合，共同应对水流的挑战。他们凭借坚定的意志和不懈的努力，展现出人类与自然和谐共处的精神。划船比赛不仅需要运动员具备出色的体能和技巧，还需要他们具备高度的团队协作能力和默契。

B. 帆板运动

帆板运动结合了帆船和冲浪的精髓，是一项极具挑战性和观赏性的水上运动。运动员站在狭小的帆板上，利用风力和帆面来控制船只的运动方向和速度。在起伏不定的海浪中，他们凭借高超的平衡感和操控能力，驾驭着帆板在水面上疾驰而过。帆板运动不仅需要运动员具备出色的身体协调性和反应速度，还需要他们具备对天气和海洋环境的敏锐感知和应对能力。

C. 摩托艇运动

摩托艇运动以其高速刺激和技巧难度而备受青睐。运动员驾驶着摩托艇在水面上飞驰而过，通过精准的操控和技巧展示，展现出高速运动的风采和魅力。摩托艇比赛不仅需要运动员具备出色的反应速度和驾驶技巧，还需要他们在高速行驶中保持冷静和专注，以应对各种突发情况。

③其他水上运动

A. 滑水运动

滑水运动以其独特的刺激感和视觉效果而备受欢迎。运动员通过快艇拖拽的方式，站在滑水板上在水面上高速滑行。他们身体微倾，迎着风浪飞驰，如同冲浪者在海浪中穿梭。滑水运动不仅需要运动员具备出色的平衡感和操控能力，还需要他们具备对速度和风险的掌控能力。

B. 潜水运动

潜水运动让人们能够深入神秘的海底世界，探索未知的奥秘和美景。无论是休闲潜水还是竞技潜水，都能让人们感受到水下的宁静和美丽。潜水运动需要人们具备专业的知识和技能，包括呼吸器的使用、水下导航、潜水信号和紧急情况处理等。潜水爱好者可以在水下观赏到五彩斑斓的珊瑚礁、形态各异的海洋生物和神秘的海底洞穴。

5. 滑行类运动

（1）滑行类运动的特点

①独特的运动方式

滑行类运动以其独特的运动方式吸引着广大爱好者。这种运动方式涉及在平滑表面上利用重力、摩擦力或外力来驱动身体进行滑动。例如，在滑雪时，运动者可以依靠重力和雪板的切削力在雪地上飞驰；而在滑板运动中，则通过蹬踏地面或利用斜坡来推动滑板前行。这种独特的运动方式带来了与众不同的体验和挑战。

②强烈的速度感与快感

滑行类运动带给人们的最直接感受就是强烈的速度感和快感。当运动者在雪道上飞驰、在滑板场上疾驰时，那种风驰电掣的感觉让人兴奋不已。这种速度感不仅让运动者感受到刺激和快感，还激发了他们挑战自我、追求极限的欲望。

③技巧的重要性

滑行类运动对技巧性有着极高的要求。在滑雪运动中，运动者需精熟转弯、跳跃和空中旋转等技巧；而在滑板运动中，则需掌握平衡、翻滚和滑行等动作。这些技巧的掌握往往需要长时间的练习和反复训练，同时要求运动者拥有良好的身体素质和快速反应能力。

④风险的现实性

滑行类运动因其速度与技巧的高要求，不可避免地伴随着一定程度的风险。在一些高速高难度的项目中，例如钢架雪车或极限滑板中，运动者面对的风险尤为显著。因此，参与这些运动时，运动者必须穿戴适当的防护装备，如头盔和护具，以保障个人安全。

⑤竞赛的激烈性

许多滑行类运动项目本身具有强烈的竞技性。在冬季奥运会等国际赛事中，滑雪、雪车、雪橇等项目常常成为焦点，吸引着全球顶尖运动员的参与和观众的广泛关注。比赛中，运动员们以卓越的技巧和表现争夺荣誉，展现了滑行类运动的竞技魅力和激烈竞争。

⑥团队协作的紧密性

在一些滑行类运动项目中，团队合作至关重要。以雪车项目为例，运动者需协同驾驶雪车，这要求团队成员之间有良好的默契和协作。通过团队合作，运动者们可以共同应对挑战，克服障碍，并分享胜利的喜悦。

⑦场地与设备的专业性

滑行类运动往往需要专业的场地和设备。无论是滑雪所需的滑雪场和滑雪板，还是滑板运动所需的滑板公园和滑板，这些设施都必须符合一定的标准，以确保运动者的安全。专业的场地和设备不仅保障了运动的安全，也有助于提升运动员的训练效果和运动表现。

（2）滑行类运动的种类

①雪上滑行类

A. 雪车

雪车是一项令人心潮澎湃的团队运动，也被称作“有舵雪橇”。运动者们共同乘坐特制的雪车，在冰道上高速滑行，展示出令人赞叹的速度和团队协作。这项运动起源于 19 世纪的瑞士，现在已成为冬季奥运会上备受关注的项目。

B. 钢架雪车

钢架雪车是一项对速度和勇气要求极高的运动。运动者俯卧在类似骨架的雪车上，以极快的速度滑下冰道。由于缺乏转向和制动装置，这项运动极大地考验了运动者的平衡能力和心理素质。

C. 雪橇

雪橇运动是一种充满乐趣和刺激的体验。运动者躺在雪橇上，利用重力和推力在雪地上滑行。这不仅需要卓越的技巧，还需要对雪地环境有深刻的理解和适应能力。

②冰上滑行类

A. 速度滑冰

速度滑冰是滑冰运动中的极速展现，以速度和激情闻名。运动者在冰面上追求最高速度和最完美的技术动作。速度滑冰考验的不仅是技巧和速度，更是对运动者耐力和意志力的极大挑战。

B. 花样滑冰

花样滑冰是一项将艺术性与技巧性完美结合的运动。在音乐的伴奏下，运动者在冰面上演绎优雅的舞蹈，展示出卓越的技艺和表现力。花样滑冰要求运动者不仅要有高超的滑冰技能，还要具备良好的音乐感和艺术表现力。

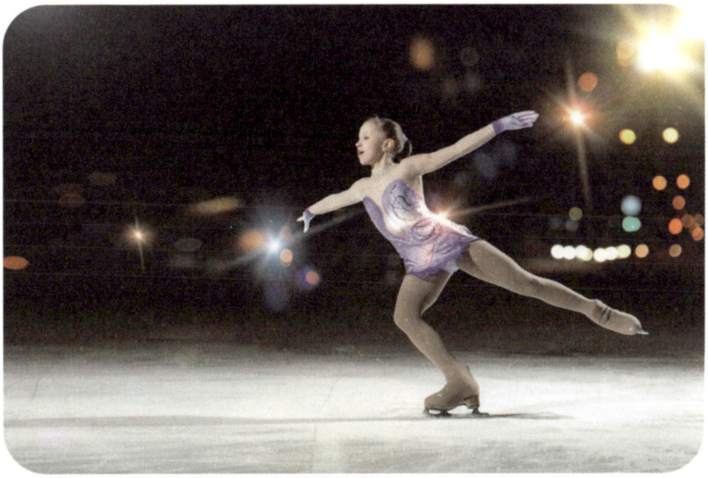

图 6　花样滑冰

③其他滑行类

A. 轮滑

轮滑运动近年来在全球范围内迅速兴起，成为一种时尚和健康的运动方式。运动者穿着轮滑鞋，在广场上、街道上作出滑行、跳跃、旋转等动作，展现出惊人的技巧和魅力。轮滑运动不仅可以提高身体素质，还可以培养人们的协调性和平衡能力。

B. 滑板

滑板运动以其独特的魅力和风格吸引着众多年轻人。运动者在特定的场地或街道上，通过脚部蹬地或其他方式推动滑板前进，进行各种复杂的滑行、跳跃、旋转等动作。滑板运动不仅是一种挑战自我和突破极限的运动，更是一种表达个性和追求自由的方式。

6. 其他类运动

（1）体操类运动

体操类运动是一类以展示人体柔韧性、协调性、平衡感以及艺术美感为主的运动项目。这类运动不仅要求运动者具备出色的身体能力，还需要他们展现出高超的技巧和独特的魅力。

①跳马

跳马是体操中的一项经典竞技项目，要求运动员在疾驰至特制的马背时，作出令人惊叹的跳跃和翻转动作。这一项目的魅力在于运动员需要克服巨大的恐惧心理，展现出惊人的勇气和技巧。在短短几秒内，运动员通过准确的起跳、稳定的空中姿态，以及完美的落地，赢得了观众的阵阵掌声。

②自由体操

自由体操被誉为体操竞技项目中的“舞蹈之王”。运动员在音乐的伴奏下，以身体为画笔，在规定的场地上绘制出一幅幅流动的艺术画卷。他们通过精准的控制身体，完成跳跃、翻滚、平衡等各种高难度动作，同时展现出优雅的身姿和迷人的微笑。这些动作不仅要求运动员具备出色的身体素质，更需要他们拥有丰富的艺术表现力。

③艺术体操

艺术体操是体操与舞蹈的完美结合。在这个项目中，运动者手持各种器械，如丝带、球、圈等，在音乐的旋律中展现出曼妙的舞姿和精准的器械操作。艺术体操的魅力在于它将体操的技巧性和舞蹈的艺术性完美融合，为观众带来一场视觉与听觉的盛宴。

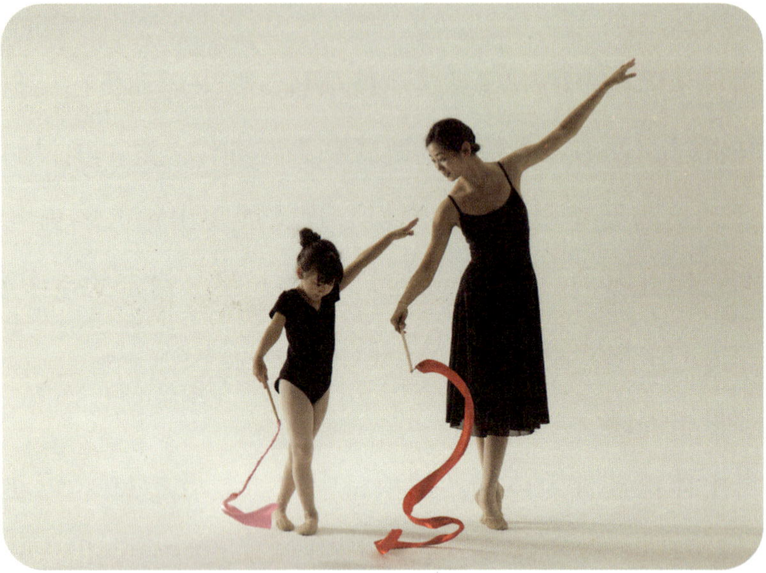

图 7　艺术体操

④健美操

健美操作为一种结合了体操和舞蹈元素的有氧运动，已经成为现代人追求健康生活方式的重要选择。通过一系列的动作组合和音乐节奏，健美操可帮助人们塑造健美的身材和健康的体魄，并提高人们的协调性和节奏感，使人们在运动中感受到快乐与自信。

⑤蹦床

蹦床运动以其独特的魅力吸引了无数爱好者的关注。在这个项目中，运动员在特制的蹦床上跳跃、翻转和翻滚，展现出惊人的身体控制能力和空中技巧。蹦床运动的刺激与惊险让观众目不暇接，同时也展现了运动员勇于挑战、不断超越自我的精神风貌。

（2）柔道类运动

柔道类运动以攻防结合为核心，强调以最小的努力，通过投技、地技和扶技等多样化的技术手段，充分发挥身体力量和技巧，灵活应对对手的动作和力量变化，达到制服对手的目的。同时，柔道注重运动员的心理素质和意志品质，强调尊重对手、互相学习的精神，体现了竞技与礼仪的完美融合。

①柔道

柔道这一源于日本武士格斗传统的艺术，凭借其独特的以柔克刚之哲学，在世界格斗领域占据了一席之地。它不仅是一项运动，更是一种精神和技艺的结合。在柔道中，攻击与防守、力量与技巧被巧妙地融合在一起，通过对手的动作变化来灵活应对，从而达到以最小的力量制服对手的目的。柔道的技法细腻而精妙，需要运动员具备极高的身体协调性和反应速度。自 1882 年由嘉纳治五郎创立以来，柔道不断发展和完善，逐渐形成了完善的比赛规则和技术体系。在奥运会的舞台上，柔道比赛总能吸引无数观众的目光，它所展现出的技巧和策略令人叹为观止。

②跆拳道

跆拳道这一源自朝鲜半岛的古老格斗技艺，以其迅猛的腿法和独特的武术哲学闻名于世。在跆拳道的练习中，腿法占据了核心地位，快速、有力、精准的腿击成为运动员的主要攻击手段。同时，跆拳道也注重“始于礼，终于礼”的武道精神，强调尊重对手、尊重裁判、尊重观众。在比赛中，运动员们通过腿法的展示和攻防转换，展现出了跆拳道的独特魅力。自 1988 年成为奥运会示范项目以来，跆拳道逐渐得到了全球范围内的广泛认可，成为一项备受瞩目的国际运动。

③摔跤

摔跤这一古老而充满力量的竞技活动，以其激烈的对抗和技巧性强的特点吸引了无数观众。在摔跤比赛中，运动员们通过力量与技巧的结合，努力将对手摔倒在地，以展现自己的实力和技艺。摔跤的历史悠久，早在古代奥运会时期就已成为重要的比赛项目。在现代奥运会上，摔跤也是不可或缺的一项比赛，吸引了众多优秀选手的参与。摔跤比赛不仅考验运动员的力量和技巧，还考验他们的意志和耐力。每一次成功的摔倒都是运动员智慧和力量的结晶，令人叹为观止。同时，摔跤比赛也充满了悬念和紧张感，让观众们为之热血沸腾。

（3）田径类运动

田径类运动以其广泛的参与性、深厚的竞技性和多样的项目设置，成为体育领域中最具代表性的运动之一。它不仅要求运动员具备出色的速度、力量、耐力和技巧，还强调身体与意志的完美结合，展现了人类挑战自我、超越极限的卓越精神。

①跳高

跳高被誉为“空中舞蹈”，是田赛项目中的一项技艺与勇气的较量。运动员以优雅而精确的方式，如跨越式、剪式、滚式、俯卧式或背越式，奋力跃过逐渐升高的横杆。每一次成功的跳跃都是对自我极限的挑战，而每一次失败则是对下一次尝试的激励。

②跳远

跳远是田赛中的另一项令人瞩目的项目，要求运动员在短暂的助跑后，爆发出强大的能量，实现最远的跳跃距离。运动员在起跳时，需要准确掌握起跳角度和力量，以便在沙坑或软垫上留下尽可能远的痕迹。这项运动不仅需要速度，更需要精确的协调性和强大的爆发力。

③铅球

铅球是田赛中的重量投掷项目，考验着运动员的力量和技巧。运动员需要在规定的圆圈内，通过推铅的方式，将沉重的铅球尽可能远地投出。这不仅需要强大的上肢力量，还需要运动员在推铅过程中保持身体的平衡和稳定。铅球项目的竞争异常激烈，每一厘米的进步都需要付出巨大的努力。

④三级跳远

三级跳远结合了单脚跳、跨步跳和跳跃三个动作，是一项充满挑战性的田赛项目。运动员需要在助跑后，以连贯而精确的动作完成整个跳跃过程。三级跳远不仅需要运动员具备出色的速度和力量，还需要他们具备高超的技术和协调性。每一次成功的跳跃都是运动员全面能力的展现。

⑤跨栏

跨栏项目将径赛的速度与跳跃的技巧完美结合。运动员需要在跑道上跨越一系列固定高度和间距的栏架，这不仅要求他们具备出色的速度和耐力，还需要他们具备高超的跳跃技巧和反应能力。跨栏项目中的每一次成功跨越都是对运动员勇气和毅力的考验。

⑥径赛

径赛是田径运动中的另一大类，涵盖了从短跑、中跑到长跑等多个项目。这些项目主要考验运动员的速度、耐力和技术。短跑和中跑要求运动员在最短的时间内达到最高的速度，是速度和爆发力的完美体现；而长跑则更考验运动员的耐力和毅力，需要他们在长时间的奔跑中保持稳定的节奏和速度。接力跑则需要团队成员之间的默契配合和速度传递，是团队精神和协作能力的展现。

（4）健身类运动

健身类运动是当代人追求健康、活力和改善体形的普遍选择。这些运动形式多样，各具特色，目的在于全面提升身体机能和塑造理想的体态。

①力量训练

力量训练专注于肌肉力量和耐力的提升，通过举重、推举和拉伸等动作促进肌肉发展。无论性别，力量训练都有助于雕琢健美的肌肉线条，并提高身体的基础代谢水平。利用自由重量、健身器材或自身体重的训练方式，可以有目的地锻炼全身不同肌肉群，使身体更加均衡和结实。此外，力量训练还能增强骨密度，有助于预防骨质疏松。

②瑜伽

瑜伽是一种融合了呼吸控制、体位练习和冥想的身心修炼运动，可通过各式各样的体式来伸展和加强全身肌肉。瑜伽不仅能够帮助参与者缓解压力、增强注意力，还能促进身心的和谐与平衡。在练习瑜伽的过程中，练习者需保持心神集中和内在平和，体会身心合一的感觉。瑜伽适合那些渴望身心放松、寻求内心平静的人群，同时也适合希望改善体态和增加身体柔韧性的人士。

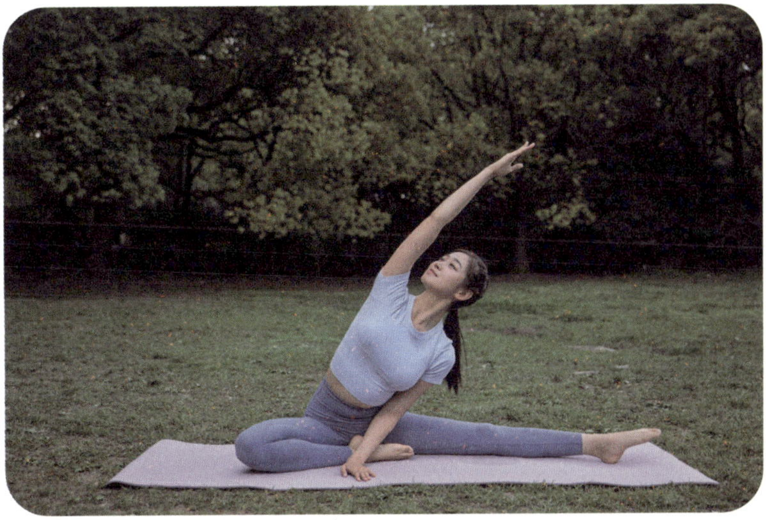

图 8　瑜伽

③普拉提

普拉提（Pilates）是一种注重核心肌群锻炼的运动方式，它通过一系列低强度、高重复性的动作来增强核心肌群的力量和稳定性。普拉提练习强调身体的平衡与控制，通过精细的动作调整来加强深层肌肉的训练。这种运动方式适合那些希望改善体态、增强核心力量并提升身体平衡能力的人。通过坚持普拉提练习，人们可以拥有更加紧致的身体线条。

四、藏在非遗里的贵州传统运动

1. 彝族铃铛舞

贵州彝族铃铛舞这种历史悠久的传统民间舞蹈，不仅体现了彝族文化的独特韵味，也蕴含着彝族人民深沉的情感与集体智慧。铃铛舞以其独有的艺术风格，在贵州省赫章县珠市乡等地广为流传，是国家级非物质文化遗产的珍宝。

（1）起源与发展

铃铛舞在彝语中称为“恳合呗”，意指灵体的告别之舞，这个名称体现了彝族人民对祖先的敬仰与追思。据史料记载，铃铛舞的历史可追溯至公元前 8 世纪，与彝族先民笃尔帝时期紧密相关，是彝族历史和文化的重要组成部分。铃铛舞在赫章县珠市乡等地流传甚广，深受彝族人民喜爱。它不仅是一种艺术表现形式，更是文化传承与民族认同的重要标志，无论是庆典还是仪式，铃铛舞都是其中不可或缺的元素。

（2）舞蹈形式与特色

铃铛舞以其雄浑、悲壮、豪放的表现形式，吸引了众多观众的目光。舞者们身着华服，手持铜铃和马鞭，以英勇豪迈的姿态展现彝族人民的精神风貌。舞蹈动作简练而充满变化，洋溢着力量与热情。铃铛舞的连歌载舞特色尤为突出，舞者边歌边舞，将歌舞完美融合，展现了彝族人民的情感与智慧。

（3）舞蹈技巧与表演形态

铃铛舞的技巧种类丰富，表演形态多样。不同年龄段的舞者根据自身条件选择相应的技巧，年长者倾向于简单动作，而年轻人则展现更为复杂和有力量的技巧。舞蹈中包含了“喂狗饭”“插秧”“踢鸡冠”“跋涉”“攀越”“踩踏”等生活写实动作，生动地反映了彝族人民的日常生活和劳动场景。

（4）社会与文化意义

铃铛舞不仅具有高度的艺术价值，更承载着深远的社会和文化意义。它作为彝族人民祭奠亡灵的舞蹈，通过祭祀活动传达了对祖先的敬仰与思念。铃铛舞也是集体文化表达和认同的象征，增强了彝族人民的认同感和归属感。在铃铛舞的表演中，人们共同回顾历史、展望未来，共同维护和弘扬彝族文化。

2008 年 6 月 14 日，彝族铃铛舞被国务院批准列入国家级非物质文化遗产名录，这不仅是对铃铛舞艺术价值的认可，也是对彝族文化的传承与保护。面向未来，我们应持续加强铃铛舞的传承与保护，确保这一珍贵的文化遗产得以流传和发扬光大。

2. 苗族芦笙舞

贵州苗族芦笙舞作为一种历史悠久的民间舞蹈形式，以其独特的韵味和深厚的文化内涵，吸引了无数人的目光。这一舞蹈不仅是苗族人民智慧的结晶，更是他们情感和心灵的抒发。

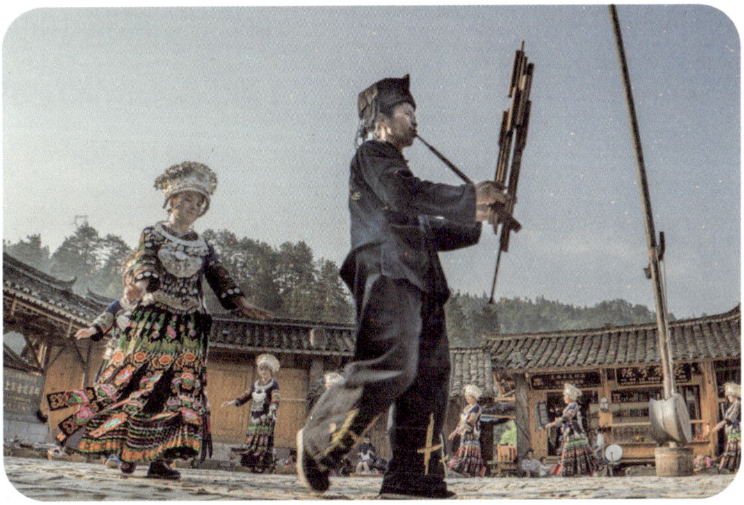

图 9 苗族芦笙舞

（1）起源与发展

关于芦笙舞的起源，有观点认为可追溯至西汉时期，距今已有两千多年历史。西汉时期的铜芦笙乐舞俑为我们揭示了这一舞蹈的古老魅力和艺术风格。这些文物不仅提供了芦笙舞的珍贵历史资料，也让我们对苗族文化的深厚底蕴有了更深层次的认识。

芦笙舞主要在贵州、广西、湖南、云南等地区的苗、侗、布依、水、仡佬、壮、瑶等民族中广为流传。在这些地区，无论是节日庆典、民间集会还是其他喜庆场合，芦笙舞都是人们欢聚一堂、共同参与的重要活动。舞者们身着色彩斑斓的民族服装，手持芦笙，随着轻快的节奏舞动，充分展现了人民的热情与活力。

（2）表演形式

芦笙舞的表演形式多样，主要包括自娱性、竞技性和礼仪性三种类型。在自娱性舞蹈中，舞者们随着芦笙的伴奏自由起舞，享受舞蹈带来的乐趣。竞技性舞蹈则通过舞者们精湛的技艺和团队协作，展现高水平的舞蹈艺术。礼仪性舞蹈中，芦笙舞作为一种文化象征，用于表达敬意和祝福。

（3）舞蹈动作特点

芦笙舞的动作流畅而富有变化，涵盖了许多高难度和技巧性的动作组合。如“探路步”展示了舞者轻盈敏捷的体态，“双踏浪”则传达了内心的快乐和欢愉。这些动作不仅具有高度的艺术价值，也反映了苗族人民独特的审美观和文化传统。

（4）主要形式

在众多芦笙舞中，“长衫龙”芦笙舞以其独特的艺术魅力受到特别关注。舞者们通过“龙斗角”“龙出洞”“龙闹海”等动作，展现了舞蹈的宏大与热烈。舞蹈中融入了龙头、龙尾等元素，赋予整个表演神秘与力量。同时，“长衫龙”芦笙舞也表达了苗族人民对龙的崇拜和敬畏。

除了“长衫龙”芦笙舞，“锦鸡舞”也是苗族芦笙舞中的重要形式，源自“锦鸡助苗族祖先渡过难关”的传说。舞者们模仿锦鸡的形态，通过舞蹈传达对锦鸡的感激与喜爱，同时“锦鸡舞”也以其独有的艺术魅力和文化意义赢得了观众的青睐。

作为国家级非物质文化遗产，苗族芦笙舞不仅是文化价值的体现，也是苗族人民历史、文化和情感的传承。它承载着苗族人民的文化传统和历史记忆，展现了他们的艺术天赋和审美情趣。在这个迅速变化的时代，我们更应珍视和保护这一宝贵文化遗产，确保其得以传承。

3. 苗族独木龙舟

贵州独木龙舟作为这片古老土地上一道亮丽的风景线，深深烙印在苗族同胞的心中。它不仅是苗族人民智慧与力量的结晶，更是贵州多元文化中的一颗璀璨明珠。

（1）起源与传承

贵州独木龙舟的起源可追溯至一个充满神秘色彩的传说。据传，在久远的年代，苗族英雄九保为拯救受恶龙肆虐的家园，勇敢地与之搏斗并最终将其斩杀。为了纪念这位英勇的战士，苗族人民决定在每年的农历五月二十四至二十七日，举行盛大的独木龙舟竞渡活动。这一传统历经千百年，如今已成为国家级非物质文化遗产，世代相传，生生不息。

（2）制作工艺

贵州独木龙舟的制作工艺精湛而独特。工匠们选用三根巨大的杉木，经过精心挑选、削皮、挖槽、掏空等多道工序，才能制成一只完整的独木龙舟。中间那根最大的舟被称为“母舟”，其长度可达 20 余米，显得气势磅礴；而两侧较小的两舟则被称为“子舟”，长度在 15m 左右，仿佛是为母舟保驾护航的卫士。这些独木龙舟的制作材料均来源于当地优质的杉树木，保证了其坚固耐用。同时，为了适应现代社会的需求，一些工匠还采用多块杉木板拼凑的方式制作龙舟，既保留了传统特色，又增加了实用性。

（3）龙舟规格与承载

贵州独木龙舟的规格宏大，整体长度在 21 ~ 25m。中间船体偏大，直径在 60~100cm，显得雄壮有力；两侧船体则较为细长，直径在 30~50cm，如同两条矫健的游龙。这些独木龙舟能够承载数十人共同划行，其中最长的一只龙舟甚至能载 380~400 人。当这些独木龙舟在水面上疾驰而过时，仿佛一群巨龙在波涛中翻滚嬉戏，场面壮观而震撼。

（4）文化特色

独木龙舟节期间，苗族同胞们会身着五彩斑斓的盛装欢聚一堂。他们抬着巨大的独木龙舟来到河边进行比赛。比赛时，选手们精神抖擞地划动船桨，观众们则欢呼雀跃、掌声雷动。除了精彩的龙舟竞渡外，节日期间还会举行接龙、踩鼓、民间文艺表演等丰富多彩的民俗活动。这些活动不仅展现了苗族人民的民族风情和独特魅力，更让人们感受到中华民族多元文化的博大精深。

（5）现代发展

近年来，贵州独木龙舟得到了更多的关注和推广。2016 年，施秉县成功打造了“中华苗族第一龙舟”，这只长达 77.8m 的独木龙舟一经亮相便震惊了全国。它的出现不仅展现了苗族人民对传统文化的传承与创新精神，更成为当地文化旅游的一张亮丽名片。如今，越来越多的游客慕名前来贵州观赏独木龙舟竞渡和体验苗族文化风情，为这片古老的土地注入了新的活力与生机。

4. 布依族高台狮灯

布依族高台狮灯，作为贵州这片土地上璀璨的文化瑰宝，承载着深厚的文化底蕴和独特的艺术魅力。这项源远流长的非物质文化遗产，不仅展示了布依族人民的智慧与勇气，更成为连接历史与未来的桥梁。

(1)项目背景

贵州布依族高台狮灯，源自古老的布依族地区，尤以兴义市和贞丰县等地的表演最为精彩。它不仅是布依族人民世代相传的宝贵财富，更是中华民族多元文化的重要组成部分。在贵州省人民政府的关怀下，该项目被正式列入省级非物质文化遗产名录，成为全省乃至全国范围内备受瞩目的文化焦点。

(2)历史发展

据史书记载，清康熙四十一年（1702），“玩狮子”的习俗已在布依族地区广为流传。随着时间的推移，这一习俗逐渐发展成为独具特色的高台狮灯表演形式。在长期的传承和发展过程中，布依族高台狮灯不断吸收其他民族的艺术元素和表演技巧，形成了自己独特的艺术风格。如今，随着对非物质文化遗产保护和传承的重视，布依族高台狮灯得到了更多的关注和支持。越来越多的年轻人开始加入到这一行列中来，为这一古老的艺术形式注入了新的活力和生机。

(3)艺术特点

布依族高台狮灯以“惊、险、奇、绝、美”著称，其表演形式独特，技艺高超。舞狮者们身着华丽的服饰，手持灵动的狮头，在高低错落的方桌上翻飞腾跃，展现出惊人的平衡能力和卓越的表演技巧。无论是细腻入微的“文狮”表演，还是惊心动魄的“武狮”展示，都让人叹为观止。

在高台狮灯的表演中，舞狮者们需要克服重重困难，如从第一层方桌盘爬到最高层，或在高台上进行高难度的翻滚、跳跃等动作。这些看似不可能完成的任务，在舞狮者们的精湛技艺下变得游刃有余。同时，高台狮灯还融入了唢呐、锣鼓等打击乐器的伴奏，使得整个表演更加生动、活泼。

（4）文化内涵

布依族高台狮灯不仅是一项民间传统杂技，更蕴含着丰富的文化内涵。它反映了布依族人民不畏艰险、勇攀高峰的民族精神，以及驱除邪恶、追求幸福的美好愿望。在布依族人民的日常生活中，高台狮灯也扮演着重要的角色。春节期间，人们会邀请舞狮团体前来表演，以祈求新年的平安和吉祥；在贺新房等场合，也会请舞狮者们进行“狮子开财门”等仪式，寓意着财源广进、好运连连。

5. 布依族武术

（1）项目背景

布依族武术，作为贵州独特的文化瑰宝，具有深厚的文化底蕴和绚烂的历史色彩。这一传统武术源于布依族先民的日常生活与战斗实践，经过数百年的传承与发展，逐渐形成了具有鲜明特色和实用价值的武术体系。2021 年 5 月 24 日，它荣幸地登上了国家级非物质文化遗产名录，编号为Ⅵ –95，为世人所瞩目。

在悠久的历史长河中，布依族武术凭借其独特的风格和实用的技巧，展现出了无穷的魅力。它强调简洁实用，追求快速有效，能攻能守，自成一家。无论是激烈的实战对决，还是日常的防身自卫，布依族武术都能发挥出巨大的作用。同时，布依族武术的器械多样，包括狼牙棒、板凳、扫帚等日常生产生活用品，这些看似普通的物品，在布依族武术中却变成了威力无穷的武器，彰显了布依族人民的智慧和创造力。

（2）艺术特点

在布依族武术中，拳术类和器械类两大部分各有千秋。拳术类以四门拳、八卦拳、布依拳等为代表，这些拳术动作矫健有力，手法灵活多变，让人叹为观止。而器械类则包括单刀、双刀、大刀、剑等武器，这些武器在布依族武术中得到了充分的发挥，成为战斗中的得力助手。布依族武术的拳术和器械技法丰富多样，既有冲、抄、架、砸、盖、按等拳术手法，又有劈、戳、点、按、拦、格、架等器械技法，展现了布依族武术的独特魅力。

（3）传承与保护

在传承方面，布依族武术主要通过父子相传或师徒传承沿袭。这种传统的传承方式保证了布依族武术的纯正性和原汁原味。同时，随着时代的变迁，布依族武术也在不断地创新和发展。例如，一些武术爱好者将布依族武术与现代搏击技术相结合，创造出了更具实战性的武术流派。这种创新不仅推动了布依族武术的发展，也为其注入了新的活力。

安龙县文化馆作为布依族武术项目保护单位，在传承和保护布依族武术方面发挥了重要作用。他们通过举办培训班、演出活动等方式，向公众普及布依族武术知识，提高人们对布依族武术的认识和了解。同时，他们还积极收集整理布依族武术的相关资料，为后人留下了宝贵的文化遗产。这些努力都为布依族武术的传承和发展奠定了坚实的基础。

（4）代表人物和地区

布依族武术的代表性人物和地区也令人瞩目。在布依族武术的传承和发展过程中，涌现出了许多杰出的人物。他们不仅技艺高超，而且为布依族武术的传承和发展作出了巨大的贡献。同时，布依族武术主要分布于贵州省黔西南州贞丰县一带以及安龙县等布依族村寨。这些地区不仅有着丰富的布依族文化底蕴，也为布依族武术的发展提供了良好的土壤和条件。

总之，贵州布依族武术作为布依族文化的重要组成部分，具有独特的风格和实用的价值。它不仅是布依族人民的骄傲和自豪，也是中华民族宝贵的文化遗产。在未来的发展中，我们应该加强对布依族武术的保护和传承工作，让这一瑰宝得以永远流传。

6. 独竹漂

（1）起源与发展

独竹漂这一贵州地区的独特技艺，拥有着源远流长的历史。其起源可追溯到秦汉时期，深深扎根于黔北赤水河沿岸的水运木材活动中。当时，朝廷派遣的采木官在这片土地上采伐珍贵的楠木，聪明勤劳的劳动人民为了顺利将木材运输到目的地，逐渐探索并掌握了乘独木漂行水面的技巧。随着时间的流转，人们逐渐发现楠竹更为轻便且易于操控，因此，独竹漂技艺逐渐从木材转向了楠竹，形成了今天我们所见的独特形式。

（2）动作技巧

独竹漂的表演者站在一根直径大约 15cm、长度超过 8m 的笔直楠竹上，他们的动作轻盈而优雅，仿佛与水面融为一体。通过手持一根直径约 5cm、长约 4m 的笔直小竹竿，他们能够在水面上进行各种高难度的划行动作。这些动作包括惊险刺激的“乘风破浪”，稳健自信的倒退、转身、绕弯，以及令人叹为观止的换竿等。这些动作不仅需要高超的平衡技巧，还需要对水流和竹子的特性有深入的了解。

（3）制作材料

独竹漂所用的竹子选材极为讲究，只有在大头直径超过 15cm、无扭曲的大毛竹中才能选出合格的原材料。这些竹子通常生长在水土丰茂的阳坡上，经过自然的生长和风吹雨打，才能具备足够的韧性和硬度。在截取 8m 左右的长度后，竹子需要经过 20 多天的自然风干过程，以确保其稳定性和耐用性。而划行用的划竿则选用直径约 5cm、长度约 4m 的匀称笔直的班竹或水竹，它们既轻便又易于操控，是独竹漂表演中不可或缺的重要工具。

（4）运动形式

独竹漂不仅具有交通功能，更是一种独特的运动表演项目。在第九届少数民族传统体育运动会上，独竹漂作为新增项目正式亮相，引发了广泛的关注和赞誉。独竹漂的表演内容丰富多样，包括竞速比赛、技巧展示等多种形式。无论是单人表演还是团队协作，都能够展现出这一技艺的独特魅力和高超水平。

（5）文化价值

独竹漂不仅仅是一项技艺表演，更承载着深厚的文化内涵和历史价值。它见证了贵州地区人民的智慧和勇气，也传承了当地的文化传统和民俗风情。2009 年，独竹漂正式入选贵州省第三批非物质文化遗产名录，这是对其独特魅力和文化价值的充分肯定。而在 2021 年，赤水独竹漂更是被列入第五批国家级非物质文化遗产名录，成为中华文化宝库中的一颗璀璨明珠。这一独特技艺的传承和发展，不仅为当地人民带来了自豪和荣耀，也为中华文化的传承和发扬作出了积极贡献。

五、特殊人群的运动指南

1. 儿童运动，好处多多

（1）增进儿童身体健康

运动对儿童的身体健康至关重要。儿童时期是身体成长的关键时期，通过参与多样化的运动，孩子们能够锻炼肌肉，提升力量与灵活性。这种身体力量的增长不仅有利于他们完成日常活动，也是他们未来体育活动的基础。运动还能改善心肺功能，让呼吸更加顺畅，心跳更加有力。同时，规律运动有助于强化儿童的免疫系统，使他们更有能力抵御疾病的侵扰，保障他们健康成长。

（2）促进儿童心理健康

儿童参与运动对心理健康同样重要。运动提供了释放压力和焦虑的途径，让孩子们体验到身心的放松和快乐。运动的乐趣和挑战能激发孩子们的正面情绪，培养他们的自信和乐观态度。团队运动还能教会孩子们合作、竞争和尊重，这些都是培养他们社交能力和集体荣誉感的重要元素，对提高他们的人际交往和社会适应能力极为关键。

（3）提高儿童认知能力

运动对提升儿童的认知能力具有显著效果。研究显示，运动有助于大脑神经元的连接和成长，增强儿童的注意力、记忆力和思维能力。在运动中，孩子们需要进行思考、判断和决策，这些过程能够锻炼他们的逻辑思维和创新思维。此外，运动还能提升学习效率，让孩子们在课堂上更加专注和充满活力。

（4）塑造儿童良好生活习惯和品质

运动有助于儿童形成良好的生活习惯和品质。通过规律的运动锻炼，能够培养孩子们自律、坚韧和毅力。他们在运动中学习到的坚持和努力，以及面对挑战时的勇气和决心，都是他们未来成长和成功的重要基石。

（5）对社会的贡献

儿童运动对社会的贡献不容忽视。通过参与体育活动和比赛，孩子们能够展示自己的才能和潜力，成为未来的体育人才。他们的表现不仅能为国家赢得荣誉，也能鼓励更多人参与体育活动。同时，运动传递的积极价值观和生活态度，为社会带来正能量，提升社会文明程度，促进社会和谐与稳定。

2. 女性月经期运动的注意事项

由于女性月经期的特殊性，因此这一时期运动尤其要注意。以下是女性月经期间运动的指南和建议，仅供参考。

（1）合理调控运动量

女性在经期的前两天，由于身体较为虚弱和敏感，这时的运动量应显著减少，最好减少到平时的 1/2 ~ 2/3。

对于月经初潮的少女们来说，由于她们的身体和月经周期尚未稳定，因此在选择运动量时更应谨慎，不宜过大。应从小量开始，逐步增加，形成经期锻炼的良好习惯。

（2）挑选适宜的锻炼方式

在月经期间，女性可以维持参与她们已适应的日常运动，但应适当减轻运动的力度和时间长度。

适宜的运动项目包括轻松的慢跑，富有韵律的艺术体操，柔和的太极拳，不剧烈的乒乓球、羽毛球以及投篮等。这些运动项目既能达到锻炼身体的效果，又不会对经期女性造成过重的身体负荷。

处于经期的女性应避免参与剧烈和高强度的运动，例如跳高、跳远、短跑、足球、举重等，因为这些运动可能引起月经流量增加，甚至可能引起子宫内膜异位等严重的健康问题。

（3）严格禁止游泳

月经期间，女性应完全避免游泳。因为此时子宫口微张，游泳池中的细菌和病毒容易通过阴道进入体内，诱发生殖系统的炎症，如盆腔炎等。

（4）注意避免极端温度刺激

在月经期间，女性应避免极端的冷热刺激。例如，冷水浴可能引起子宫收缩，导致痛经或月经不畅；而过度的热刺激，如长时间暴露在阳光下，可能导致月经量过多。

（5）其他注意事项

处于经期的女性应避免参与紧张刺激或具有竞赛性质的活动，因为过度的精神压力可能会导致内分泌失调，引发痛经、月经周期混乱等问题。

在月经期间，女性需要更加重视个人卫生，定期更换卫生用品，维持私处的清洁和干燥，以预防细菌感染。

在饮食上，应避免食用生冷和刺激性食物，这些食物可能会加重痛经症状。

此外，月经期间应避免性生活，以降低感染风险。

总的来说，女性在月经期间进行运动时，需要特别注意上述的注意事项，确保身体健康和安全。在选择运动项目、运动量和运动环境时，都应基于自身的身体状况，避免不必要的负担和伤害。如有任何不适或疑问，应寻求医生或专业人士的建议。

3. 孕妇适合做哪些运动

孕妇在怀孕期间进行适量的运动，对于维持自身健康、促进胎儿成长以及缓解孕期不适极为重要。以下是一些适宜孕妇的运动建议，它们既安全又能带来许多益处。

（1）散步

散步是一种温和且易于执行的运动，广受孕妇欢迎。清晨的公园或傍晚的湖畔都是散步的好去处。散步有助于提高孕妇的血液循环，增强心肺功能，同时缓解孕期下肢水肿和腰背疼痛。孕妇每天可以安排 30 分钟至 1 小时的散步时间，享受户外的新鲜空气和宁静。

（2）游泳

游泳是一项全身性的低强度运动，非常适合孕妇。水的浮力可以减轻孕妇的身体负担，缓解孕期不适。游泳还能增强肌肉力量和柔韧性，提升心血管健康。孕妇在选择游泳场所时，应重视安全和卫生，避免极端水温环境。

（3）瑜伽

孕期瑜伽结合了呼吸、体位和冥想，有助于孕妇放松心情、减轻压力。瑜伽练习能改善孕妇的体态，提高柔韧性和平衡感。它还能促进消化和排泄，缓解孕期便秘。孕妇参加瑜伽课程时，应选择适合自己的级别，并在专业教练的指导下进行。

（4）健身球训练

健身球训练是一种趣味性强的运动方式，有助于锻炼孕妇的核心肌群和平衡能力。坐在健身球上进行动作训练，可以增强稳定性和灵活性，同时加强腹部肌肉，为分娩作好准备。在使用健身球时，孕妇要注意保持平衡，防止意外。

（5）自行车骑行

自行车骑行是一种环保且健康的运动，适合孕中期的孕妇。骑行能够锻炼心肺功能，增强下肢力量，减少关节负担。户外骑行还能让孕妇享受阳光和新鲜空气，缓解焦虑。孕妇骑行时要注意选择平坦的道路和舒适的座椅，确保安全和舒适。

4. 老年人坚持运动可延年益寿

老年人坚持运动，这不仅是对自己身体健康的珍视，更是一种积极向上的生活态度的体现。这种运动的习惯能够显著地提升他们的生活质量，并有望帮助他们实现延年益寿的美好愿望。

（1）提升心肺能力

运动对老年人心肺功能的增强极为关键。设想老年人每天参与散步、慢跑或太极拳等有氧活动，这样的锻炼有助于心脏肌肉的强化，提升其力量与弹性。同时，肺部在运动中能更有效地进行气体交换，提高对氧气的摄取和二氧化碳的排放。心肺功能的增强有助于降低心脏病和高血压等心血管疾病的风险，同时让老年人在平日的行走、爬楼梯等活动中感到更加轻松，更有活力。

（2）增进代谢效率

运动可显著促进老年人的新陈代谢。随着年龄的增长，人体的代谢速率趋于下降，容易导致脂肪和毒素的积累。定期参与运动可以帮助老年人加快代谢速率，促进脂肪的燃烧和毒素的排出，这不仅有助于维持健康的体重，还能延缓衰老，让老年人保持青春活力。

（3）增强免疫力

运动是强化老年人免疫系统功能的有效方式。运动时，身体的免疫机能得到提升，更好地防御外来的细菌和病毒。研究指出，适量的运动能够提高白细胞的活性，增强身体的防御力。因此，定期运动的老年人通常拥有更好的健康状况，生病的频率也相对较低。

（4）改善心理状态

运动对老年人的心理健康同样具有积极作用。运动时体内产生的多巴胺和内啡肽等化学物质，能够提供快乐和满足感，增加老年人的幸福感和成就感。这种正面情绪有助于减轻焦虑和抑郁，使老年人更加积极和自信。此外，运动还能促进老年人的社交活动，加强社交技巧和人际关系，使他们的社交生活更加充实。

在运动时，老年人需要留意选择合适的运动项目，如散步、慢跑、太极拳等，避免剧烈运动或高难度动作。同时，运动的频率和强度应适中，防止过度疲劳。选择适宜的运动环境和设备也非常关键，以确保老年人运动时的安全。

六、科学应对运动损伤

1. 如何预防运动损伤

预防运动损伤是每位运动爱好者必须首要关注的问题。为了维护身体健康，我们需要采取一系列切实有效的预防策略。以下是如何有效预防运动损伤的具体建议。

（1）挑选适宜的运动项目

根据自己的身体状况、年龄、性别和兴趣偏好挑选最适宜自己的运动。例如，老年人或体质较弱者应避免参与高强度的激烈运动，以防对身体造成过重的负担。

选择运动时应确保其适合自身的体能和训练水平，避免选择超出能力范围的运动，减少受伤的可能性。

（2）排除安全隐患

运动前应仔细检查场地是否平坦、无障碍，确保能在安全环境中锻炼。

体育器材应摆放得整齐有序，防止因器材不当摆放而受伤。

在公共运动场所，应注意周围运动者，避免因碰撞或争抢器材而发生意外。

（3）做好充分的热身活动

在正式开始运动前，务必进行足够的热身，如慢跑、动态拉伸等。热身能提升肌肉温度和弹性，减少肌肉和关节的黏滞性，降低受伤风险。

热身时长一般推荐为 10~15 分钟，可根据个人情况适当调整。

（4）学习正确的运动技巧

掌握正确的运动技巧对预防运动损伤至关重要。正确姿势不仅能提高运动效果，还能减少受伤风险。

例如，在深蹲时，确保膝盖与脚尖同向，避免膝盖过度前倾或外展，以免造成损伤。

对不确定的动作姿势，应寻求专业教练指导或通过教学视频学习。

（5）合理规划运动强度

根据个人身体状况和训练水平，合理安排运动强度，避免过度训练或超出身体负荷。

增加运动强度或内容时应循序渐进，逐步适应，避免突然进行高强度运动而引发身体损伤。

运动中要注意身体反应，如有不适应立即停止运动并咨询医生。

（6）佩戴适当的运动护具

根据运动类型和个人需求，佩戴适当的运动护具，如头盔、护肘、护腕、护膝等，它们能为关节和肌肉提供额外保护，减少受伤风险。

选择运动护具时，要确保尺寸合适、材质舒适、符合安全标准，避免因护具问题而增加受伤风险。

（7）加强运动伤害预防教育

平时应加强对运动伤害预防的基础教育，了解运动伤害的原因、预防措施和处理方法。

培养良好的体育精神，遵守组织纪律，不参与危险性较高的运动或未经允许擅自改变运动规则。

（8）注意饮食与休息

合理的膳食有助于增强体质和提高运动后的恢复能力。运动前的一餐应以易消化的高糖低脂食物为主，为身体提供足够的能量。

保证充足的睡眠时间，避免过度疲劳导致身体抵抗力下降而增加受伤的风险。在运动后也要进行适当的放松和休息，促进身体恢复。

（9）注重运动后的恢复

运动后要进行适当的拉伸和放松，以缓解肌肉疲劳和紧张感。可以选择静态拉伸或泡沫轴等工具进行放松。

如有需要，可以进行适当的按摩和理疗，以促进肌肉和关节的血液循环和代谢能力，加速身体恢复。

总之，预防运动损伤需要从多个方面入手，包括选择适合的运动项目、消除安全隐患、充分热身、掌握正确的运动姿势、合理安排运动负荷、使用专业的运动护具、加强运动伤害预防教育、注意饮食与休息以及注重运动后的恢复等。只有做好这些方面的工作，才能有效降低运动损伤的风险，保障自己的身体健康。

2. 感冒了还能运动吗

感冒期间是否适宜进行体育锻炼是一个常见而又难回答的问题，这主要取决于多种因素，包括感冒的严重性、个人的健康状况以及体能水平。

如果感冒症状较轻，只有轻微的鼻塞、流涕或喉咙痛，那么进行一些适量的轻量级运动可能是有益的。这里的“适量”和“轻量级”是关键，因为适量的运动有助于增强身体的免疫力，促进血液循环，帮助身体排除毒素，从而有益于感冒的恢复。比如，在一个阳光明媚的下午进行一次轻松的散步，不仅能够提升心情，还能让身体轻微出汗，加速新陈代谢。此外，轻柔的瑜伽练习也是一个不错的选择，通过温和的伸展和呼吸练习，有助于缓解感冒症状。

如果感冒症状较为严重，伴有高烧、全身乏力或头痛等，那么就应该更加谨慎地对待运动。在这种情况下，身体需要集中精力对抗疾病，过度的运动可能会消耗身体的能量，导致身体更加疲劳，降低免疫力，甚至可能使感冒症状加剧。因此，最好的做法是暂时停止运动，给身体足够的休息时间，以便有足够的能量来抵抗疾病。

对于那些患有慢性疾病或免疫系统较弱的人来说，感冒时更应该避免运动。他们的身体可能无法像健康人那样有效地应对病毒，过度的运动可能会导致其他并发症，对身体造成更大的伤害。因此，这些人在感冒期间应该更加注意休息和调养。

除了考虑感冒症状的严重程度和个人的健康状况，运动的类型和强度也是需要考虑的因素。不同的运动对身体健康的影响各不相同。例如，高强度的有氧运动可能会导致身体过度疲劳，降低免疫力；而一些轻量的有氧运动，如散步或慢跑，则可能有助于感冒的康复。因此，在选择运动时，应该根据自己的身体状况和感冒症状的严重程度来作出合理的安排。

总的来说，感冒时是否适合运动需要根据个人的具体情况来决定。如果感冒症状较轻，并且身体状况允许，适量的轻量级运动可能有助于恢复；如果感冒症状较重或身体状况较差，最好暂停运动并充分休息。在选择运动时，应该根据自己的身体状况和感冒症状的严重程度来作出合理的安排，并遵循医生的建议和指导。

3. 皮肤擦伤如何处理

当皮肤遭遇擦伤时，我们需要谨慎并细致地处理，以确保伤口能够快速愈合且避免感染。以下是一个更为详细的步骤说明。

（1）彻底清洁创面

第一时间使用清洁、流淌的饮用级自来水、纯净水或矿泉水对伤口进行冲洗，目的是去除表面附着的泥土、沙粒以及其他污物。这样的冲洗有助于减少细菌的数量，为后续处理打下良好的基础。

如有条件，建议使用无菌生理盐水进行清洁。无菌生理盐水不仅具有杀菌作用，而且不会刺激伤口，有助于减少病人的疼痛感。

如果伤口出血，不必过于惊慌。在清洁伤口后，可以使用一块干净的纱布或毛巾轻轻按压伤口，持续压迫止血 5~10 分钟。这种压迫能够有效止血，并有助于减少细菌进入伤口的机会。

（2）细致消毒

使用碘伏棉签，以伤口为中心，轻轻向外打圈环形消毒，至少进行两遍。碘伏具有广谱的杀菌作用，对多种细菌、病毒和真菌都有杀灭效果。注意确保伤口及周围皮肤都得到充分的消毒。

此外，不要将酒精或碘酒直接涂在伤口内部，因为这可能会引起剧烈的疼痛感。另外，酒精对伤口的刺激较大，不利于伤口的愈合。

如果没有碘伏，也可使用 20% 的桉叶煎剂作为替代。桉叶煎剂具有天然的抗菌作用，且刺激性较小。

（3）正确涂抹药物

清洁和消毒伤口后，可适量使用红药水进行涂抹。红药水具有防腐功能，能有效防止细菌侵入伤口，并且其刺激性较低，不会对患者造成较大疼痛。必须注意，红药水不应与碘酊混合使用。因为它们可能产生碘化汞，这种物质对皮肤有腐蚀性，可能使伤口恶化。

对于新近的伤口，建议不要使用紫药水。尽管紫药水具有杀菌效果，但它容易在伤口表面形成硬壳，这会妨碍伤口的透气和愈合，并且硬壳还可能成为感染的诱因。

（4）恰当的包扎方法

使用经过消毒的纱布或清洁布料（可以用熨斗轻烫消毒）对伤口进行包扎。包扎的主要作用是保护伤口不受外界细菌的侵害，并减少伤口与衣物的摩擦。

对于较小的伤口，如果条件允许，也可以不进行包扎，但要确保创面保持清洁和干燥。在伤口结痂前，应尽量避免让伤口接触到水或其他液体。

创可贴和纱布需要定期更换，通常建议每天或隔天更换一次。如果敷料黏附在伤口上，可以用温水或生理盐水轻轻湿润后轻轻取下，避免用力过猛导致伤口再次出血或引起疼痛。

（5）正确处理感染伤口

如果伤口出现感染，可以使用淡盐水清洗伤口。淡盐水具有杀菌效果，有助于缓解感染症状。另外，将大蒜捣碎取汁，加入冷开水冲洗化脓的伤口也是一个有效的选择。大蒜的天然抗菌特性能够有效杀灭细菌，减轻炎症。如果伤口感染严重或个人无法处理，应立即寻求医生的专业帮助。

（6）处理伤口时的注意事项

在处理伤口时，应避免使用如酒精等刺激性较强的消毒液直接接触伤口内部。尽管这些消毒液具有杀菌效果，但它们的刺激性较大，可能会引起疼痛并延缓伤口愈合。

虽然创可贴使用方便，但不宜长时间使用，特别是对于较大或有渗出的伤口，应选择透气性更好的纱布进行包扎。

如果伤口较深、出血不止、严重污染或个人无法处理，请立即就医，以免延误治疗，造成更严重的后果。

4. 肌肉拉伤了怎么办

当肌肉出现拉伤时，我们需要迅速采取一系列恰当而有效的应对措施，以避免伤情加重并促进其恢复。

(1) 立刻停止运动

一旦意识到肌肉拉伤，首要任务是立即停止所有正在进行的运动或活动。继续活动可能会加重伤势，因此务必保持静止，防止进一步损伤。

(2) 采取冷敷措施

冷敷是缓解肌肉拉伤的传统方法。用冰袋或冷毛巾敷在受伤部位，可以有效地减轻疼痛、肿胀和炎症。

使用时，要将冰块包裹在毛巾中，避免直接接触皮肤，以防止冻伤。冷敷建议每次 15~20 分钟，每 2~3 小时重复一次，持续 24~48 小时，直至疼痛和肿胀有所缓解。

(3) 对受伤部位进行包扎

冷敷后，应用弹性绷带或压缩绷带对受伤部位进行包扎，以减少肿胀和出血，并提供一定的支撑。

包扎时，绷带的紧度要适中，既不能过紧以免影响血液循环，也不能过松以免失去效果。

(4) 将受伤部位抬高

如果条件允许，应将受伤的肌肉部位抬高至心脏水平以上，这有助于减少血液积聚，进一步缓解肿胀和淤血。

（5）控制疼痛

对于疼痛较为严重的拉伤，可以考虑使用非处方药物来控制疼痛。非甾体抗炎药（NSAIDs）如布洛芬是常见的选择，但使用前应咨询医生或药剂师，确保安全用药。

（6）及时就医

如果肌肉拉伤非常严重，如出现肌肉断裂或大量出血，应立即寻求医疗帮助。医生会根据伤势制订相应的治疗计划，可能包括手术、药物治疗和康复训练等。

（7）轻柔地进行伸展运动

在疼痛和肿胀得到控制后，可以开始轻柔地进行伸展运动，以促进血液循环和肌肉恢复。进行伸展时，动作要流畅，幅度要适中，避免过度拉伸或突然用力，防止再次受伤。

（8）合理调整饮食

受伤期间，饮食应以清淡、易消化为主。适量摄入富含优质蛋白质的食物，如瘦肉、鱼、蛋，以及富含维生素和矿物质的新鲜蔬菜和水果，有助于促进身体恢复。

（9）考虑物理治疗

除了冰敷、包扎和伸展外，还可以考虑物理治疗来促进肌肉恢复。物理治疗师会根据伤情制定个性化的治疗方案，可能包括按摩、热疗、超声波治疗等，以减轻疼痛、促进血液循环和加速肌肉修复。

（10）采取预防措施

在日常生活中，应注意控制运动的强度和频率，避免过度使用肌肉。进行体育活动前，应充分热身，放松肌肉和关节，提高灵活性和协调性。运动时采取适当的防护措施，如穿戴护具，以减少肌肉拉伤的风险。

5. 如何应对关节扭伤

关节扭伤是运动中常见的损伤，它不仅会立即带来剧痛，还可能干扰我们的日常生活和工作效率。因此，了解正确的处理方法对于缓解疼痛、加速恢复非常关键。

（1）立即停止活动

一旦发生关节扭伤，应立即停止所有活动。无论是在运动中跑步、跳跃，还是平时走路，都应立即停止，避免对受伤关节造成更多伤害。为了保持稳定，可以选择坐下或躺下休息，并尽量放松扭伤部位的衣物或鞋带，减轻对受伤部位的压力。

（2）迅速冷敷

关节扭伤后，应尽快对扭伤部位进行冷敷。在扭伤后的最初24~48小时内，使用冰袋或冷毛巾冷敷扭伤部位非常有效。冷敷可以迅速降低局部温度，促进血管收缩，减少液体渗出，从而减轻出血和肿胀。此外，冷敷还能减缓神经传导速度，降低神经末梢的敏感性，减轻疼痛和肌肉痉挛。冷敷时，每次应持续 15~20 分钟，每 2~3 小时重复一次，注意避免冰直接接触皮肤，以防冻伤。

（3）适当包扎

包扎也是处理关节扭伤的重要方法。在冷敷的同时，可以使用绷带或三角巾对扭伤部位进行加压包扎。包扎时要保持适当的紧度，既不要过紧影响血液循环，也不要过松失去效果。加压包扎可以减少对受伤韧带和肌肉的牵拉，减轻肿胀和疼痛。包扎后，要观察患肢的血液循环，如有异常应及时调整。

（4）抬高受伤部位

抬高受伤部位是减轻肿胀的有效措施。将受伤关节抬高与心脏等高或略高，利用重力促进静脉回流，减少液体渗出和肿胀。例如，脚踝扭伤时，可将脚放在枕头上抬高；膝关节扭伤时，可将腿伸直垫高。

（5）适度活动

在疼痛可承受的范围内，可以进行轻度活动以改善血液循环和促进恢复。但要避免过度活动，以免加重损伤。活动时要注意身体反应，如有不适应立即停止运动并寻求医生帮助。

（6）合理用药

在医生指导下，使用消炎止痛药如洛索洛芬钠片、塞来昔布胶囊、布洛芬缓释胶囊等，可以减轻疼痛和肿胀。这些药物具有镇痛、抗炎和消肿作用，能有效缓解关节扭伤的不适。但需注意，在医生指导下使用，避免副作用或药物相互作用。

（7）采取预防措施

运动前适当热身是预防关节扭伤的关键。通过伸展、关节活动等热身，使关节分泌润滑液，减少扭伤风险。选择合适的运动鞋和防护装备，如穿高帮柔软的鞋以有效预防踝关节扭伤；加强肌肉锻炼，提高平衡能力，减少跌倒和扭伤风险；避免过度运动，特别是体重超重者，选择适合自己的运动方式和强度，非常重要。

6. 运动时岔气了怎么办

在进行体育活动或日常锻炼时，突如其来的岔气问题可能会打断我们的节奏，带来运动不便和身体不适。为了迅速而有效地应对这种情况，帮助我们的身体尽快恢复，以下是一些详尽且实用的建议和应对策略。

（1）立即停止运动

一旦发生岔气，应立即停止当前的运动。继续运动可能会加重症状，甚至引起更严重的身体问题。防止对呼吸肌的进一步刺激和痉挛，是避免症状恶化的关键。

（2）进行深呼吸

出现岔气迹象时，应立即尝试深呼吸。这里的深呼吸是指有意识地放慢呼吸速度，增加每次呼吸的深度，确保空气能深入肺部，以放松紧张的呼吸肌。这种深而慢的呼吸方式，能有效减轻岔气带来的不适。

（3）热敷以舒缓

使用热毛巾或热水袋对岔气部位进行热敷，也是一个有效的缓解方法。选择大约 50℃的温度，对患处进行 15~25 分钟的热敷。这种温热刺激能促进局部血液循环，使紧绷的肌肉放松，缓解岔气症状。

（4）适度局部按摩

如果岔气症状不严重，可以尝试局部按摩。按摩时应顺时针方向进行，力度适中，每次按摩 10~20 分钟。按摩能促进新陈代谢，帮助肌肉恢复正常，减轻不适。

（5）适当拉伸运动

遇到岔气时，可以尝试一些拉伸练习。如举起发生岔气的一侧上肢，向对侧拉伸，每次 15~25 分钟。这样的拉伸有助于缓解呼吸肌痉挛，使不适逐渐消失。

请注意，以上建议仅供参考。实际操作中，每个人的身体状况和反应可能不同。因此，在采取任何措施前，建议咨询医生，确保安全有效。此外，预防岔气可从日常生活细节入手。如运动前充分热身，逐渐适应运动强度；跑步时调整呼吸节奏，避免突然加速或减速；避免空腹运动，确保食物消化后再锻炼。通过这些措施，可有效减少岔气发生，让运动更安全、舒适、愉快。

7. 如何应对腹痛

面对腹痛，采取恰当的应对策略极为关键。腹痛可能源自多种因素，包括消化系统障碍、妇科问题或急性与慢性病症等。因此，应对腹痛时，应依据其成因来决定相应的处理方法。

（1）确诊腹痛的原因

确诊腹痛的原因至关重要。这通常需要医生进行详尽的检查和诊断，可能包括体检、血液检测、影像学检查等。只有明确了腹痛的原因，才能实施针对性的治疗和缓解措施。

（2）实施普遍适用的处理措施

我们可以实施一些普遍适用的处理措施来缓解腹痛。对于原因不明的腹痛，可以尝试将温热的水袋放在腹部，利用热敷促进血液循环，以减轻疼痛。同时，保证充足的休息，避免剧烈的运动和过度的劳累。在饮食上，建议适量摄入易消化的食物，如稀饭、面条等，同时避免摄入油腻、辛辣和生冷食物。

（3）药物治疗

在药物治疗方面，应根据腹痛的具体原因来选择药物。比如，急性胃肠炎引起的腹痛，可以在医生指导下使用抗生素，如阿奇霉素、诺氟沙星等来控制感染。如果是溃疡性结肠炎引起的腹痛，可以使用免疫抑制剂，如柳氮磺吡啶、硫唑嘌呤等来缓解症状。对于由痛经等妇科问题引起的腹痛，可以使用布洛芬、甲氯芬那酸钠等止痛药物。在使用药物时，必须遵循医生的建议，按时按量服用，并留意药物可能带来的副作用和禁忌。

（4）注意特殊情况

在处理腹痛时，还需注意一些特殊情况。对于急性腹痛，特别是伴有剧烈疼痛、恶心、呕吐、发热等症状时，应立刻就医，以排除急性腹症等严重疾病。在确诊前，一般建议患者暂时不要进食和饮水，避免加重病情。同时，避免自行用药，以免掩盖症状，影响医生诊断。对于慢性腹痛，除了药物治疗，心理干预也很重要，因为长期的腹痛可能会导致或加剧心理压力，适当的心理干预有助于缓解症状。

（5）采取家庭护理措施

采取一些家庭护理措施也可以用来缓解腹痛。比如，轻柔地按摩肚脐周围，可以改善腹部血液循环，疏通经络，减轻疼痛；饮用生姜红糖水，具有温中散寒、止痛的效果，对于缓解腹胀腹痛、驱除胃寒有很好的帮助。这些方法简单易行，适合在家中自行操作。

8. 如何应对抽筋

（1）应对抽筋的步骤

面对抽筋，保持冷静至关重要，以免造成进一步的自我伤害。以下是抽筋时的应对步骤。

①保持冷静

抽筋发生时，首要任务是保持冷静，避免因疼痛而做出过激反应，如过度拉扯或扭曲肌肉，这可能会加重肌肉损伤。

②轻柔按摩

定位抽筋的肌肉部位，然后轻柔地用指腹或掌心按摩该区域。按摩有助于缓解肌肉紧张和疼痛，促进血液循环，帮助肌肉恢复。

③缓慢舒展

按摩后，尝试缓慢且温和地舒展抽筋的肌肉，避免快速或粗暴的动作，以减少再次受伤的风险。舒展有助于缓解肌肉痉挛。

④热敷缓解

如果抽筋部位疼痛剧烈，可使用热毛巾或热水袋进行局部热敷，促进血液循环，加速代谢物排出，减轻疼痛。注意控制水温，避免烫伤。

（2）预防抽筋的措施

为避免抽筋再次发生，可以采取以下预防措施。

① 规律运动

定期进行适量体育锻炼，增强肌肉力量和柔韧性，降低抽筋风险。运动前做好热身，合理安排长时间站立或行走人群的工作休息时间。

② 补充水分

保持充足的水分摄入，特别是在剧烈运动、高温环境或长时间空调环境中，及时补水，维持电解质平衡，预防脱水引起的抽筋。

③ 均衡饮食

合理饮食，多摄入富含钙、镁、钾等营养的食物，如牛奶、豆类、海产品等，这些营养素对肌肉功能和健康至关重要。

④ 保持正确姿势

无论是工作还是日常生活，正确的姿势可以减轻肌肉负担，降低抽筋风险。注意站立、行走时的身体平衡和脊柱自然弯曲，坐姿时选择合适的椅子和姿势。

⑤ 避免过劳

合理安排工作和休息，避免长时间重复性活动或过度运动。感到疲劳时及时休息，放松身体。

如果抽筋持续或频繁，可能是慢性疾病的信号，建议咨询医生进行诊断和治疗。医生会根据症状和体检结果制订治疗计划，帮助恢复健康。

9. 中暑了怎么办

当中暑发生时，迅速采取措施降低体温和缓解症状是至关重要的。以下是一些具体而有效的急救步骤。

（1）迅速移至凉爽环境

一旦发现中暑情况，应立即将患者从酷热或闷热的环境中转移到一个阴凉、干燥、通风的地方。要迅速识别高温环境，避免患者继续暴露在直射阳光或高温封闭空间中。

转移到阴凉处后，应尽量让患者避开阳光直射，寻找有树荫或其他遮蔽的地方，以减少阳光照射，为患者创造一个较为凉爽的环境。

（2）采取物理降温法

用湿润的毛巾包裹冰块，然后轻放在患者的额头、腋下、腹股沟等血管丰富的区域。冰块的低温有助于迅速降低体温，而湿润的毛巾可以保持冰块的冷度，使冷却效果更持久。

如果条件允许，可以使用风扇来增加空气流动，帮助患者散热。风扇的风力可以加速患者体表汗液的蒸发，进一步降低体温。

（3）及时补充水分

在患者清醒并能自主饮水的情况下，及时给予温开水、生理盐水或葡萄糖水等，这些可以帮助快速补充因出汗而流失的水分和电解质，帮助恢复体力和维持体内平衡。

注意不要给患者饮用含咖啡因或酒精的饮料，这些可能会加速脱水，加重中暑症状。同时，也要避免提供过冷的饮料，以免刺激胃肠道。

（4）适当使用口服药物

在医生指导下，可以给患者服用一些防暑药物，如藿香正气水、六一散等。这些药物有助于清热解暑、调和胃肠，缓解中暑症状，促进身体恢复。

但需强调，口服药物仅作为辅助措施，不能替代物理降温和补充水分。同时，使用药物时，必须严格遵循医生的建议和剂量指导，避免不良反应。

（5）持续监测症状

在处理中暑过程中，要密切观察患者症状的变化，如头痛、头晕、恶心、呕吐等症状是否有所缓解，以及体温、心率、血压等生命体征是否正常。

如果患者症状持续恶化，或出现昏迷、抽搐等严重症状，应立即拨打急救电话，并尽快送至医院。等待急救人员到来时，可继续物理降温和补充水分。

（6）警惕并发症

处理中暑时，还需注意预防并发症。中暑可能导致电解质紊乱和肾功能损害等问题，要密切关注患者的生命体征和病情变化，及时处理。

若患者出现严重脱水、电解质紊乱或肾功能损害等并发症，可能需要在医生指导下采取血液透析或腹膜透析等治疗措施，以清除体内多余水分和毒素，维持身体正常功能。

10. 止血与包扎

（1）止血

止血是紧急救护中至关重要的第一步，它旨在迅速阻断血流，减少失血量，防止休克的发生。止血的重要性不言而喻，因为在某些紧急情况下，大量失血可能直接威胁到患者的生命安全。止血效果的好坏不仅与出血量的多少有关，更与血小板数量、凝血因子等多种因素密切相关。

①出血常见分类

外出血。这是指由皮肤或黏膜表面的损伤导致血液流向体外的现象。在创伤救护中，我们最直观看到的就是外出血，通常伴随着鲜红色或暗红色的血液从伤口中流出。

内出血。与外出血不同，内出血发生在身体内部，血液可能流入组织、脏器或体腔内。由于从体表无法直接看到，内出血往往被忽视，但其危险性不容小觑，可能导致严重的后果，如休克甚至死亡。

②出血血管不同的出血

动脉出血。动脉血液鲜红，流速快，压力大。当动脉受到损伤时，血液会像喷泉一样从伤口中喷射出来，短时间内大量失血可能导致患者陷入休克状态。

静脉出血。静脉血液暗红，流速相对较慢，但出血量也不可忽视。当静脉受到损伤时，血液会从伤口中涌出或缓缓外流。

毛细血管出血。毛细血管是血管系统中的最小单位，其出血量相对较少。当毛细血管受到损伤时，血液会从伤口中渗出或滴出，颜色由鲜红逐渐转为暗红。

③止血常见方法

指压止血法。这是一种简单而有效的止血方法。通过用手指压迫出血伤口近心端的动脉，可以阻断动脉血运，达到临时止血的目的。这种方法适用于各种出血情况，但需要注意的是，指压力度要适中，以免损伤组织或加重出血。

加压包扎止血法。这是最常用的止血方法之一。首先用无菌敷料覆盖伤口，然后用绷带、三角巾等紧紧包扎伤口，以压迫止血。这种方法适用于各种小伤口、小动脉、中小静脉或毛细血管出血。包扎时要注意松紧度适中，既要达到止血的目的，又要避免过度压迫导致组织坏死。

止血带止血法。这是一种特殊的止血方法，适用于四肢较大动脉出血的紧急处理。通过使用止血带在出血部位的近心端进行绑扎，可以阻断动脉血流，达到止血的目的。需要注意的是，止血带使用不当可能导致肢体缺血、坏死等严重并发症。因此，在使用止血带时必须严格遵守操作规程，并尽快将患者送往医院进行治疗。

（2）包扎

包扎是创伤救护中的一项重要技术，它可以起到压迫止血、减少感染、保护伤口、减少疼痛以及固定敷料和夹板等作用。正确的包扎方法对于患者的康复和伤口愈合具有重要意义。

①包扎要点

快。在紧急情况下，包扎要迅速完成，以最大限度地减少患者的痛苦和损失。

准。包扎部位要准确，确保能够覆盖伤口并起到有效的保护作用。

轻。包扎时要轻柔细致，避免过度用力导致组织损伤或疼痛加重。

牢。包扎要牢固可靠，确保在患者移动或搬运过程中不会脱落或移位。

②包扎材料

三角巾急救包。这是一种常用的包扎材料，具有轻便、易携带的特点。它可以根据需要进行剪裁和折叠，适用于各种伤口的包扎。

绷带。绷带是包扎中最常用的材料之一。它具有良好的弹性和透气性，可以根据伤口的形状和大小进行灵活地包扎。

四头带。四头带是一种特殊设计的包扎材料，具有四个头部，可以固定在身体的不同部位，适用于头部、四肢等部位的包扎。

炸伤急救包。这是一种专门为炸伤患者设计的急救包，其中包含有各种敷料、绷带和止血用品等，可以快速有效地处理炸伤伤口。

在紧急情况下，如果没有专业的包扎材料，可以使用干净的毛巾、头巾、手帕、衣服等物品进行临时包扎。需要注意的是，这些物品可能无法起到很好的保护作用，因此需要尽快寻求专业的医疗救治。

③包扎注意事项

保持伤口清洁。在包扎前要先对伤口进行清洁处理，避免二次污染和感染的发生。

考虑其他损伤。在包扎时要考虑到患者是否有其他部位的损伤或骨折等情况，避免在包扎过程中加重患者的痛苦或造成二次伤害。

尽快送医。对于与体腔相通的开放性伤口或严重的内出血等情况，需要尽快将患者送往医院进行治疗。在等待救援的过程中，可以通过包扎等方式进行临时处理，以减轻患者的痛苦和损失。

11. 如何应对骨折

应对骨折时，我们需采取一系列有序且细致的措施，确保患者安全并妥善处理伤情。以下是处理骨折的具体步骤。

（1）优先保障生命安全

在骨折紧急情况下，我们的首要任务是确保患者的生命安全。急救原则是先救生命后治伤，因为生命安全是最重要的。

如果患者因骨折导致大量出血，我们需要立即采取措施止血，防止失血过多危及生命。必要时，要进行输血，为患者提供及时的血容量支持。

若患者出现休克、昏迷等症状，我们要迅速评估病情，给予相应的急救措施，如输血、吸氧等。在紧急情况下，还需进行心肺复苏，保持呼吸道畅通。

（2）避免搬动患者，确保安全

处理骨折时，我们必须避免随意搬动患者，以免造成二次伤害。骨折部位通常伴随剧痛和肿胀，不当搬动可能加重患者痛苦和损伤。

如果患者衣物紧束肿胀肢体，可使用剪刀等工具剪开衣物，减轻束缚感。操作时要小心谨慎，避免额外伤害。

（3）及时处理开放性伤口，预防感染

若骨折伴有开放性伤口，须迅速处理，防止感染和并发症。

首先，用清水或生理盐水冲洗伤口，去除异物和污染物。然后，用无菌纱布或干净布条包扎伤口，减少出血和污染。

若伤口出血不止，可用止血带或干净布条加压包扎止血。使用止血带时，注意定时放松，防止肢体缺血性坏死。

（4）简单固定骨折部位，稳定病情

送医前，可对骨折部位进行简单固定，稳定病情，减轻患者痛苦。可利用现场木棍、手杖、硬纸板等物品，进行夹板和包扎固定。固定时要保持骨折部位稳定舒适，避免额外伤害。

若患者骨折部位肿胀明显，可用绷带或布条将肢体与身体其他部位固定，减少肿胀疼痛。固定时要注意保持呼吸通畅和血液循环。

（5）安全转运患者，确保及时就医

经过紧急处理后，要尽快将患者送往医院接受专业治疗。转运过程中要保持患者稳定安全，避免二次伤害。

有条件时，使用硬板担架或气垫床等专用转运工具，减少震动疼痛，提高安全性舒适度。转运中要与患者沟通观察，及时处理问题，与医院保持联系，确保及时救治。

（6）专业治疗，促进愈合

及时就医，医生会根据患者情况制定个性化治疗方案，包括复位、固定和功能锻炼等，恢复骨折部位结构功能。

复位是将骨折端复至正常位置，可手法或手术实现。医生会

评估骨折类型程度，选择合适复位方法。

固定是为了保持骨折端稳定，防止移位变形。医生会根据患者情况选择石膏、夹板、外固定架或手术内固定等方法。

功能锻炼是骨折愈合中的重要环节，恢复功能力量。医生会制订个性化锻炼计划，指导适当锻炼。

应对骨折全程，要保持冷静迅速准确，关注患者心理需求，给予关爱支持。这样才能确保患者得到及时有效的治疗，尽快恢复健康。

参考文献

[1] 世界卫生组织．空气质量指南 [Z]. 世界卫生组织，2006.

[2] 张华，李明．环境化学与人体健康 [M]. 北京：科学出版社，2010.

[3] 李红梅，张建华．绿色化学原理与应用 [M]. 上海：上海交通大学出版社，2012.

[4] 国家卫生健康委员会．中国居民膳食营养素参考摄入量 [M]. 北京：中国协和医科大学出版社，2018.

[5] 刘伟，张强．现代药物化学与合理用药 [M]. 南京：东南大学出版社，2013.

[6] 世界卫生组织．室内空气质量指南 [Z]. 世界卫生组织，2010.

[7] 国家卫生健康委员会．抗生素临床应用指导原则 [M]. 北京：人民卫生出版社，2015.

[8] 中国营养学会．中国居民膳食指南 [M]. 北京：人民卫生出版社，2016.

[9] 杨月欣，葛可佑．中国营养科学全书 [M]. 北京：人民卫生出版

社，2019.

[10] 刘政，张立实 . 食物营养与健康 [M]. 北京：中国轻工业出版社，2018.

[11] 李宁，张片红 . 特殊人群营养支持指南 [M]. 北京：人民卫生出版社，2017.

[12] 赵法伋 . 食品安全与健康 [M]. 北京：中国农业出版社，2017.

[13] 张文，刘烈刚 . 食品化学 [M]. 北京：中国轻工业出版社，2019.

[14] 王陇德，马冠生 . 营养与疾病预防：营养与健康系列科普 [M]. 北京：人民卫生出版社，2018.

[15] 孙长颢 . 营养与食品卫生学 [M]. 北京：人民卫生出版社，2017.

[16] 马玉海，苏佳灿，丁晋彪，等 . 运动与健康 [M]. 北京：清华大学出版社，2015.

[17] 赵丽华 . 饮食、运动与养生 [M]. 南京：东南大学出版社，2017.

[18] 张晓峰 . 心理养生与自我调节 [M]. 北京：中国中医药出版社，2016.

[19] 吴志宏 . 睡眠与健康 [M]. 杭州：浙江大学出版社，2015.

[20] 王晓东 . 情绪管理与健康 [M]. 上海：上海交通大学出版社，2019.

[21] 王丽，赵强 . 心理障碍的成因分析与应对策略 [M]. 北京：科学技术出版社，2021.

[22] 陈可明 . 健康心理学 [M]. 北京：科学出版社，2018.

[23] 文丹枫，韦绍锋 . 互联网 + 医疗：移动互联网时代的医疗健康革命 [M]. 北京：中国经济出版社，2015.

[24] 陈金雄 . 互联网 + 医疗健康：迈向 5P 医学时代 [M]. 北京：电子工业出版社，2015.

[25] 动脉网蛋壳研究院 . 区块链 + 医疗：新技术赋能医疗的应用与未来 [M]. 北京：中国经济出版社，2019.

[26] 王晓峰 . 食品安全与健康生活 [J]. 食品科学，2015，36（9）：1–5.

[27] 张爱珍 . 食物中毒预防与控制 [J]. 中国食品学报，2015，15（4）：1–5.

[28] 陈志钢 . 室内环境与健康 [J]. 环境与健康，2016，33（4）：1–4.

[29] 张晨，侯淑花 . 营养与健康综述 [J]. 中华护士杂志，2014，49（4）：311–314.

[30] 陈思，刘洋 . 情绪管理：做情绪的主人 [J]. 心理与健康，2019，（6）：52–55.

[31] 赵敏，周杰 . 应对挫折的心理策略 [J]. 心理月刊，2022，17（4）：44–47.

[32] 刘波，陈晨 . 人际关系对心理健康的影响 [J]. 社会心理科学，2021，（2）：105–108.

[33] 周涛，吴凡 . 心理偏差及其在日常生活中的表现 [J]. 心理探索，2023，（1）：30–33.

[34] 吴亮，张华 . 积极心理学视角下的自我激励策略 [J]. 心理技术

与应用，2020，8（3）：122–125.

[35] 张文，李强 . 心理健康与应对策略 [J]. 心理科学进展，2020，28（2）：335–344.

[36] 张华，李明 . 心理健康与生理健康的关系研究 [J]. 心理科学，2020，43（2）：355–361.

[37] 刘伟，张华 . 运动与心理健康的关系研究综述 [J]. 体育科学研究，2021，41（3）：82–90.

[38] 黄宇 . 传统养生文化与现代生活 [J]. 中华中医药杂志，2020，35（7）：1852–1854.

[39] 李红梅 . 时辰养生法的现代解读 [J]. 中医杂志，2019，60（9）：738–740.

[40] 周建华 . 音乐治疗在心理健康中的应用 [J]. 音乐时空，2018，（12）：45–47.

[41] 环境保护部 . 环境空气质量标准（GB 3095–2012）[S]. 北京：环境保护部，2012.

[42] 区苏娜，葛乐昕，范雯，等 . 区块链技术在数字医疗与健康中的应用进展 [J]. 数字医学与健康，2024，2（2）：119–123.

贵 州 省 科 普 丛 书
贵州省科协科普作品专项经费资助

贵州省哲学社会科学创新工程资助项目
贵州省科技厅黔科合支撑[2023]一般092

健康多景图

互联网技术与健康

鄢 超 代亮亮◎著

新 华 出 版 社

图书在版编目（CIP）数据

互联网技术与健康 / 鄢超，代亮亮著 .
北京 : 新华出版社，2024. 12. -- (健康多景图).
ISBN 978-7-5166-7677-6

Ⅰ. R197.1-39

中国国家版本馆 CIP 数据核字第 2024RH9140 号

康养系列丛书编撰委员会

主　编：贵阳康养职业大学

委　员：杨　静　杨　熙　石永忠　朱　珠　伍　禹　鄢　超
张　宏　张晓春　陈信羽　方　乐　高玉梅　代亮亮

贵州省科普丛书工作委员会

主　编：朱洪波

委　员：宋宝安　胡瑞忠　杨泳滨　黄远红　陈　积　周　琦
苏向东　冯新斌　杨　松　傅　涛　王　涛　沈祥春
李红林　夏峥嵘　潘学军　李　飞

前　言

当代社会，随着科技的飞速发展和人们健康意识的不断提升，健康问题已经成为全球关注的焦点。本书正是在这样的背景下应运而生的，旨在从多个角度深入探讨影响人类健康的各种因素，并提供科学的健康指导和建议。

当前，健康领域的研究已经从单一的生物医学模式扩展到了包括心理、社会、环境、生活方式等多方面的综合考量。随着互联网技术的广泛应用，健康信息的获取和传播变得更加便捷，但同时也给信息真实性和权威性带来了挑战。此外，化学制品在日常生活中的普遍使用、环境污染的日益严重、社会压力的不断增加，都对人们的健康产生了深远的影响。

本书旨在通过对健康相关领域的深入分析，揭示影响健康因素的内在联系，同时普及健康知识，增强公众的健康意识和提高自我保健能力，促进健康生活方式的形成，为构建健康社会贡献力量。

本书内容丰富，涵盖了化学与健康、营养与健康、运动与健

康、心理与健康、养生文化与健康，以及互联网技术与健康等多个层面。每一部分都从不同的角度出发，系统地介绍了相关领域的基础知识、研究进展、实用技巧和案例分析。

本书的编写具有以下特点：

（1）融合性。本书内容融合了医学、营养学、心理学、社会学等多个学科的研究成果，旨在全面解析健康问题。

（2）实用性。本书提供了大量适用于日常生活的健康指导和实用建议，如合理膳食、科学运动、情绪管理等。

（3）科学性。本书以最新的科学研究和权威数据为依据，确保所提供信息的准确性和可靠性。

（4）通俗性。本书以浅显易懂的语言解释复杂的健康概念，使读者能够轻松理解和掌握。

（5）时代性。本书特别关注互联网技术在健康领域的应用，如在线医疗、健康管理 App 等，体现了健康研究的时代性。

本书参考了各领域的相关专业知识，并结合丰富的实践经验，为读者提供了一份全面、深入、实用的健康指南。希望通过本书的阅读，帮助每一位读者更好地理解健康，掌握科学的健康方法，享受健康、快乐的生活。

作者

2024 年 8 月

目　录

健康多景图

之互联网技术与健康

互联网技术与健康之间存在着密不可分的关系。一方面，互联网技术为健康领域带来了革命性的变革，如在线医疗咨询、远程医疗、健康管理软件等，使得人们能够更便捷地获取健康信息和服务，提高了健康管理的效率和效果。另一方面，互联网技术的普及也带来了一些健康风险，如长时间使用电子设备导致的视力下降、颈椎问题，以及网络健康谣言的传播等。因此，在享受互联网技术带来的便利的同时，我们也需要关注其可能带来的健康问题，并采取相应的措施来保持健康。

一、互联网技术为健康领域带来革新

1. 互联网的发展历程

互联网的诞生和发展，是人类历史上浓墨重彩的一笔，堪称科技进步的辉煌篇章。互联网的发展历程充满了无数惊人的创新和令人瞩目的挑战。以下将通过深入的分析和详细的阐述，探索互联网如何从最初的构想逐步走向如今的繁荣，以及这一过程中技术演进的脉络和深远的社会影响。

（1）互联网的早期构想与诞生

互联网的起源可以追溯到遥远的 20 世纪 50 年代。当时，为了应对冷战时期的紧张局势和核战争的威胁，美国国防部高级研究计划局（ARPA）开始了一项前无古人的探索——研发一种分散式、能够抵抗核攻击的通信网络。这种网络被命名为“阿帕网”（ARPANET），成为互联网的前身。

1969 年，一个具有历史意义的时刻到来。ARPANET 的第一次通信成功，宣告了互联网的诞生。虽然此时的互联网只是一个简陋的实验性质的网络，但它为后来的发展奠定了坚实的基础。那时的互联网，虽然仅限于军事和科研领域的通信，但其所蕴含的创新精神和无限可能性，已经预示着它将改变世界的命运。

在 ARPANET 的基础上，互联网的雏形逐渐形成。通过不断的技术创新和改进，互联网逐渐变得稳定、可靠，并开始向更广泛的领域扩展。同时，随着互联网技术的不断发展和普及，人们开始逐渐认识到它的潜力和价值，这为其日后的繁荣奠定了坚实的基础。

（2）TCP/IP 协议的制定与互联网的普及

随着互联网技术发展日新月异，人们开始越来越深入地认识到它所蕴含的庞大潜力和无尽的可能性。为了实现各种复杂网络之间的无缝连接和高效互通，美国国防部高级研究计划局（ARPA）在 20 世纪 70 年代末期迈出了具有历史意义的一步，启动了一项名为“互联网协议”（IP）的研究项目。这一项目的目标是开发一套全新的网络协议，以便让不同网络能够自由通信，从而打破信息传播的地理限制。

在无数科研人员的不懈努力和持续探索下，TCP/IP 协议终于在 1983 年诞生了。这一里程碑式的成果不仅标志着网络技术的一次重大突破，更为互联网的普及和推广奠定了坚实的基础。TCP/IP 协议以其卓越的稳定性、灵活性和可扩展性，迅速成为互联网领域的标准协议。

TCP/IP 协议的出现，彻底改变了网络通信的格局。以往，不同网络之间由于采用各自独特的通信协议，往往难以实现互联互通。然而，TCP/IP 协议的普及和应用，使得局域网、广域网乃至全球范围内的互联网都能够采用统一的通信标准，实现无障碍的信息交流。这一突破性的进展不仅极大地推动了互联网的发展，更为人类社会带来了前所未有的便利和效率。

在具体实现上，TCP/IP 协议具有诸多优势。首先，它采用了分层设计思想，将复杂的网络通信过程分解为多个相对独立的层次，从而简化了网络设计和开发的过程。其次，TCP/IP 协议支持多种不同的数据传输方式，可以满足不同应用场景的需求。此外，TCP/IP 协议还具有良好的可扩展性和兼容性，能够随着网络技术的不断发展而不断完善和优化。

正是基于这些优势和特点，TCP/IP 协议迅速在全球范围内得到了广泛的应用和推广。如今，它已经成为互联网领域的标准协议之一，为全球数十亿用户提供了稳定、高效、安全的网络通信服务。可以说，没有 TCP/IP 协议的制定和普及，就没有今天我们所看到的互联网世界。

（3）万维网的诞生与互联网的商业化

在 20 世纪 90 年代的初期，随着互联网技术的迅猛发展，一个革命性的概念和平台——万维网（World Wide Web）逐步浮出水面并大放异彩。万维网的诞生，标志着互联网从原本单调的文本通信模式，跨越到了一个绚丽多彩、充满无限可能的多媒体交互新时代。在这个全新的时代里，用户们通过操作浏览器，便可以轻松访问各式各样的网页，沉浸在丰富多样的信息海洋中，享受前所未有的服务和便利。

与此同时，互联网的商业化进程也在这一时期进入了高速发展的轨道。无数的企业和创业者，敏锐地捕捉到了互联网所蕴含的巨大潜力和商机。他们纷纷涌入这个充满活力的领域，利用互联网开展了电子商务、在线广告等新型商业模式。这些新颖且富有创意的商业模式，不仅为互联网的发展注入了源源不断的活力，更极大地推动了互联网技术的进步和普及。

互联网的商业化不仅改变了人们的消费方式和习惯，也为企业带来了巨大的经济效益和广阔的市场空间。通过互联网，企业可以更加便捷地与全球消费者进行沟通和交流，开展跨国经营和合作。同时，互联网也为企业提供了更加灵活、高效的市场营销和推广手段，降低了企业的运营成本和风险。这些优势使得互联网成为企业不可或缺的重要资源和平台，推动了全球经济的快速增长和繁荣。

（4）移动互联网的强势崛起与互联网的颠覆性变革

进入 21 世纪后，随着移动通信技术的日新月异，移动互联网以惊人的速度崛起，成为互联网发展的崭新篇章。智能手机的广泛普及和技术的持续迭代，让这一变革变得触手可及，它不仅仅是科技的飞跃，更是生活方式的彻底革新。平板电脑等便携式设备的加入，更是让移动互联网的触角延伸到了每一个角落，让全球的人们都能轻松享受到互联网的便利。

移动互联网的崛起，不仅仅是技术层面的进步，更是对人们生活方式的一次深刻改变。它让人们可以随时随地上网冲浪，查找信息，沟通交流，这种无处不在的便利性让人们感受到了前所未有的便捷。无论是在地铁上、公园里，还是在咖啡厅里，人们都可以利用智能手机或其他移动设备轻松地接入互联网，享受各种服务。

移动互联网的崛起也给传统行业带来了颠覆性的冲击和变革。过去，人们习惯于在实体店面进行购物、服务消费等活动，但随着移动互联网的兴起，越来越多的企业开始将业务重心转向线上，通过开发移动应用、构建移动平台等方式，为消费者提供更加便捷、高效的服务。这种变革不仅为企业带来了新的市场空间，也为消费者带来了更多的选择和便利。

在这个过程中，一些具有前瞻性的企业已经率先行动，通过创新的方式，成功地将业务与移动互联网融合，取得了显著的成果。例如，一些电商平台通过开发移动应用，让消费者可以随时随地购物，大大提高了购物的便捷性和效率；一些金融机构则通过移动支付等方式，为消费者提供了更加便捷、安全的支付服务。这些企业的成功案例，为更多的企业提供了宝贵的经验和启示。

（5）互联网的未来展望

当我们凝望互联网的未来，可以清晰地预见它将以更加迅猛的态势持续发展。随着技术的飞速进步和创新应用场景的层出不穷，互联网将在社会生活的各个领域扮演更加举足轻重的角色。

物联网技术的蓬勃发展将进一步推动互联网向智能化和普及化迈进。想象一下，从智能家居到智慧城市，从智能穿戴设备到工业自动化，所有物品都能通过网络相互连接、交换信息，这样的智能化生活场景将成为现实。物联网的广泛应用将使互联网无处不在，渗透到我们生活的每一个角落，带来前所未有的便捷和高效。

人工智能技术的崛起也为互联网带来了新的发展机遇。通过深度学习、自然语言处理等技术，人工智能让互联网具备了更强大的认知和学习能力。未来的互联网将能够更好地理解人类的需求，并在此基础上提供更个性化的服务和推荐，让我们的在线体验更加丰富多彩。

随着全球范围内互联网治理体系的不断完善和网络安全保障能力的不断提升，互联网将变得更加安全可靠。各国政府和企业正积极加强网络安全建设，提高防御能力，以确保网络空间的稳定和安全。在这样的背景下，用户可以更加放心地使用互联网，享受便捷的网络服务。

（6）互联网对社会的影响

随着互联网技术的飞速进步，它在我们的日常生活中已经变得无处不在，深刻地改变了我们的生活方式和工作模式，同时也对整个社会产生了广泛而深远的影响。

互联网极大地促进了信息的即时传播和全面共享，使知识获取变得前所未有的方便。无论是深度学术探讨还是日常的生活小知识，只需轻轻一点，信息就能如潮水般涌来，这极大地方便了我们的学习和生活。

随着互联网的迅猛发展，全球经济和文化的融合不断加深。互联网如同一张无形的巨网，将地球的每一个角落紧密相连，加强了不同国家与地区间的沟通与合作。这种紧密的联系不仅推动了国际贸易的兴盛，也促进了全球经济的共同增长。

互联网在文化交流与融合方面扮演了至关重要的角色。它跨越了地理和文化的限制，为各种文化提供了展示自身魅力的平台。这不仅丰富了文化的多样性，也让我们有机会深入了解和欣赏不同国家的文化特色。互联网为文化的交融提供了可能，让世界变得更加多元和精彩。

互联网的快速发展也伴随着一些挑战。网络安全问题日益凸显，个人信息泄露、网络诈骗等现象屡见不鲜，给人们的日常生活带来了不小的困扰。此外，网络谣言的传播也对社会的稳定构成了威胁。这些问题提醒我们，在享受互联网带来的便利的同时，也要警惕其潜在的风险。我们需要提高网络安全意识，加强自我保护，防止个人信息泄露和遭受网络攻击。同时，我们也要积极抵制网络谣言，不信谣、不传谣，共同营造一个健康、安全、有序的网络空间。

互联网的发展历程充满了创新与挑战。从最初的理念到今天的繁荣，互联网不仅改变了我们的生活和工作方式，也对社会产生了深远的影响。展望未来，随着技术的持续进步和应用领域的不断拓展，互联网有望继续快速发展，并在更多领域发挥关键作用。同时，我们也需要关注互联网可能带来的风险和挑战，共同努力维护一个健康、安全、有序的网络环境。

2. 互联网技术对健康领域的影响

随着互联网技术的迅猛发展，其对各行各业的影响日益显著。特别是在健康领域，互联网技术的应用不仅改变了传统的医疗模式，还极大地提高了健康服务的效率和质量。以下将从多个角度探讨互联网技术对健康领域的影响，并深入分析其带来的机遇与挑战。

（1）互联网技术对健康信息传播与获取的影响

① 传播速度显著提升

互联网的普及极大地加快了健康信息的传播速度。无论是利用搜索引擎、社交媒体还是专业健康平台，人们都可以迅速地获取所需的健康资讯。这种快速传播不仅有助于及时普及健康知识，还能在遇到突发情况如疫情暴发时迅速传递关键信息，为疫情防控提供重要支撑。

②健康信息的获取更为便捷

互联网技术让健康信息的获取变得更加便捷。用户只需在搜索引擎中输入相关关键词，便能轻松找到大量相关信息。同时，各种健康类应用程序也提供了丰富的健康知识与服务，使得用户能够随时获取所需信息，满足个性化需求。

③ 信息质量与可靠性的挑战

互联网上的健康信息质量良莠不齐，充斥着虚假和误导性内容。这给用户带来了不小的困扰，甚至可能引发错误的健康决策。因此，提升健康信息的质量和可靠性是当前迫切需要解决的问题。

（2）互联网技术对医疗服务模式的影响

① 远程医疗服务的兴起

互联网技术的应用促进了远程医疗服务的发展。通过远程医疗平台，医生能够与患者进行实时沟通，提供远程诊断和治疗建议。这种服务模式不仅方便了患者的就医过程，还有助于缓解医疗资源紧张。特别是在偏远地区，远程医疗服务为当地居民提供了更多的医疗选择。

② 医疗服务个性化的实现

互联网技术使医疗服务更加个性化。通过收集和分析患者的健康数据，医生能够为患者制定更精准的治疗方案。同时，基于大数据和人工智能的医疗决策支持系统也能帮助医生更准确地判断病情，提高诊疗效率。

③ 医疗资源配置的优化

互联网技术有助于医疗资源的优化配置。通过建立医疗信息共享平台，实现医疗机构间的信息互通与资源共享。这不仅可以提高医疗资源的使用效率，还能推动医疗服务的均衡发展。

（3）互联网技术对健康管理的影响

① 健康监测与管理的智能化

互联网技术使健康监测与管理变得更加智能化。借助应用了物联网技术的可穿戴设备、智能家居设备等，可以实时监测用户的生理指标和生活习惯，为用户提供个性化的健康管理建议。这种智能化的健康管理方式有助于提升人们的健康意识和健康水平。

② 健康风险的评估与预防

基于大数据和人工智能的健康风险评估系统能够深入分析用户的健康数据，预测潜在的健康风险，并采取预防措施。这种预防性的健康管理方式有助于降低疾病的发生率和死亡率，提升人们的健康水平。

③ 互联网技术在健康教育领域的应用

互联网技术为健康教育提供了新的途径。通过在线教育平台、社交媒体等渠道，可以广泛传播健康知识和健康的生活方式，提高人们的健康素养和自我保健能力。同时，互联网技术还能为健康教育提供更多样化的教学资源和学习方式，满足不同人群的需求。

（4）结论与展望

互联网技术对健康领域产生了深远而广泛的影响。它不仅改变了健康信息的传播与获取方式，还推动了医疗服务模式的创新和发展，促进了健康管理的智能化和个性化。然而，互联网技术也带来了一些问题和挑战，例如健康信息的质量与可靠性问题、医疗数据的隐私保护问题等。因此，我们需要在充分利用互联网技术带来的机遇的同时，积极应对和解决这些问题，推动健康领域的可持续发展。展望未来，随着互联网技术的持续进步和创新，健康领域有望迎来更加广阔的发展前景。

二、医疗信息化

1. 医学数据信息化

随着科技的飞速发展，信息化已成为现代社会的重要标志。在医学领域，医学数据信息化更是成为推动医疗进步、提高医疗效率的重要手段。医学数据信息化，即将传统的纸质医学数据转化为电子数据，并通过计算机技术进行存储、处理、传输和应用的过程。这一过程不仅极大地提高了医疗数据的获取效率和利用效率，同时也为医学研究和临床诊疗带来了前所未有的便利。

（1）医学数据信息化的背景和重要性

在过去，医学数据主要依赖于纸质记录，包括病历、检查报告、医学影像等。这种方式的缺陷显而易见：一是存储空间大，难以长期保存；二是查找和调用效率低下，影响医疗工作的及时性；三是数据共享困难，不利于医学研究的深入进行。因此，医学数据信息化成为解决这些问题的关键。

医学数据信息化对医疗行业具有极其深远的影响。首先，它极大地提高了医疗数据的收集和使用效率，使医生能够迅速访问患者的病历、检查报告等关键信息，从而做出更精准的诊断。其次，医学数据信息化推动了医疗资源的共享，它使得不同医院和地区之间的医生能够方便地共享患者的医疗记录，从而为医学研究提供了更丰富的样本和数据基础。最后，医学数据信息化不仅有助于提升医疗服务的品质和效率，还能有效减少医疗成本，为患者带来更佳的就医体验。

（2）医学数据信息化的关键要素

① 医学数据的数字化

医学数据的数字化是信息化的基石。通过扫描、拍照、输入等手段，将纸质医疗记录转换为电子格式，并进行集中存储与管理。这不仅节约了大量空间，还提高了数据检索和调用的速度。

② 医学数据的规范化

医学数据的规范化是信息化的重要保障。鉴于医学数据种类繁多、格式多样，需要建立统一的医学数据标准，确保不同系统和平台间的数据能够互相识别和交换。这有助于防止数据孤岛现象，促进医疗资源的共享与整合。

③ 医学数据的安全与隐私保护

医学数据的安全和隐私保护是信息化的重要组成部分。鉴于医学数据包含患者隐私和健康信息，必须采取严格的安全措施和隐私政策，确保数据的安全性和完整性。这包括数据加密、访问控制、数据备份与恢复等措施，以及制定严格的隐私保护政策和法规。

④ 医学数据的挖掘与分析

医学数据的挖掘与分析是信息化的高级应用。通过对大量医学数据的深入分析，可以揭示数据中的规律和趋势，为医学研究和临床治疗提供有力支持。例如，分析患者的基因组数据可以发现与疾病相关的变异；分析医学影像数据可以发现疾病的早期迹象。

（3）医学数据信息化的实施与挑战

① 实施过程

医学数据信息化的实施需遵循一系列步骤。首先，需对现有数据进行清洗和整理，确保数据的准确性和完整性。其次，选择适合的医学数据管理系统和平台，进行数据的电子化存储和管理。再次，制定统一的医学数据标准和规范，确保数据的一致性和可交换性。最后，建立专业的医学数据挖掘和分析团队，深入分析和应用数据。

② 面临的挑战

在实施医学数据信息化的过程中，也存在一些挑战。首先，医学数据的复杂性和多样性给数据的电子化存储和管理带来难题。其次，医学数据的安全性和隐私保护问题至关重要。此外，医学数据挖掘和分析的技术复杂性和专业性也对实施者提出了更高的要求。

（4）医学数据信息化的未来展望

随着人工智能、大数据等技术的持续发展，医学数据信息化将面临更广阔的发展机会。未来，医学数据信息化将更加侧重于数据的智能化处理和应用，利用机器学习和深度学习技术自动化分析和挖掘大量医学数据；同时，也将更加重视数据的安全性和隐私保护，通过区块链、加密技术等手段确保数据的安全性和完整性。此外，随着医疗改革的深入和医疗资源整合，医学数据信息化也将为医疗服务的优化和升级提供强大支持。

医学数据信息化是医疗领域的关键发展方向。通过实现医学数据的电子化、标准化、安全化和智能化处理与应用，可以显著提升医疗数据的收集和使用效率，促进医疗资源的共享和整合，提高医疗服务的品质和效率。尽管在实施过程中存在挑战和困难，但随着技术的进步和应用的深化，这些问题有望得到有效解决。未来，医学数据信息化将为医疗领域带来新的机遇和挑战，推动医疗事业的持续发展。

2. 医院管理信息化

随着信息技术的飞速发展，信息化已成为推动社会进步的重要力量。在医院管理领域，信息化不仅提升了医疗服务的质量和效率，也促进了医院管理模式的创新。本书旨在探讨医院管理信息化的内涵、发展现状、存在问题及解决策略，以期为医院管理信息化的深入发展提供参考。

（1）医院管理信息化的内涵

医院管理信息化，顾名思义，是将信息技术应用于医院管理的全过程，通过采集、整理、分析、利用医疗信息，实现医院资源的优化配置和医疗服务的高效运行。

（2）医院管理信息化的发展现状

近年来，我国医院管理信息化取得了显著进展。一方面，医疗信息系统不断完善，实现了医疗信息的数字化、网络化、智能化；另一方面，医疗数据管理日益规范，为医院管理提供了有力支持。然而，与发达国家相比，我国医院管理信息化仍存在一些差距，如信息化水平参差不齐、信息共享程度不高、信息安全风险较大等。

（3）医院管理信息化存在的问题

①信息化水平参差不齐

由于地区经济发展水平和医院自身条件的差异，我国医院管理信息化水平参差不齐。一些大型综合性医院在信息化建设方面投入较大，信息化水平较高；而一些基层医疗机构由于资金、人才等方面的限制，信息化建设相对滞后。

②信息共享程度不高

目前，我国医院之间的信息共享程度仍然较低。不同医院之间采用的信息系统可能存在差异，导致信息无法顺畅地交换和共享。这不仅影响了医疗服务的连续性和协同性，也增加了患者的就医成本和不便。

③信息安全风险较大

随着医院管理信息化的深入发展，信息安全问题日益凸显。医疗信息涉及患者隐私和医院运营安全，一旦泄露或被篡改，将给医院和患者带来巨大损失。然而，当前医院在信息安全方面的投入和管理仍存在不足，导致信息安全风险较大。

（4）医院管理信息化的解决策略

①加强顶层设计和规划

医院管理信息化是一项系统工程，需要加强顶层设计和规划。政府应出台相关政策措施，明确医院管理信息化的目标、任务和重点；医院应结合自身实际情况，制定具体的信息化建设方案和实施计划。此外，还应建立医院管理信息化建设的评估机制，定期对信息化建设成果进行评估和反馈。

②促进信息共享与合作

提高医疗服务的连贯性和协调性，需要在医院间推动信息共享与合作。政府应制定统一的医疗信息交换标准和规范；医院应采纳统一的信息系统平台和数据格式。同时，还应增强医院间的协作与交流，以实现医疗信息的共享与协同工作。

③强化信息安全防护

信息安全是医院信息化管理的关键保障。医院应建立全面的安全管理制度，并配套多层次的技术防护措施，以强化对医疗信息的保护与监管。同时，医院还应对医务人员进行持续的教育和培训，以提升他们的信息安全意识和专业技能。

④ 增加投资与培养人才

医院信息化管理的实现需要大量的资源投入，包括人力、物力和财力。政府应增加对医院信息化建设的投资；医院应积极寻求政府及社会各界的支持与协助。同时，医院还应重视人才培养和引进，以提高医院信息化管理团队的专业素质和能力。

医院管理信息化对于提高医疗服务品质和效率至关重要。尽管我国在医院管理信息化方面已取得一定的成就，但仍面临一些挑战。为了进一步推动医院管理信息化的发展，需要加强战略规划和顶层设计、促进信息共享与合作、强化信息安全防护、增加投资并培养人才等措施。通过这些努力，可以不断提升医院管理信息化的水平和成效，为公众提供更高质量、更高效率、更加便捷的医疗服务。

3. 实现信息集成

随着信息技术的迅猛发展，医疗领域正经历着翻天覆地的变化。医院作为医疗服务的核心提供者，其信息化建设的水平直接关系到医疗服务的质量和效率。医院信息集成的实现，是提升医院管理水平、优化服务流程、确保医疗安全的关键途径。以下将从医院信息集成的概念、重要性、实施策略、关键技术及实际应用等方面进行深入探讨，以期构建一个高效、智能的医疗信息系统。

（1）医院信息集成的定义和本质

医院信息集成指的是将医院内部的多个信息系统（如 HIS、LIS、PACS、EMR 等）进行有效整合，以实现数据共享、业务协同和流程优化。通过信息集成，医院能够打破信息孤岛，提升数据的使用效率，为患者提供更加便捷、高效的医疗服务。此外，信息集成还有助于医院管理层全面了解医院的运营状况，为决策提供有力的支持。

（2）医院信息集成的重要性

①提升医疗服务品质

信息集成使得医生能够即时访问患者的病历、检查和检验结果等信息，为患者提供更精准、个性化的治疗方案。同时，护理人员、药师等其他医务人员也能通过信息系统获取患者的用药和治疗信息，确保医疗服务的连贯性和安全性。

②优化服务流程

信息集成可以简化患者的就医流程，减少患者的等待时间。例如，患者可以通过自助服务进行挂号、缴费、查询等，减轻人工窗口的压力；医生可以通过电子病历系统直接访问患者的病历资料，减少纸质病历的传递和查找时间。

③ 减少运营成本

信息集成可以降低纸质病历和检查报告的打印与存储成本，减少医院的运营开支。同时，通过数据分析，医院可以更准确地了解医疗资源的使用情况，优化资源配置，提升资源的使用效率。

④ 提高医院管理能力

信息集成可以为医院管理层提供全面的数据分析支持，帮助医院制定更科学、合理的运营策略。通过实时监控和预警功能，医院能够及时发现并解决运营中的问题，提升管理水平和运营效率。

（3）医院信息集成的实施策略

① 制订信息集成计划

医院应根据实际情况，制订与医院发展战略相匹配的信息集成计划。计划应明确信息集成的目标、范围、步骤和时间表，确保信息集成工作的有序开展。

② 选择适当的集成技术

医院应根据信息系统的特性和需求，选择适合的集成技术。常见的集成技术包括中间件技术、Web 服务技术、数据仓库技术等。医院应根据具体情况选择恰当的集成技术，确保信息集成的稳定性和可靠性。

③ 加强数据标准化工作

数据标准化是信息集成的基石。医院应加强数据标准化工作，确保不同信息系统间的数据能够准确、高效地交换和共享。同时，医院还应建立数据质量监控机制，确保数据的准确性和完整性。

④ 加强人员培训和管理工作

信息集成需要全院员工的参与和支持。医院应加强员工培训和管理工作，提升员工的信息化素养和技能。同时，建立激励和考核机制，激发员工的积极性和创造力。

（4）医院信息集成的实际应用与效果

以某三甲医院为例，该医院在实施信息集成后，取得了显著的效果。首先，患者的就医流程得到了优化，患者可以通过使用自助挂号、缴费、查询等功能，减少排队等待时间；医生可以通过电子病历系统直接查阅患者的病历资料，提高了工作效率。其次，医院的运营成本得到了降低，纸质病历、检查报告的打印和存储成本大幅减少；通过数据分析功能，医院可以更加精准地掌握医疗资源的使用情况，优化资源配置。最后，医院的管理水平得到了提升，管理层可以通过信息系统全面掌握医院的运营情况，为决策提供支持；同时实时监控和预警功能也可以帮助医院及时发现和解决运营过程中出现的问题。

（5）结论与展望

实现医院信息集成是提升医院管理水平、优化服务流程、保障医疗安全的重要手段。通过制定合理的信息集成规划、选择合适的集成技术、加强数据标准化建设以及加强人员培训和管理等措施可以确保医院信息集成的顺利进行。未来，随着人工智能、大数据等技术的不断发展，医院信息集成将向更加智能化、个性化的方向发展，为患者提供更加便捷、高效的医疗服务。同时，医院也应加强与其他医疗机构的合作与交流，共同推动医疗信息化建设的进程。

4. 实现医疗资源共享

在当今社会，随着人民生活水平的不断提高，对医疗健康服务的需求也日益增长。然而，由于地域、经济、技术等多方面的差异，医疗资源分布不均、利用效率不高的问题逐渐凸显。实现医疗资源共享，不仅是解决这一问题的有效途径，更是构建全民健康服务新体系的重要基石。

（1）医疗资源共享的必要性与意义

①解决医疗资源分布不均的问题

长期以来，我国医疗资源在地域上呈现出明显的不均衡状态。一些大城市和发达地区医疗资源丰富，而一些偏远地区和农村地区则医疗资源匮乏。这种不均衡状态导致了许多患者因为无法得到及时有效的治疗而延误病情，甚至危及生命。实现医疗资源共享，可以通过远程医疗、医疗联合体等方式，将大城市的优质医疗资源引入偏远地区，以提高当地的医疗服务水平，从而有效解决医疗资源分布不均的问题。

② 提升医疗资源的运用效率

在当前的医疗体系中，一些医院面临着设备未充分利用、人才资源浪费的问题。一方面，医院间缺少有效的沟通与合作，导致先进的医疗设备和技术未能充分发挥作用；另一方面，由于人才流失或管理问题，一些医院的医疗资源浪费严重。通过建立医疗联合体、发展远程医疗服务等方式，可以促进医院间的合作与交流，提升医疗资源的运用效率。

③ 促进医疗卫生体制的改革

医疗资源共享是医疗卫生体制改革的关键方向。通过实现资源共享，可以提高医疗服务的公平性、可及性，改善服务品质与效率，降低成本，进而推动体制的改革与发展。

（2）医疗资源共享的实施路径与策略

① 构建医疗联合体

医疗联合体是由多家医疗机构组成的联盟，通过共享资源、优化服务流程、提升服务质量，实现资源的有效整合与运用。这不仅促进了机构间的合作与交流，提高了资源效率与服务水平，还有助于医疗卫生服务向基层下沉，提升基层医疗服务能力。

② 发展远程医疗服务

远程医疗利用信息技术实现资源的远程共享与应用。它使患者能够在本地享受到大城市的高质量医疗服务，减少就医成本与时间。远程医疗还有助于医疗技术的传播，提升基层医疗机构的诊疗与服务水平。为保障远程医疗的实施，需加强信息技术基础设施与网络安全。

③ 完善医疗保险体系

医疗保险体系是医疗资源共享的重要支撑。通过完善医疗保险体系，可以降低患者的经济负担，使其便捷地享受医疗服务。此外，保险体系还能促进医疗机构之间的公平竞争与优质服务，提高整体医疗服务品质。为此，需加强医疗机构的监管与评估，确保服务的公平性与可及性。

④ 加强人才培养与引进

人才是医疗资源共享的核心。通过加强人才培养与引进，可以提升医疗机构的诊疗与服务能力，推动医疗技术的进步与创新。为实现人才均衡分布与有效运用，需完善基层医疗机构的人才政策制定与实施，鼓励优秀人才服务基层。同时，应加强与国际医疗机构的交流合作，引进先进技术与人才。

⑤ 加强政策支持与监管

政策支持与监管是医疗资源共享的重要保障。政府需制定并实施相关政策，支持资源共享的开展与推广。同时，加强医疗机构与服务的监管与评估，确保服务质量与安全。为确保政策实施与监管到位，需建立完善的法规体系与监管机制，加大对违规行为的查处与惩罚力度。

(3)医疗资源共享面临的挑战与应对策略

①技术挑战与应对

医疗资源共享依赖先进技术的支持。当前，一些地区信息技术基础设施薄弱，限制了远程医疗服务的发展。为了应对这一挑战，需增加对基础设施建设的投入，提高网络覆盖与数据传输能力，另外，需加强医疗信息技术的研究与推广，提升普及率与应用水平。

②管理挑战与应对

有效管理与协作机制是资源共享的关键。当前，一些医疗机构间的沟通协作不足，影响资源共享实施。为了应对这一挑战，需加强机构间的沟通协作机制建设，促进合作交流，同时，应加强医疗服务监管与评估，确保服务质量与安全。

③经济挑战与应对

医疗资源共享需大量资金与人力资源投入。面对经济条件限制，需加大对共享项目的资金支持与政策扶持，以降低成本。同时，探索多元化的资金渠道，吸引社会资本积极参与项目建设与运营。

(4)结论与展望

实现医疗资源共享是构建全民健康服务新体系的重要举措之一。通过加强医疗联合体建设、开展远程医疗、完善医疗保险制度、加强人才培养和引进以及加强政策支持和监管等措施的推进与实施，可以有效解决医疗资源分布不均、利用效率不高的问题，提高医疗服务的质量和效率。

三、在线医疗和远程医疗

1. 在线医疗的特点和优势

随着信息技术的飞速发展，互联网已经渗透到我们生活的方方面面，其中，在线医疗作为信息技术与传统医疗行业的深度融合产物，近年来备受关注。在线医疗不仅改变了传统的医疗服务模式，也为患者提供了更加便捷、高效的医疗体验。

（1）在线医疗的特点

① 便捷性

便捷性是在线医疗最显著的特点之一。患者无需前往医院，即可通过网络平台，在任何时间、任何地点进行医疗咨询、预约挂号、查阅报告等操作。这种服务模式打破了时空限制，极大地节约了患者的时间和精力。

② 高效性

在线医疗平台通常配备有专业的医疗团队和高效的信息系

统，能够迅速响应患者的需求。患者可以在较短时间内获得专业医疗建议和治疗方案，这显著提升了医疗服务的效率。

③ 互动性

在线医疗平台为患者与医生之间的沟通提供了便利渠道。患者可以通过文字、图片、视频等多种方式与医生交流，医生也能根据患者的具体情况提供个性化医疗服务。

④ 隐私性

在线医疗平台通常采取严格的数据保护措施，确保患者的隐私信息安全。患者在一个安全、可靠的环境下进行咨询和治疗，减少了信息泄露的风险。

⑤ 普及性

在线医疗平台的普及性也是其一大特点。通过互联网，即使是偏远地区的患者也能享受到优质医疗服务，有助于缩小城乡医疗差距。

（2）在线医疗的益处

① 缓解医疗资源紧张

传统医疗服务常面临资源紧张的问题，患者需长时间排队等待。在线医疗平台通过网络整合资源，以提供便捷、高效的服务，这有效缓解了资源紧张的问题。

② 提升医疗服务品质

在线医疗平台的专业团队和信息系统能为患者提供专业、准确的医疗建议和治疗方案。患者可通过平台随时了解病情和治疗进展，从而积极参与治疗过程，进而提升整体服务品质。

③ 降低医疗成本

在线医疗平台通过网络优化资源配置，减少不必要的开支。患者可在线购买药品和器械，避免因购买渠道不畅带来的额外成本，有效降低医疗成本。

④ 提高患者满意度

在线医疗平台提供便捷、高效服务，注重患者体验和需求。患者可实时了解病情、与医生沟通，享受满意的服务，提高满意度和忠诚度。

⑤ 促进医疗行业创新

在线医疗平台作为信息技术与医疗行业的结合，推动了行业创新。引入大数据、人工智能等技术，提供精准、个性化服务，为行业带来新商业模式和发展机遇。

（3）在线医疗面临的挑战与应对策略

尽管在线医疗具有许多优势，但也存在一些挑战，如确保服务真实性、保护患者隐私、规范平台运营等。为解决这些问题，需采取建立监管机制、加强专业培训、完善隐私保护制度等措施。

总体来看，在线医疗凭借其便捷性、高效性、互动性、隐私保护和普及性等特点，有助于缓解医疗资源紧张、提升服务品质、降低成本、提高满意度、推动医疗行业创新。面对挑战，若能采取适当的对策，在线医疗有望在未来发挥更大的作用。

2. 远程医疗的特点和优势

随着信息技术的迅猛发展，远程医疗作为医疗领域的一种新型服务模式，逐渐展现出其独特的魅力和广阔的应用前景。远程医疗是指通过信息技术手段，实现医疗资源的远程共享和医疗服务的远程提供，从而打破地域限制，提高医疗服务的可及性和效率。

（1）远程医疗的特点

①跨越地域限制

远程医疗最显著的特点之一是其能够跨越地域限制，实现医疗资源的远程共享。在传统医疗模式下，患者往往需要亲自前往医疗机构接受诊疗服务，这不仅增加了患者的经济负担和时间成本，还可能因医疗资源分布不均而导致部分患者无法获得及时有效的医疗服务。而远程医疗通过信息技术手段，将医疗资源和医疗服务延伸到偏远地区，使得患者能够在家门口享受到优质的医疗服务。

②信息化程度高

远程医疗以信息技术为基础，其信息化程度较高。在远程医疗过程中，医疗机构可以利用互联网、大数据、云计算等现代信息技术手段，实现医疗信息的快速传输、共享和处理。这不仅提高了医疗服务的效率和质量，还为医疗机构提供了更加丰富的医疗数据和决策支持。

③服务模式多样化

远程医疗的服务模式多种多样，包括远程会诊、远程诊断、远程监护、远程手术指导等。这些服务模式可以根据患者的具体需求和病情特点进行个性化定制，以提供更加精准、便捷的医疗服务。例如，远程会诊可以实现医疗机构之间的实时交流，为患者提供更加全面的诊疗方案；远程诊断则可以减少患者的就医时间，提高诊疗效率。

④互动性强

远程医疗具有较强的互动性。在远程医疗过程中，患者可以通过视频通话、在线聊天等方式与医生进行实时交流，表达自己的病情和疑虑。医生也可以根据患者的反馈及时调整诊疗方案，提供更加个性化的医疗服务。这种互动性不仅增强了医患之间的信任和理解，还提高了医疗服务的满意度和效果。

（2）远程医疗的优势

①提高医疗服务的可及性

远程医疗通过打破地域限制，实现了医疗资源的远程共享，从而提高了医疗服务的可及性。对于偏远地区的患者来说，远程医疗使得他们能够在家门口享受到优质的医疗服务，减少了因就医而产生的经济负担和时间成本。同时，对于行动不便或无法亲自前往医疗机构的患者来说，远程医疗也提供了一种便捷的医疗服务方式。

②优化医疗资源配置

远程医疗通过信息化手段实现了医疗资源的远程共享和高效利用，从而优化了医疗资源的配置。在传统医疗模式下，医疗资源的分布往往存在不均衡的现象，一些地区医疗资源过剩，而另一些地区则医疗资源匮乏。而远程医疗可以将优质的医疗资源延伸到医疗资源匮乏的地区，实现医疗资源的均衡分布和高效利用。

③ 提升医疗服务的效率与品质

远程医疗借助信息化技术，实现了医疗数据的迅速传递、共享和处理，从而显著提升了医疗服务的效率与品质。在远程医疗的实施中，医生能够轻松获取患者的医疗记录和诊断数据，为患者制定更全面、更精准的治疗方案。此外，远程医疗还促进了不同医疗机构间的即时交流与合作，提升了医疗服务的整体效能和成效。

④ 减少医疗开支

远程医疗通过缩短患者的就医时间和减少交通费用等途径，有效降低了医疗成本。对患者而言，远程医疗意味着减少了因求医而产生的交通和住宿等额外开销；对医疗机构而言，远程医疗减少了医疗设备和人力资源的投入，从而降低了运营成本。因此，远程医疗在提高医疗服务效率和品质的同时，也带来了经济效益和社会效益。

⑤ 促进医疗技术的创新与进步

远程医疗的进展依赖于信息技术的持续支持与创新。在远程医疗实践中，医疗机构需不断采纳新技术和设备，以提升医疗服务的效率和品质。这不仅促进了医疗技术的创新和进步，也为医疗机构提供了更丰富的医疗数据和决策支持。随着远程医疗技术的日益成熟和广泛应用，其应用范围也将不断扩大，为医疗领域带来新的机遇和挑战。

总体来看，远程医疗具有跨越地域限制、高度信息化、多样化的服务模式和强烈的互动性等特点，具备提高医疗服务可及性、优化医疗资源配置、提升医疗服务效率和品质、降低医疗成本以及推动医疗技术创新与发展等优势。随着信息技术的持续进步和应用，远程医疗在未来的医疗领域将扮演更加关键的角色，为人类健康事业作出更大的贡献。

3. 在线医疗和远程医疗的未来展望

随着信息技术的迅猛发展，医疗行业正在经历一场深远的变革。在线医疗和远程医疗作为这场变革的关键部分，不仅极大地方便了患者的就医体验，提高了医疗服务效率，也为医疗行业的持续发展注入了新的动能。

（1）在线医疗的发展前景

① 智能化与个性化服务

未来，在线医疗将趋向于更加智能化和个性化。利用大数据分析和人工智能技术，医疗平台将能够更精准地评估患者的健康状况、疾病风险和治疗效果，并提供定制化的治疗建议。同时，平台将根据患者的个人偏好和生活习惯，提供定制化的医疗服务，以进一步提升患者满意度和治疗效果。

② 跨界合作与创新

在线医疗将与不同行业深度融合，激发服务创新。例如，与保险业的结合可简化患者的保险购买和理赔流程；与电商合作可丰富健康产品选择；与健身行业协作可提供专业的健身指导。这些跨界融合为在线医疗开辟了更广阔的发展空间。

③ 数据安全与隐私保护

在线医疗的普及也使得数据安全和隐私保护变得尤为重要。医疗平台需建立严格的数据保护机制，保障患者个人信息和隐私安全。同时，应加强与监管机构的协作，维护医疗行业的秩序和健康发展。

（2）远程医疗的发展趋势

① 技术创新与应用

远程医疗将持续推动技术创新。随着5G、物联网、虚拟现实等技术的进步，远程医疗将实现更高效的诊断和治疗。例如，5G网络能够使医生实时获取高清视频和音频数据，进行远程手术指导；物联网技术则使医疗设备能够远程监控和管理，从而提升服务效率。

② 服务范围扩展与能力增强

远程医疗的服务范围将不断扩大，服务能力也将得到加强。未来，远程医疗服务将不仅限于城市，还将覆盖农村和偏远地区，为更广泛的患者群体提供优质的医疗服务。随着医疗技术的进步和资源的整合，远程医疗将提供更全面和专业的服务，以满足患者的多元需求。

③ 政策扶持与规范监管

政府将在远程医疗的发展中扮演关键的角色。政府将出台政策支持远程医疗的发展，如提供资金和税收优惠，鼓励机构和企业开展远程医疗服务；同时加强监管，规范市场秩序，建立标准和规范化体系，确保服务质量和安全。

（3）在线医疗与远程医疗面临的挑战及应对策略

① 挑战

首先，技术问题如网络延迟、数据安全等仍需克服。其次，医疗人才短缺问题亟待解决，需要加强人才培养和引进。最后，法律法规尚不完善，需加快相关体系的建立和完善。

② 应对策略

针对技术难题，需加强研发和创新，推动技术进步。针对人才短缺的问题，需加大培养和引进力度，提升人才质量。针对法律法规不完善的问题，需加快制定和完善进度，为行业发展提供法律支持。

总体而言，在线医疗和远程医疗作为医疗行业的重要分支，展现出巨大的发展潜力。随着技术进步和政策支持，它们将向智能化、个性化、跨界融合的方向发展，为患者带来更便捷、高效的医疗服务。同时，我们也需积极应对发展中的挑战，采取有效措施，促进医疗行业的健康和可持续发展。

四、健康管理App

1. 健身 App

随着科技的飞速发展，智能手机已成为我们生活中不可或缺的一部分。在这个背景下，健身 App 应运而生，它们通过提供个性化的健身计划、跟踪健康数据以及社区互动等功能，为我们带来了前所未有的健身体验。下面就健身 App 的发展历程、功能与特点、市场现状以及未来趋势进行探讨，以期为读者提供关于健身 App 的全面认识。

（1）健身 App 的演变历程

健身 App 的起源可以追溯到智能手机广泛普及的早期阶段。起初，这些应用程序主要提供简单的健身指导和饮食建议，帮助用户掌握基本的健身理念。随着技术进步和用户需求的增长，健身 App 开始增加更多功能，变得更加全面。它们能够根据用户的体质、锻炼目标和日程安排，提供定制化的健身方案。此外，这些应用程序还具备集成健康数据监测功能，使用户能够随时监控自己的健康状态和锻炼成效。

（2）健身 App 的功能与特性

①定制化健身方案

提供定制化的健身方案是健身 App 的关键功能之一。应用程序通过分析用户的身体数据、锻炼目标和日程，为用户量身定制健身计划。这些计划通常涵盖运动类型、强度和时间等细节，目的是协助用户实现其健身目标。

②健康数据监测

健身 App 不仅提供健身计划，还能监测用户的关键健康数据，如体重、体脂、肌肉量和运动量等。通过追踪和分析这些数据，应用程序能够提供更准确的健身建议。用户也能实时了解自己的健康状况和锻炼效果，进而调整健身计划。

③社区交流功能

许多健身 App 还具备社区交流功能，允许用户与他人分享健身心得、交流经验和相互激励。这种交流不仅能提升用户的锻炼动力，还能促进用户间的友谊和协作。一些应用程序还提供专业教练的在线咨询服务，帮助用户解决锻炼中的问题。

（3）健身 App 的市场现状

当前，健身 App 市场正处于快速发展阶段。越来越多的用户选择使用这些应用程序来辅助自己的健身活动。市场上涌现出众多优秀的健身 App，它们通过持续创新和功能优化，赢得了用户的喜爱和信赖。这些应用程序的成功为健身行业带来了新的增长机会，也为用户提供了更便捷、高效的健身途径。

（4）健身 App 的发展趋势

①智能化与个性化服务

随着人工智能技术的不断进步，未来的健身 App 将变得更加智能化和个性化。应用程序将更精准地识别用户的身体状态和锻炼需求，从而提供更贴合的健身方案。同时，根据用户的反馈和数据分析，应用程序将不断调整和优化健身计划，以提供更精准的指导。

②跨领域融合

未来的健身 App 将与健康、医疗、运动装备等多个领域实现融合。例如，它们将与健康管理系统、医疗保健服务、运动设备紧密结合，为用户提供全面且便捷的健身服务。随着物联网技术的发展，健身 App 还将与智能家居、可穿戴设备等实现更紧密的整合，从而提供更智能、个性化的健身体验。

③社交化与娱乐化

未来的健身 App 将更加重视社交化和娱乐化。通过引入社交元素和娱乐功能，吸引用户参与并提升他们的健身动力。这些功能还能提高用户的锻炼兴趣和效果，从而改善用户的健身体验。

健身 App 作为数字时代的产物，已经显著改变了我们的健身习惯。它们通过个性化健身计划、健康数据跟踪和社区互动等功能，为用户带来了全新的健身体验。随着技术的持续进步和市场的发展，未来的健身 App 将更加智能化、个性化，实现跨领域融合，并更注重社交互动和娱乐化元素的融入。我们有理由期待，健身 App 将成为我们生活中的重要部分，助力我们的健康和幸福。

知识窗

常见的健身 App

当谈到常见的“健身 App”时，以下是一些备受用户喜爱和广泛使用的应用，它们不仅功能丰富，而且设计精良，能够满足不同用户的健身需求。

（1）Keep

类型：健康运动

功能：作为一款专业的健康运动应用，Keep 根据用户的个性化健身目标、所处场地以及是否有使用器械的需求等，智能生成符合用户期望的运动训练计划。无论是减脂塑形、增肌锻炼还是日常拉伸，Keep 都能提供详细的动作指导和科学的训练建议。

特点：Keep 不断更新热门城市的跑步路线，并支持健身、跑步、骑行、计步等多种运动数据的全记录。此外，它还拥有一个庞大的运动爱好者社区，用户可以在这里分享自己的健身成果，交流运动经验，找到志同道合的伙伴。

下载与评分：Keep 在安卓官方应用商店的评分一直居高不下，拥有大量的忠实用户。

（2）每日瑜伽

类型：瑜伽练习

功能：这款应用专为喜爱瑜伽的群体设计，提供了由专业瑜伽教练录制的多种瑜伽课程。无论是初学者还是资深瑜伽爱好者，都能在这里找到适合自己的课程。

特点：每日瑜伽还提供了一个瑜伽社区，让用户可以遇到有共同爱好的伙伴，共同学习和进步。此外，它还支持用户自定义课程，以满足用户个性化的需求。

（3）健身专家

类型：家庭健身

功能：健身专家是一款专注于家庭健身的应用，它提供了为期 21 天的专业健身计划，用户无需去健身房，就能在家中进行有效的锻炼。这款应用支持多种健身方式，包括有氧运动、力量训练、拉伸等。

特点：健身专家还配备了专门的教练辅佐功能，用户可以在锻炼过程中随时咨询教练，解决遇到的问题。此外，它还提供了丰富的饮食建议和营养计划，帮助用户实现更好的健身效果。

（4）Active Arcade

类型：AI 互动健身

功能：Active Arcade 是一款创新的健身应用，主打 AI 互动功能。用户只需使用手机的前置摄像头，就能进行全身运动。这款应用通过 AI 技术识别用户的动作，并给出相应的指导和反馈。

特点：Active Arcade 支持双人竞赛模式，用户可以与朋友一起进行健身挑战，增加运动的趣味性。此外，它还支持留存和分享运动视频，让用户可以展示自己的健身成果，并与他人交流学习。

（5）NTC（Nike Training Club）

类型：专业训练

功能：NTC 是由耐克官方推出的健身应用，提供了由

Nike Master Trainer 设计的专业训练课程。这些课程不仅涵盖了从基础到高级的各种运动类型，还针对不同的训练目标和身体部位进行了细分。

特点：无论用户是使用自身体重进行训练，还是借助各种器材进行锻炼，NTC 都能提供合适的运动计划。此外，它还支持多种运动模式的切换，让用户在运动中享受更多的乐趣和挑战。

（6）运动计步

类型：日常计步

功能：这款应用专注于用户的日常计步和跑步记录功能。它能够精确计算用户的步数和消耗的卡路里，并提供详细的运动数据和分析报告。

特点：运动计步还支持多种运动类型的记录，如骑行、游泳等。用户可以根据自己的喜好选择适合的运动模式，并随时查看自己的运动数据和健康状态。

（7）咕咚运动计步器

类型：全方位运动记录

功能：咕咚运动计步器不仅提供了精准的计步功能，还支持多种运动类型的记录和分析。用户可以在这里记录自己的跑步、骑行、游泳等运动数据，并查看详细的运动轨迹和消耗的卡路里。

特点：咕咚运动计步器还具备定位追踪功能，能够随时随地记录用户的动态位置。此外，它还提供了健康提醒功能，根据用户的运动数据和健康状态给出合理的建议和指导。

2. 挂号就医 App

在数字化浪潮席卷全球的今天，传统医疗行业的变革也势在必行。挂号就医 App 作为医疗行业数字化转型的先锋，不仅为患者提供了更加便捷、高效的挂号方式，还为医疗机构带来了前所未有的管理和服务创新。下面就挂号就医 App 的背景、功能、特点、优势、应用、影响、面临的挑战及未来展望等多个方面进行探讨，深入剖析这一新型医疗服务模式。

（1）挂号就医 App 的背景

随着移动互联网技术的快速发展，智能手机已经成为人们日常生活中不可或缺的一部分。在这样的背景下，传统医疗行业的挂号方式已经无法满足患者日益增长的需求。挂号就医 App 应运而生，以其便捷、高效、智能的特点，迅速赢得了广大患者和医疗机构的青睐。

（2）挂号就医 App 的功能

①在线挂号

患者可以通过 App 选择医院、科室、医生和就诊时间，实现一键挂号，无需到医院现场排队等待。

②医生查询

App 提供医生信息查询功能，患者可以根据医生的职称、专业、擅长领域等条件进行筛选，选择最适合自己的医生。

③就诊提醒

App 会在就诊前通过推送消息提醒患者按时就诊，避免患者忘记就诊时间或错过就诊机会。

④报告查询

患者可以在 App 上查询自己的检查报告、诊断结果等信息，无需到医院现场领取纸质报告。

⑤在线支付

App 支持在线支付挂号费用、检查费用等，方便患者快速完成支付流程。

⑥健康咨询

App 还提供健康咨询服务，患者可以在线咨询医生，获取专业的健康建议和指导。

（3）挂号就医 App 的特点

①便捷性

患者无需到医院现场排队等待，随时随地都可以通过手机完成挂号、支付等操作。

②高效性

App 通过智能算法优化挂号流程，提高挂号效率，减少患者等待时间。

③智能性

App 具备智能推荐、智能问答等功能，可以根据患者的需求和偏好提供个性化的服务。

④安全性

App 采用先进的安全技术保护患者的个人信息和交易安全，确保患者使用过程中的隐私安全。

（4）挂号就医 App 的优势

①提高就医效率

挂号就医 App 使得患者能够随时随地进行挂号操作，避免了现场排队等待的烦琐流程，大大提高了就医效率。

②优化资源配置

通过 App 的智能算法，医疗机构可以更加精准地预测和安排医疗资源，提高资源利用效率。

③提升患者体验

App 提供了更加便捷、高效、智能的医疗服务体验，使得患者能够享受到更加优质的医疗服务。

④促进医患沟通

App 提供的健康咨询功能使得医患之间能够更加方便地进行沟通和交流，增强医患之间的信任关系。

(5) 挂号就医 App 的应用

目前，挂号就医 App 已经在全国多家医疗机构得到了广泛应用。通过 App，患者可以方便地选择医院、科室、医生和挂号时间，避免了现场排队等待的烦琐流程；医疗机构也可以通过 App 实现对医疗资源的优化配置和高效管理。同时，App 还提供了健康咨询、报告查询等增值服务，进一步丰富了医疗服务的内容和形式。

(6) 挂号就医 App 对医疗行业的影响

①推动医疗行业的数字化转型

挂号就医 App 的出现和应用，加速了医疗行业数字化转型的进程，推动了医疗行业的创新和发展。

②优化医疗服务流程

App 通过智能算法优化医疗服务流程，提高了医疗服务的效率和质量，为患者提供了更加优质的医疗服务体验。

③促进医疗资源均衡配置

App 通过智能推荐等功能，使得患者能够更加容易地获取优质的医疗资源，促进了医疗资源的均衡配置。

④增强医患信任

App 提供的健康咨询等增值服务使得医患之间能够更加方便地进行沟通和交流，增强了医患之间的信任。

（7）挂号就医 App 面临的挑战

①数据安全问题

随着挂号就医 App 的广泛应用，患者的个人信息和交易数据面临着越来越大的安全风险。如何保障患者的数据安全和隐私保护成为一个亟待解决的问题。

②技术更新和维护问题

挂号就医 App 需要不断更新和维护以保持其稳定性和可用性。然而，随着技术的不断更新换代，如何保持 App 的技术领先性和稳定性成为一个挑战。

③医疗服务质量监管问题

挂号就医 App 的广泛应用使得医疗服务质量监管变得更加复杂和困难。如何建立有效的监管机制以保障医疗服务的质量和安全，成为一个亟待解决的问题。

（8）未来展望

在未来，随着人工智能、大数据等技术的不断发展和应用，挂号就医 App 将会迎来更加广阔的发展前景。一方面，App 将会更加智能化和个性化，能够为患者提供更加精准、高效、便捷的医疗服务；另一方面，App 将会与医疗机构、医生等各方实现更加紧密的合作和协同，共同推动医疗行业的创新和发展。同时，随着技术的不断进步和应用场景的不断拓展，挂号就医 App 还将会涌现出更多的新功能和应用场景，为患者提供更加全面、优质的医疗服务体验。

知识窗

常见的挂号就医 App

（1）综合型挂号就医 App

综合型挂号就医 App 是目前市场上最为常见的一种类型。这类 App 涵盖了全国范围内的医院、科室、医生信息，用户可以根据自己的需求进行筛选和挂号。同时，这些 App 还提供了在线咨询、健康科普、药品查询等多种功能，为用户提供了全方位的健康服务。例如，微医、健康之路等 App 就是其中的佼佼者。

①微医

微医作为互联网医院国家试点平台，聚合了国内 31 个省份的 7200 多家医院、25 万余名医生资源，为患者提供在线诊疗、电子处方、在线配药、预约挂号等全方位就医服务。微医凭借其强大的医疗资源和先进的技术支持，为用户提供了高效、便捷的医疗服务体验。

②健康之路

健康之路 App 是专业的综合就医服务平台，提供挂号、咨询、体检、陪诊等就医服务。用户可以通过健康之路 App 轻松预约到心仪的医院和医生，同时还可以享受到专业的健康咨询和陪诊服务。健康之路以其全面的服务和良好的口碑，赢得了广大用户的信赖和喜爱。

（2）专科型挂号就医 App

专科型挂号就医 App 是针对某一特定科室或疾病领域的专业服务平台。这类 App 通常由专业医疗机构或专家团队运营，提供了更为精准、专业的医疗服务。例如，优唐医生就是一款专注于糖尿病管理的挂号就医 App。

优唐医生 App 严格按照发达国家管理糖尿病的理念和经验，结合中国糖尿病防治指南的相关要求，为用户提供个性化、综合化的糖尿病管理服务。该 App 设置由私人医生、营养师、健康管理师组成的三师共管团队，为用户提供全方位的糖尿病健康管理服务。通过优唐医生 App，用户可以轻松预约到专业的糖尿病医生，获得个性化的治疗方案和健康指导。

（3）社区型挂号就医 App

社区型挂号就医 App 主要服务于某一地区或社区的居民，为他们提供便捷的医疗服务。这类 App 通常与当地的医疗机构合作，整合社区内的医疗资源，为居民提供更加贴近生活的医疗服务。例如，一些城市的社区医疗服务中心就推出了自己的挂号就医 App，方便居民在家就能完成挂号、咨询等操作。

（4）创新型挂号就医 App

随着科技的不断进步和创新，一些具有创新性的挂号就医 App 也应运而生。这些 App 通过引入人工智能、大数据等先进技术，为用户提供了更加智能化、个性化的医疗服务。例如，有些 App 可以通过分析用户的健康数据，为用户提供精准的健康建议和治疗方案；还有些 App 可以实现在线支付、药品配送等便捷功能，大大提高了就医的效率和便利性。

3. 健康监测 App

在信息化、数字化的时代浪潮下，人们的生活方式、工作节奏以及健康需求都发生了深刻的变化。特别是在健康管理领域，传统的医疗模式已经无法满足现代人对健康管理的个性化、实时化需求。因此，健康监测 App 应运而生，成为现代人健康管理的得力助手。下面将对健康监测 App 的概念、功能、应用、发展前景等方面进行详细阐述，以期为读者提供全面的了解和参考。

（1）健康监测 App 介绍

健康监测 App 是一种利用移动设备进行健康管理的应用程序，它通过搜集用户的生理信息和生活模式等数据，提供定制化的健康监测、分析与建议服务。这些 App 通常由医疗和科技行业的专家设计，目的是协助用户深入了解自己的健康状况，实现有科学依据的健康管理。

（2）健康监测 App 的主要功能

① 数据搜集

健康监测 App 能通过传感器和输入接口等手段搜集用户的生理数据，包括心率、血压、血糖和体重等。同时，也记录用户的饮食、运动和睡眠等生活习惯。这些数据为健康分析和建议提供了坚实的基础。

② 健康评估

健康监测 App 通过分析搜集到的数据，运用算法和模型对用户的健康状况进行深入评估，准确识别健康风险，并提供个性化的建议。例如，对于血压偏高的用户，App 会建议其注意饮食和运动，以帮助有效控制血压。

③ 健康建议

根据健康评估结果，健康监测 App 为用户提供个性化的健康建议，涵盖饮食调整、运动计划和用药指导等，帮助用户改善健康状况，减少疾病风险。App 还能根据用户反馈和实际情况调整建议的内容。

④ 健康提醒

健康监测 App 具备提醒功能，通过设置提醒时间和内容，及时提醒用户进行健康监测、服药或运动，帮助用户建立良好的健康习惯，提高健康管理效果。

⑤ 数据共享

为了方便用户与医生和家人共享健康信息，健康监测 App 通常包含数据共享功能，使用户可以分享个人健康数据，以便获得更好的理解和支持。

（3）健康监测 App 的实际应用

① 慢性病管理

健康监测 App 对慢性病患者具有显著应用价值，其能够实时监测生理数据和生活习惯，及时发现异常并提供建议，从而帮助患者控制病情，减少并发症风险。

② 运动健身支持

健康监测 App 为运动爱好者提供健康管理支持，记录运动数据，分析运动习惯和效果，制订个性化运动计划，助力用户达成健身目标，提升身体素质。

③ 健康教育

健康监测 App 不仅提供监测和建议，还提供健康教育的相关内容，涵盖健康知识、疾病预防和营养保健等，帮助用户增进健康知识和提高健康意识。

（4）健康监测 App 的未来发展

随着公众对健康管理意识的增强和移动互联网技术的发展，健康监测 App 的市场前景日益广阔。未来，健康监测 App 将在以下方面实现进一步的发展：

① 精准监测

随着传感器和算法技术的提升，健康监测 App 将能更精准地监测和分析生理数据，帮助用户更清晰地了解自身健康状况和风险。

② 定制化建议

利用大数据和人工智能技术，健康监测 App 将提供更个性化的健康建议，更贴合用户的实际情况和需求，促进健康改善。

③ 智能管理

未来的健康监测 App 将实现更高级别的智能化，自动分析用户健康状况，提供建议和提醒，使用户更便捷地管理健康，降低风险。

④ 跨界合作

健康监测 App 市场的发展将促进跨界合作，与医疗、保险、健身等行业深度整合，提供更全面和专业的健康管理服务。

知识窗

常见的健康监测 App

（1）运动健身 App

运动健身 App 属于健康监测 App 中极为流行的类别。它们利用内置的运动传感器和 GPS 定位等技术，实时追踪用户的运动数据，包括步数、行进距离、速度、卡路里消耗等，使用户能够清晰掌握自己的运动表现。此外，这些 App 还提供多样的健身课程和训练方案，用户可以根据自己的需求选择适合的锻炼模式，并通过视频演示、音频提示等功能保障训练效果。例如，Keep、每日瑜伽等 App，它们在提供基础运动监测的同时，也加入了社交功能，允许用户分享运动成就，相互激励，这有效增加了运动的乐趣和动力。

（2）健康饮食 App

健康饮食 App 是维护身体健康的重要工具。通过食物数据库和营养分析功能，这些 App 帮助用户记录和分析自己的饮食和营养摄入。用户只需输入所食用的食物种类和数量，App 便会自动计算出摄入的热量、蛋白质、脂肪、碳水化合物等营养成分，并提供饮食建议。同时，这些 App 还提供健康食谱和饮食计划，用户可以根据自己的需求选择合适的饮食方案。例如，薄荷健康、食物库等 App，它们除了基础的饮食记录和分析功能外，还加入了社区交流元素，让用户可以在社区内分享饮食经验，进行相互学习和交流。

（3）睡眠监测 App

睡眠质量直接关系到身体健康和日常功能状态。睡眠监测 App 利用内置传感器和算法，实时跟踪用户的睡眠情况，包括睡眠时长、深度和浅度睡眠阶段、REM 睡眠等，帮助用户了解并提高自己的睡眠质量。这些 App 还提供改善睡眠的建议，如调整睡眠环境和习惯，以提升睡眠质量。例如，Sleep Cycle、蜗牛睡眠等 App，它们在提供基础睡眠监测的同时，还配备了智能唤醒功能，能够在用户处于浅睡阶段时选择唤醒，避免打扰深度睡眠。

（4）心率血压监测 App

心率和血压是评估心血管健康的关键指标。心率血压监测 App 通过连接智能手环、手表等穿戴设备，实时监测用户的心率和血压，使用户能够了解自己的心血管状况。这些 App 还提供心率和血压的历史记录和趋势分析，帮助用户及时发现异常。例如，小米运动、华为运动健康等 App，它们在提供基础监测功能的同时，还有健康提醒和预警机制，一旦检测到数据异常，系统会自动通知用户，提醒及时咨询医生。

（5）女性健康 App

女性健康 App 专注于女性的生理周期、孕期、育儿等健康议题。这些 App 通过记录和分析生理周期数据，帮助女性了解自身状况。同时，提供孕期饮食、育儿技巧等健康知识，帮助女性更好地照顾自己和宝宝。例如，美柚、大姨妈等 App，它们在提供基础的生理周期管理功能的同时，还建立了社区，让用户可以分享个人经验，进行交流和学习。

（6）健康问答 App

健康问答 App 是一个提供健康咨询和知识分享的平台。用户可以在此提出健康相关问题，获得专业医生或健康专家的解答和建议。这些 App 还提供介绍健康知识的文章供用户学习。例如，春雨医生、丁香医生等 App，它们除了健康问答服务外，还提供在线挂号、药品查询等便民功能，帮助用户更有效地管理自己的健康。

五、可穿戴设备与实时健康监测

1. 可穿戴设备与健康管理

随着科技的飞速发展，可穿戴设备已经逐渐渗透到我们的日常生活中。从最初的智能手表、健康手环，到如今的智能眼镜、智能服装，可穿戴设备不仅为我们的生活带来了便捷，更在健康管理领域展现出了巨大的潜力和价值。本部分旨在深入探讨可穿戴设备在健康管理中的应用、面对的挑战及未来发展趋势。

（1）可穿戴设备的概念与种类

可穿戴设备指的是能够直接穿戴在身体上的便携式智能设备，它们通过软件支持以及与数据和云端的交互，实现多样化的功能。这些设备以其轻便性、便携性和持续监测能力著称，能够实时搜集用户的生理信息，如心率、血压、步数和睡眠质量等。

按照功能和使用目的的差异，可穿戴设备主要分为健康监测设备、运动辅助设备、智能家居控制设备和娱乐通信设备等。其中，健康监测设备在健康领域的应用尤为普遍，它们能够实时追踪用户的生理状况，提供定制化的健康建议和指导。

（2）可穿戴设备在健康领域的应用

① 健康监测与警示

可穿戴设备能够实时追踪用户的生理指标，如心率、血压和血糖等，并通过数据分析来识别异常。一旦检测到用户生理指标的异常，设备会立即发出警示，提醒用户注意自己的健康状态，防止疾病的加重。

② 慢性病监护

对于慢性病患者而言，持续的健康监护非常重要。可穿戴设备能够连续搜集患者的生理数据，并通过云端技术与医生进行即时沟通。医生可以根据患者数据的变化，适时调整治疗计划，优化治疗效果。

③ 运动健身辅导

运动健身是增强体质、预防疾病的重要手段。可穿戴设备能够记录用户的运动信息，如步数、卡路里消耗和运动路径等，并提供定制化的运动建议和辅导。通过科学的指导，用户可以更有效地达到锻炼目的，提升身体素质。

④ 睡眠监测与优化

睡眠是人体恢复活力、保持健康的关键途径。可穿戴设备能够实时监测用户的睡眠质量，包括睡眠时长、深度和睡眠呼吸等。通过分析睡眠数据，设备可以提供改善睡眠的方案和建议，帮助用户获得更好的休息。

（3）可穿戴设备在健康领域面临的挑战

① 数据安全与隐私保护

在搜集用户生理数据的过程中，可穿戴设备需要解决数据安全和隐私保护的问题。确保用户数据安全，防止数据泄露或被不当使用，是可穿戴设备在健康领域需要重视的问题。

② 设备的精确度与可靠性

可穿戴设备的精确度和可靠性对于健康监护至关重要。如果设备提供的数据不准确或不可靠，可能会对用户健康造成负面影响。因此，提升设备的精确度和可靠性是制造商不断追求的目标。

③ 用户接受度与遵循性

尽管可穿戴设备在健康领域具有巨大的潜力，但用户的接受度和遵循性仍是一个重要问题。一些用户可能因为对设备功能或操作不熟悉，或对数据解读存在误解，而对可穿戴设备持保留态度。因此，提高用户接受度和遵循性是推广可穿戴设备应用的关键。

（4）可穿戴设备在健康管理中的未来趋势

① 智能化与个性化发展

随着人工智能技术的进步，可穿戴设备将实现更智能化和个性化的健康管理。设备能够根据用户的生理数据和生活习惯，提供更精准的个性化健康建议。同时，设备还能根据用户的习惯和需求，自动调整设置，提升用户体验。

② 多功能融合与行业合作

未来，可穿戴设备将集成更多功能，实现与不同行业的合作。除了基础的健康监测外，设备可能集成智能家居控制、娱乐通讯等功能，实现多功能一体化。同时，可穿戴设备可与医疗机构、保险公司等行业合作，共同推进健康产业的发展。

③ 普及化与市场化

技术进步和成本降低将使可穿戴设备越来越普及和市场化。更多用户将能够享受到可穿戴设备带来的便利和健康管理服务。随着市场需求的增长和应用场景的拓展，可穿戴设备的市场前景将更加广阔。

2. 健康数据采集与实时健康监测

随着科技的不断进步和人民生活水平的提高，健康问题日益受到社会各界的广泛关注。在这个信息爆炸的时代，数据的力量不容忽视。健康数据的采集与实时健康监测是健康管理领域的重要组成部分，对于预防疾病、提高生活质量、优化医疗资源配置等方面具有重要的意义。以下内容将从健康数据采集的技术手段、实时健康监测系统的构建、应用案例以及未来发展趋势等方面，对健康数据采集与实时健康监测进行深入的探讨。

（1）健康数据收集的技术手段

① 传统健康数据收集方式

传统的健康数据收集主要通过医疗机构的体检、问卷调查和病历记录等方式进行。这些方法虽然确保了一定的准确性和可信度，但存在诸如数据收集速度慢、信息更新延迟、数据共享难等问题。同时，鉴于医疗资源的有限性，传统方法往往难以满足大规模人群的健康监测需求。

② 当代健康数据收集技术

随着传感器、物联网和大数据等技术的进步，现代健康数据收集技术已经形成。这些技术通过可穿戴设备、智能家居和移动医疗应用程序等手段，实现了对人体生理参数的实时监测和数据收集。现代技术以其实时性、持续性和高效性，为用户提供了更全面、精准的健康数据支持。

A. 可穿戴设备

作为现代健康数据收集技术的重要组成部分，可穿戴设备通过内建传感器实时监测用户的体温、心率、血压和血糖等生理指标，并将这些数据上传至云端进行分析。这些设备的优点包括便携性和易用性，允许用户随时随地进行健康监测。

B. 智能家居

智能家居通过在家中布置传感器和智能设备，收集用户的日常生活习惯和环境状况信息，这些信息对于评估用户的健康状况和提供定制化健康建议至关重要。智能家居系统能够与可穿戴设备和移动医疗应用程序等实现互操作，构建全面的健康管理数据网络。

C. 移动医疗应用程序

移动医疗应用程序利用智能手机等移动设备作为数据收集的终端，通过用户输入或自动收集的方式获取健康信息。这些应用程序可以记录用户的饮食、运动和睡眠等生活习惯，也可以访问用户的体检报告和病历。由于其高普及率和强用户粘性，这些应用程序吸引了大量用户参与健康数据的收集和分享。

（2）实时健康监测系统的构建

实时健康监测系统是基于健康数据收集技术建立的，用于实时监控和预警用户的健康状况。一个完整的系统通常包括数据采集、传输、存储、分析和用户交互等层次。

① 数据采集层

数据采集层是系统的基础，通过各种传感器和智能设备收集用户的健康数据。这一层需要确保数据的准确性和实时性，以满足系统对健康状况实时监控的需求。

② 数据传输层

数据传输层负责将收集的健康数据安全、稳定地从采集层传输到存储层。它需要考虑数据传输的实时性和效率，确保系统能够及时处理健康数据。

③ 数据存储层

数据存储层负责存储收集的健康数据及系统的配置和用户信息。这一层需要具备充足的存储空间和高效的数据管理能力，同时重视数据的安全性和隐私保护。

④ 数据分析层

数据分析层是系统的核心，负责处理和分析收集的健康数据。它需要应用先进的算法和模型，从而评估和预测用户的健康状况，进而提供个性化的健康管理建议。

⑤ 用户交互层

用户交互层是系统与用户沟通的界面，展示系统功能和分析结果。这一层需要有友好的界面设计和丰富的功能支持，使用户能够方便地查看健康状况、接收预警、设置健康计划。

（3）应用实例

实时健康监测系统在多个领域有广泛应用。例如，在医疗领域，系统可以监控患者的生命体征，帮助医生快速响应病情变化；在健康管理领域，系统可以帮助用户了解健康状况、制订计划、改善习惯；在保险领域，系统可以评估被保险人的健康和风险，为保险公司提供定价和风险管理支持。

（4）未来发展方向

随着人工智能、云计算等技术的进展，实时健康监测系统的未来发展前景广阔。未来，系统将更加智能化、个性化、集成化，运用先进算法进行精准分析，提供定制化健康管理服务，与其他领域深度融合，构建完善的健康管理体系。

六、大数据、人工智能与医疗

1. 了解大数据

在信息化时代的浪潮中，大数据作为一股不可忽视的力量，正在逐渐改变着我们的生活、工作以及思考方式。从商业决策到政府治理，从科学研究到艺术创作，大数据的渗透和应用已经无处不在。那么，究竟什么是大数据？它有哪些特性？如何产生？又将如何影响我们的未来？接下来，我们将一起走进大数据的世界，探寻其背后的奥秘。

（1）大数据的定义

大数据，顾名思义，是指那些数据量庞大、类型多样、处理速度快且难以用传统数据处理方法进行有效处理的数据集合。它不仅包括了我们通常所说的结构化数据，如数据库中的表格数据，还包括了非结构化数据，如社交媒体上的文本、图片、视频等。这些数据的集合，构成了我们所说的“大数据”。

（2）大数据的特性

①数据量大

大数据的第一个显著特性就是其数据量庞大。随着信息技术的不断发展，我们每天都在产生大量的数据，这些数据涵盖了各个领域，从个人生活到企业运营，从科学研究到政府治理，无处不在。

②类型多样

大数据的第二个特性是类型多样。这些数据不仅包括传统的结构化数据，还包括非结构化数据和半结构化数据。这些数据类型的多样性使得大数据的处理和分析变得更加复杂。

③处理速度快

大数据的第三个特性是处理速度快。在信息时代，数据的价值往往与其时效性紧密相关。因此，对于大数据的处理和分析需要具有极高的速度，以便能够及时地获取有价值的信息。

④价值密度低

大数据的第四个特性是价值密度低。虽然大数据的数据量庞大，但其中真正有价值的信息往往只占很小的一部分。因此，如何从海量的数据中提取出有价值的信息，是大数据处理和分析的重要任务之一。

（3）大数据的产生与来源

①互联网的发展

互联网的发展是大数据产生的重要推动力之一。随着互联网的普及和应用的深入，人们越来越依赖于互联网进行信息获取、交流和娱乐等活动。这些活动产生了大量的数据，包括网页浏览记录、社交媒体上的文本和图片、在线购物记录等。这些数据构成了大数据的重要来源之一。

② 物联网的发展

物联网的发展对大数据的兴起起到了关键的推动作用。通过将众多设备接入互联网，物联网实现了设备间的数据互通与共享。这些设备生成的数据类型多样，包括位置信息、操作状态、传感器读数等，具有即时性、持续性和多元性的特点，为大数据分析和处理提供了更广阔的空间。

③ 传统行业的数字化改造

传统行业的数字化改造同样是大数据增长的一个关键驱动力。随着信息技术的日益成熟，众多传统行业开始引入数字化技术，以提升生产效率和优化管理流程。这一过程中产生的数据量巨大，涵盖了生产、销售、客户等多个方面，对企业的战略决策和日常运营具有深远的影响。

（4）大数据的影响力及其未来趋势

① 商业应用

在商业领域，大数据已经成为企业制定决策的核心资源。企业通过对大数据的深入分析，能够更精准地捕捉市场动向和竞争格局，制定更为精准的市场策略和产品发展计划。此外，大数据还助力企业在供应链管理和运营效率上做出改进，有效降低成本和风险。

② 政府管理

在政府管理领域，大数据正发挥着越来越关键的作用。政府通过收集和分析大数据，能更准确地掌握社会脉动和民意变化，制定更为科学和合理的政策与规划。同时，大数据也助力政府提升公共服务的效率与质量，增进民生福祉。

③ 科学研究

在科研领域，大数据为科学家们提供了丰富的研究材料和新的思路。通过对大数据的分析，科学家们可以更深入地探索自然法则和人类行为模式，推动科学探索的深入发展。

④ 未来趋势

技术进步和应用范围的不断扩大预示着大数据在未来将扮演更为关键的角色。未来，我们将看到更多基于大数据的创新应用和突破性技术出现，这些应用和技术将为我们的生活带来更大的便利和更多可能性。同时，我们也应该意识到大数据带来的挑战，包括数据隐私保护和数据安全等问题，这些都需要我们共同努力应对和解决。

2. 大数据在医疗健康领域的作用

随着信息技术的飞速发展，大数据已成为现代社会的关键资源。特别是在医疗健康行业，大数据的应用开辟了疾病诊疗、预防、管理及政策制定的新机遇。以下内容将深入讨论大数据在医疗健康领域的影响，分析其在提升医疗服务效率、优化资源配置、激发科研创新等方面的具体贡献，并对其未来趋势进行展望。

（1）大数据在医疗健康领域的应用现状

① 电子病历和数据融合

电子病历是大数据在医疗健康领域应用的基石。将患者的基本信息、诊断、治疗方案等转化为数字化存储，便于医疗机构实现病历的共享与检索。这不仅提升了医生的工作效率，也改善了患者的就医体验。大数据整合了医院、诊所、实验室等多渠道的医疗数据，为医生提供了全面的患者信息，辅助他们做出更准确的诊断和治疗决策。

② 疾病预测与预防

大数据在疾病预测与预防方面扮演了关键角色。通过分析大量病例数据，研究人员能够揭示疾病的发生规律和趋势，提前采取预防措施。例如，通过分析流感病毒的传播模式和人群分布，预测疫情走向，为政府制定防控措施提供依据。大数据还能评估公共卫生政策的效果，指导政策的调整和优化。

③ 个性化医疗和精准治疗

大数据为个性化医疗和精准治疗提供了支持。通过分析患者的基因、生活习惯、病史等数据，医生能制定出个性化治疗方案。这种基于大数据的精准治疗提高了疗效，减少了药物副作用和经济负担。此外，大数据还能帮助医生发现疾病的早期信号和潜在风险，为患者提供早期干预和治疗。

④ 医疗资源的优化配置

大数据在医疗资源优化配置中发挥了重要的作用。通过分析医疗机构、医生、设备等资源的使用数据，发现并调整资源分配的不均衡，能够优化医疗资源配置。例如，分析不同地区的医疗资源需求，制订合理的配置计划，提高服务覆盖率和可及性。此外，大数据还能帮助医疗机构优化流程和管理，提升运营效率和服务质量。

（2）大数据在医疗健康领域的具体作用

① 提升医疗服务效率

大数据在提高医疗服务效率方面起到了关键作用。通过自动化处理和分析大量医疗数据，能够帮助医生快速获取信息并做出诊疗决策。大数据还能优化医疗机构的工作流程，减少患者等待的时间和医疗资源浪费。智能排班系统能合理安排医生的工作和休息，提升医生工作效率和满意度。

② 优化医疗资源配置

大数据在医疗资源配置优化中扮演了重要角色。通过分析医疗资源的使用情况，有助于发现并调整资源分配的不均衡，确保资源的合理利用，提高医疗服务质量和效率。大数据还能预测未来资源需求，提前做好准备。通过分析历史数据和预测模型，可以预测疾病的发病率和患者的数量，提前调整资源配置。

③ 促进科研创新

大数据在推动医疗科研创新方面发挥了重要作用。通过分析和挖掘大量医疗数据，有助于发现新的研究方向和点子。大数据为科研人员提供丰富的数据支持，帮助他们深入理解疾病本质和机制，推动科研进展。此外，大数据还能加速新药研发和临床试验，为新药上市和应用提供支持。

（3）大数据在医疗健康领域面临的挑战与对策

① 数据隐私与安全

大数据在医疗健康领域的应用面临数据隐私挑战和安全挑战。医疗数据包含个人隐私和敏感信息，需要严格的保护措施确保数据安全。需要建立和完善数据安全管理制度和技术防护体系，加强数据访问、传输和存储的监控和管理。

② 数据质量和准确性

医疗数据的质量和准确性对大数据应用至关重要。数据来源多样、格式不一可能导致质量问题。需要对医疗数据进行质量控制和校验，确保数据准确可靠。同时，应加强数据质量监测和评估，及时发现并纠正问题。

③ 跨学科合作与人才培养

大数据在医疗健康领域的应用需要跨学科合作和人才支持。目前，医疗与信息技术领域的合作不够紧密，缺乏跨学科人才。需要加强领域间的交流合作，培养具备跨学科知识和技能的人才，以支持大数据应用。

（4）结论与展望

大数据的应用为医疗健康领域带来改进和创新的机遇。通过提升效率、优化资源配置、促进科研创新，大数据为领域发展注入了新动力。面对数据安全和质量等方面的挑战，需要加强数据安全管理和质量控制，并重视跨学科合作和人才培养。随着技术的进步和应用的拓展，大数据将在医疗健康领域发挥更广泛深入的作用，为人类健康福祉作出更大贡献。

3. 大数据在医疗信息化中的应用场景

随着信息技术的快速进步，大数据已成为推动各行业创新的关键力量。在医疗信息化领域，大数据的应用尤为显著，它不仅能优化医疗服务流程、提高医疗质量，还能在疾病预测、健康管理、药物研发等方面起到关键作用。以下内容将从多个维度探讨大数据在医疗信息化中的应用情况，旨在为医疗行业的创新提供参考。

（1）大数据在医疗信息化中的基础应用

① 医疗数据的存储与管理

医疗信息化过程中，需要有效管理与存储庞大的医疗数据，如病历、检查结果、医学影像等。建立基于大数据的医疗数据存储平台，可实现数据的集中存储、备份与恢复，保障数据安全与完整。同时，利用大数据技术对数据进行分析，揭示数据间的关联与规律，为医疗决策提供依据。

② 医疗数据的共享与交换

医疗数据的共享与交换是医疗信息化建设的重要目标。构建基于大数据的共享平台，实现医疗机构间的数据互通与共享，有助于医疗资源的优化配置与合理利用。例如，通过病历和检查结果的共享，避免重复检查，提升医疗效率；通过医疗资源信息的共享，优化资源配置，提高服务质量。

（2）大数据在医疗信息化中的高级应用

① 疾病预测与防控

大数据在疾病预测与防控方面展现出独特的优势。通过分析历史疫情与病例数据，建立疾病预测模型，预测疾病流行趋势。结合人口学、环境学等跨学科数据，分析疾病影响因素与传播规律，为防控措施提供依据。如在新冠肺炎疫情期间，大数据分析在疫情监测、病毒溯源、疫苗接种等方面发挥了重要的作用。

② 精准医疗与个性化治疗

大数据技术的应用让精准医疗和个性化治疗成为现实。通过分析病人的基因、生活习惯、健康状况等信息，有助于医生制订个性化的治疗方案和健康管理计划。例如，在肿瘤治疗中，通过分析病人的基因信息和肿瘤特征，选择适宜的药物和治疗方法；在慢性病管理中，通过分析生活习惯和健康状况，制订个性化计划，提升生活质量。

③ 药物研发与临床试验

大数据技术在药物研发和临床试验中也显示出其重要性。通过分析历史药物研发和临床试验数据，预测药物疗效和安全性，缩短研发周期，降低成本。同时，大数据技术深入分析药物作用机制和副作用，为药物研发提供科学依据。例如，在基因组学和药物靶点研究中，大数据分析帮助发现新的药物靶点和机制；在临床试验中，大数据分析帮助评估药物疗效和安全性。

（3）大数据在医疗信息化中面临的挑战与对策

① 数据隐私与安全

医疗信息化建设中，数据隐私与安全至关重要。医疗数据包含病人隐私，需采取有效措施保护数据安全和隐私。这包括加强数据加密、访问控制、审计，建立数据泄露应急预案和危机管理机制，提高医护人员和相关人员的数据保护意识。

② 数据质量与标准化

医疗信息化建设中，数据质量与标准化是重要挑战。医疗数据来源广泛，需确保数据质量和标准化。这包括制定统一的数据标准和规范，建立数据质量控制和校验机制，加强数据清洗、整合、标准化处理，监测和评估数据质量。

③ 跨领域合作与数据共享

医疗信息化建设中，跨领域合作与数据共享是重要的问题。医疗数据涉及多个领域，需加强跨领域合作和数据共享。这包括建立合作机制和共享平台，促进医疗机构、科研机构、企业间的合作交流，推动数据开放共享，加强数据共享监管和管理。

4. 人工智能在医疗领域的应用

随着科技的飞速发展，人工智能（AI）技术已逐渐渗透到我们生活的方方面面，其中，医疗领域作为与人们生命健康息息相关的行业，更是成为 AI 技术应用的热点。以下内容旨在深入探讨人工智能在医疗领域的应用，分析其给医疗行业带来的变革，以及未来可能的发展趋势。

（1）人工智能在医疗诊断中的运用

① 医学影像的智能分析

医学影像的智能分析是人工智能在医疗诊断中的关键应用。利用深度学习技术，人工智能能够自动识别 X 光、CT、MRI 等医学影像，协助医生进行疾病诊断。AI 在早期筛查肺癌、乳腺癌等肿瘤方面取得了显著成果，极大地提升了诊断的准确度和效率。

② 病理诊断的辅助

在病理诊断领域，人工智能技术通过分析病理切片中的细胞形态和排列等特征，辅助医生进行疾病诊断。这不仅提升了诊断的准确度，还减轻了医生的工作量。人工智能还能进行病理图像的量化分析，为疾病预后评估提供支持。

③ 基因测序与诊断的辅助

基因测序是诊断遗传性疾病的关键手段。人工智能技术通过分析大量基因数据，快速识别与疾病相关的基因变异，为早期诊断和治疗提供了支持。此外，人工智能还能预测疾病的遗传风险，为家族成员提供定制化的健康建议。

（2）人工智能在医疗治疗中的运用

① 个性化治疗方案的制定

人工智能技术可以根据患者的病史、基因信息、生活习惯等多维度数据，制定个性化的治疗方案。这不仅提升了治疗效果，还减少了医疗资源的不必要浪费。例如，在肿瘤治疗中，人工智能根据患者的基因表达情况，选择最合适的靶向药物，提高治疗效果并降低副作用。

② 机器人手术的实施

机器人手术是人工智能技术在医疗治疗中的重要应用。通过精准控制手术器械，机器人手术实现了更高的手术精度和更低的风险。目前，机器人手术已在心脏手术、神经外科手术等领域得到广泛应用，并取得了显著成效。

③ 康复辅助设备的智能化

人工智能技术也被应用于康复辅助设备的研发。例如，智能假肢、智能轮椅等设备能够根据患者的动作意图进行自适应调整，帮助患者恢复运动功能。人工智能还能通过分析患者的康复数据，制订个性化的康复计划，提高康复效果。

（3）人工智能在医疗管理中的运用

① 电子病历的智能管理

电子病历是医疗管理的重要组成部分。人工智能技术通过自然语言处理等技术手段，实现电子病历的自动分类、整理和分析，为医生提供便捷的病历查阅和检索功能。同时，人工智能还能提取和分析病历中的关键信息，为医疗决策提供支持。

② 药物研发与智能管理

在药物研发与管理领域，人工智能技术通过分析大量药物数据，预测药物的疗效和副作用，为药物研发提供支持。此外，人工智能还能进行药物库存的智能管理，确保药物供应的及时性和准确性。

③ 医疗资源的智能优化配置

人工智能技术通过分析医疗机构的运营数据，优化医疗资源配置。例如，人工智能可以根据患者的就诊需求和医生的排班情况，智能安排患者的就诊时间和医生的工作计划，提升医疗资源的利用效率。

（4）挑战与未来展望

尽管人工智能在医疗领域的应用已取得显著成效，但仍面临诸多挑战，如数据安全和隐私保护、人工智能技术的可解释性和可信度等。未来，我们需要进一步完善人工智能的理论基础和算法体系，提高其可靠性和稳定性。同时，加强跨学科合作与交流，共同推动人工智能技术在医疗领域的深入发展和广泛应用。

七、区块链与医疗

1. 了解区块链技术

在当今这个数字化飞速发展的时代，区块链技术以其独特的去中心化、透明、不可篡改等特性，成为科技领域的一颗璀璨新星。为了更全面地了解区块链技术，我们需从其起源、原理、应用、挑战及未来趋势等多个维度进行深入的剖析。

（1）区块链技术的起源与发展

区块链技术的起源可以追溯到2008年，一位（或一群）化名为中本聪（Satoshi Nakamoto）的学者（或学者团队）发表了一篇名为《比特币：一种点对点电子现金系统》的论文。在这篇论文中，中本聪首次提出了区块链的概念，并将其应用于比特币这一数字货币的底层技术中。自此，区块链技术开始引起了科技界的广泛关注。

经过多年的发展，区块链技术已经从最初的数字货币领域拓展到了金融、供应链、物联网、版权保护等多个领域。同时，随着技术的不断成熟和应用的不断拓宽，区块链技术也在不断地演进和发展。

（2）区块链技术的原理与特点

区块链技术的基本原理是，通过将一系列数据块（Block）按照时间顺序相连，形成链式数据结构（Chain），并运用密码学算法来确保数据的安全性和不可篡改性。在区块链中，每个数据块都包含了前一个数据块的哈希值（Hash），以此作为链接，确保整个链式数据结构的一致性和完整性。区块链技术的特点主要体现在以下几个方面。

①去中心化

区块链技术采用分布式账本（Distributed Ledger）的形式，实现了数据的去中心化存储和管理。这使得区块链系统不依赖于任何中心化的机构或节点，从而提高了系统的安全性和稳定性。

② 数据的开放性

在区块链技术构建的系统中，所有数据对所有人开放，可供查询和验证。这种开放性有助于构建一个信任体系，减少欺诈和作弊行为的发生。

③ 数据的不可更改性

区块链利用密码学方法对数据进行加密和签名，确保数据在传输与存储时的安全和完整。数据一旦上链，便无法更改或删除，确保了数据的真实性和可靠性。

④ 系统的自我管理性

区块链技术通过智能合约等手段实现系统的自我管理。智能合约是一种在满足预设条件时自动执行的程序，它允许区块链系统在无需人工操作的情况下自动运行和管理。

（3）区块链技术的应用范围

① 在金融行业中的应用

区块链技术在金融行业中有着广泛的应用，包括数字货币、国际支付、证券交易、保险理赔等。区块链技术通过去中心化交易和清算，降低了交易成本，提高了效率。

② 在供应链管理中的应用

区块链技术能够对供应链进行全程追踪和溯源，保障产品质量和安全。同时，它还能优化供应链的合作，提高透明度和效率。

③ 在物联网中的应用

区块链技术为物联网设备提供了一个安全的通信和数据交换平台。它实现了设备间的去中心化通信，增强了物联网系统的安全性和稳定性。

④ 在版权保护中的应用

区块链技术为数字内容提供了一个不可篡改的版权认证和溯源机制。这确保了数字内容的原创性，降低了侵权和盗版的风险。

（4）区块链技术面临的挑战和问题

尽管区块链技术具有许多优势和应用潜力，但在实际应用中也存在着一些挑战和问题。

① 技术的成熟度

目前，区块链技术尚未完全成熟，存在性能和可扩展性的限制，智能合约的编写和执行也面临风险。

② 法律和监管问题

区块链技术的去中心化特性给法律监管带来了难度，如何制定合适的法规以规范其发展是一个迫切需要解决的问题。

③ 安全性风险

尽管区块链系统本身安全性高，但仍存在被黑客攻击和恶意节点干扰的风险，智能合约的漏洞也可能导致资金损失或系统故障。

（5）区块链技术的未来发展前景

随着技术的成熟和应用范围的扩大，区块链技术将展现出更大的发展潜力。以下是一些可能的发展趋势。

① 技术的创新与应用的扩展

技术的持续创新和新应用场景的开发将使区块链技术更加成熟，预计未来将出现更多创新的区块链协议和平台。区块链技术也可能与人工智能、物联网等技术融合，实现更智能化、自动化的应用。

② 跨链技术与互操作性的发展

区块链技术的发展将重视不同区块链系统间的互操作性和连接性。跨链技术将促进不同系统间的数据交换和通信，加强系统间的协作。

③隐私保护与数据安全

随着区块链技术在更多领域的应用和普及，隐私保护和数据安全将成为一个重要的问题。未来可能会出现更多新型的隐私保护技术和加密算法来确保区块链系统中数据的安全性和隐私性；同时，区块链系统也需要加强自身的安全防护

2. 保护患者数据和隐私

在医疗领域，患者数据和隐私的保护是一项至关重要的任务。随着信息技术的飞速发展，医疗数据的收集、存储、处理和应用变得日益广泛，但同时也带来了数据泄露和隐私侵犯的风险。因此，保护患者数据和隐私不仅是医疗机构的法律责任，更是对患者权益的尊重和维护。

（1）保护患者数据和隐私的必要性

① 遵循法律法规

各国政府为保护个人信息的隐私与安全，制定了一系列严格

的法律法规。如欧盟的《通用数据保护条例》(GDPR)和中国的《个人信息保护法》，都对个人数据的收集、使用、存储和传输等环节设定了明确的规范。医疗机构作为个人数据的收集和使用大户，必须恪守这些法规，保障患者数据的合法与安全。

② 维护患者权益

患者数据和隐私的保护与患者的基本权益息息相关。患者的个人信息、医疗记录、诊断信息等均属于隐私，一旦外泄或被不当使用，将给患者带来诸多不便和损害。因此，维护患者数据和隐私是医疗机构对患者权益的尊重，也是医疗伦理的基本原则。

③ 确保医疗安全

患者数据和隐私的泄露可能威胁到医疗安全。例如，黑客攻击医疗信息系统盗取患者数据，或医疗机构内部人员滥用患者数据进行不正当交易。这些行为可能危及患者的健康和安全，故而保护患者数据和隐私是确保医疗安全的关键。

(2)保护患者数据和隐私的措施

① 制定全面的管理规章

医疗机构需要制定全面的患者数据和隐私保护规章，规定数据收集、使用、存储和传输的规范。同时，建立数据安全管理责任体系，明确各级人员的责任和权限，确保数据安全合规。

② 强化技术防护

医疗机构应利用先进的信息技术加强患者数据和隐私的保

护，如采用加密技术保护数据存储和传输，使用访问控制技术严格限制数据访问，建立安全审计系统监控数据使用，防止数据泄露和滥用。

③ 提升员工培训与监管

医疗机构应对员工进行数据安全和隐私保护方面的培训，提升他们的安全意识和专业技能。同时，建立严格的员工管理制度，规范和监督员工行为，防止患者数据的内部滥用。

④ 建立共享与合作机制

在确保患者数据和隐私安全的基础上，医疗机构应探索建立合作与共享机制，促进医疗数据的合理使用和共享。如建立跨机构医疗数据共享平台，与科研机构合作进行医学研究，推动医疗技术发展。

⑤ 加大监管与惩处

政府应加强对医疗机构的监管，对违反患者数据和隐私保护规定的行为予以严惩。同时，建立举报奖励机制，鼓励公众参与监督，共同保护患者数据和隐私安全。

（3）患者数据和隐私保护面临的挑战与对策

①技术挑战

随着云计算、大数据、人工智能等技术的广泛应用，医疗数据的处理和应用变得更加复杂和多样化。这给患者数据和隐私的保护带来了新的挑战。为了应对这些挑战，医疗机构应不断跟进新技术的发展动态，加强技术研究和创新，提高患者数据和隐私保护的技术水平。

②法律挑战

不同国家和地区的法律法规存在差异，这给医疗数据的跨境流动和共享带来了困难。为了解决这个问题，医疗机构应加强国际合作与交流，共同制定符合国际标准的医疗数据保护规范。同时，应加强对国际法律法规的学习和了解，确保医疗数据的跨境流动和共享符合相关法律法规的要求。

③社会挑战

公众对患者数据和隐私保护的认识和重视程度不足，也给患者数据和隐私的保护带来了困难。为了解决这个问题，医疗机构应加强对公众的宣传和教育力度，提高公众对患者数据和隐私保护的认识和重视程度。同时，应积极与媒体合作开展宣传活动，提高社会对医疗数据保护的关注度和支持度。

3. 电子健康记录（EHR）管理

在医疗领域，电子健康记录（EHR）的高效管理对于提升医疗服务质量、确保患者安全以及优化医疗资源配置具有至关重要的作用。区块链技术以其独特的优势，为 EHR 管理提供了一种创新的解决方案。

区块链技术通过其去中心化的特性，为 EHR 提供了一个安全、可靠的存储环境。在区块链系统中，患者的健康记录被加密后分布式存储于各个网络节点上，这不仅增强了数据的安全性，也有效避免了因中心化存储而可能出现的数据丢失或被篡改的风险。

区块链的透明性和不可篡改性为 EHR 的真实性和完整性提供了保障。所有上链的医疗记录都经过严格的加密和验证，一旦录入，任何试图更改记录的行为都将被网络中的其他节点所检测和拒绝，从而确保了记录的真实性和可信度。

区块链技术还能够支持智能合约，这是一种自动执行的代码，能够在满足预设条件时自动触发相应的操作。在 EHR 管理中，智能合约可以用于自动化处理患者的数据访问权限、医疗记录的更新以及相关医疗服务的计费等，大大提高了医疗服务的效率和响应速度。

在实际应用中，区块链技术已经展现出其在 EHR 管理中的潜力。例如，通过区块链技术，可以实现医疗机构之间的数据共享和交换，促进跨机构的医疗协作，提高医疗服务的连续性和协调性。同时，患者也能够通过授权机制，安全地分享自己的健康信息给不同的医疗服务提供者，从而获得更加个性化和精准的医疗服务。

区块链技术在 EHR 管理中也面临一些挑战，如技术成熟度、法律监管、数据隐私保护等问题。为了解决这些问题，需要加强跨学科的合作与交流，不断完善区块链技术的理论基础和算法体系，提高其在医疗领域的应用成熟度和可靠性。

4. 医疗身份验证

区块链技术在医疗身份验证方面的应用为确保患者接受正确治疗和药物提供了新的手段。通过区块链，患者的医疗信息可以被安全地存储和验证，从而降低身份盗窃和保险欺诈的风险，确保患者得到适当的医疗服务。

区块链技术可以为患者创建一个唯一的数字身份，这个身份与他们的医疗记录相关联。在需要验证患者身份时，医疗服务提供者可以通过区块链系统进行快速、准确的核实，从而确保患者获得与其医疗历史相符的治疗。

区块链的不可篡改性质保证了医疗记录的真实性和完整性。任何试图非法访问或修改医疗记录的行为都会被系统记录并阻止，从而保护患者免受错误治疗和不必要医疗程序的影响。

区块链技术还可以与智能合约结合使用，实现自动化的医疗计费和保险赔付流程。智能合约能够在满足预设条件时自动执行，如在患者完成治疗后自动处理保险赔付，减少了人工干预和潜在的欺诈行为。

区块链技术在医疗身份验证中的应用前景广阔。随着技术的成熟和相关法规的完善，区块链有望成为医疗行业提高服务效率、保障患者安全的重要工具。通过精确的身份验证和安全可靠的数据处理，医疗行业能够更好地服务于患者，同时降低运营成本和风险。

5. 药品供应链管理

区块链技术在药品供应链管理中的应用，为确保药品的质量和安全提供了一种创新的解决方案。通过区块链，可以对药品从生产、运输到分配的整个流程进行追踪，有效防止假药的流通。

区块链的去中心化特性允许药品供应链中的每个环节都记录在不可篡改的分布式账本上。这意味着从原材料采购到最终产品的销售，所有交易和移动都可以被实时监控和验证。这种透明度大大增加了药品供应链的可信度，消费者和监管机构可以轻松确认药品的来源和真实性。

区块链技术通过智能合约实现自动化和效率提升。智能合约在满足预设条件时自动执行，如在药品到达特定检查点时自动记录和报告，减少了人工干预，降低了错误和欺诈的风险。

区块链在药品供应链中的应用还包括对特殊管理要求药品的严格控制。例如，对于冷藏冷冻药品，区块链可以确保温度控制要求得到满足，通过实时监测记录来保障药品在整个储存和运输过程中的质量安全。

未来，随着区块链技术的不断发展和成熟，预计将在药品供应链管理中发挥更加重要的作用。通过提高供应链的透明度、安全性和效率，区块链技术有望成为提升药品质量和安全的关键工具，为公众健康提供更强有力的保障。

6. 临床试验记录

区块链技术在临床试验记录方面的应用，正逐步展现出其在提升数据管理质量和确保数据完整性方面的巨大潜力。通过区块链，临床试验的每个环节，包括患者招募、数据收集、结果记录等，都能被详细记录并实现可追溯性。这种去中心化的数据存储方式，不仅确保了数据的安全性，也增强了数据的不可篡改性。

在临床试验的过程中，数据的真实性和完整性对于评估药物的安全性和有效性至关重要。区块链技术通过加密算法和链式数据结构，为临床试验数据提供了一个安全、透明的存储环境。一旦数据被记录在区块链上，就无法被更改或删除，从而确保了数据的原始性和真实性。这对于监管机构、研究机构和申办方来说，是一个巨大的优势，因为它有助于提高临床试验的透明度和公信力。

区块链技术还能够通过智能合约自动执行临床试验中的协议和规则，减少人为错误和操作风险。智能合约在满足预设条件时自动触发，如自动记录患者同意书的签署、自动提醒研究者进行后续的随访等，进一步提高了临床试验的效率和准确性。

在受试者隐私保护方面，区块链技术也能够发挥重要作用。通过使用非对称加密技术，患者的个人信息可以被有效保护，只有授权的用户才能访问和使用这些数据。这不仅符合临床试验的伦理要求，也符合数据保护法规的要求。

随着技术的发展和应用的深入，区块链在临床试验记录方面的应用将越来越广泛。它不仅能够提高临床试验的质量和效率，还能够为临床试验的参与者提供更多的安全保障和信任。通过区块链技术，临床试验将能够更好地服务于新药研发和医疗健康的进步。

7. 患者授权与数据共享

区块链技术为患者提供了一种全新的数据授权和共享机制。患者可以完全掌控自己的医疗信息，并自主决定哪些信息可以共享，以及与谁共享。这种控制权的实现，基于区块链的加密和分布式存储特性，确保了数据的安全性和隐私性。

患者通过区块链技术授权共享医疗数据时，首先需要在系统中注册并创建一个数字身份。这个数字身份与他们的医疗记录相关联，并受到一对独特的公钥和私钥的保护。当患者同意共享数据时，他们的信息将通过加密传输，并在区块链上生成一个不可篡改的记录，记录谁在什么时间访问了哪些数据。这种方式不仅保护了患者的隐私，也使得数据访问更加透明和可追踪。

区块链技术还能够与智能合约结合使用，实现自动化的数据共享流程。智能合约可以预设患者对数据共享的规则和条件，一旦满足这些条件，合约将自动执行数据共享的操作，无需患者进行额外操作。

尽管区块链技术提供了强大的数据控制能力，患者在使用时应充分了解并信任该技术。医疗机构和技术人员需要对患者进行教育，解释区块链如何安全地存储和共享数据，以及患者如何通过区块链技术控制自己的医疗信息。

在医疗数据共享的实践中，区块链技术的应用还面临一些挑战，包括技术复杂性、性能和可扩展性问题，以及标准化和合规性问题。但随着技术的不断发展和完善，预计区块链将在医疗数据共享领域发挥越来越重要的作用，为患者提供更加安全、高效、可靠的数据共享服务。

8. 医疗支付系统

区块链技术在医疗支付系统中的应用，正逐渐改变传统支付方式的局限，为医疗行业带来创新的解决方案。通过构建去中心化的支付系统，区块链技术能够降低交易成本，加快支付速度，同时提高交易的透明度和安全性。

去中心化的特性意味着在医疗支付过程中，不再需要依赖传统的中间机构来完成资金的转移。这种方式不仅简化了支付流程，还有效避免了因中介介入可能带来的信息泄露风险和处理延迟问题。此外，区块链技术通过加密算法确保了医疗支付信息的安全性，每一次诊疗服务产生的费用都会被实时上传至区块链网络，形成一个完整、可追溯的交易链条，从而提升了医疗支付的透明度 。

在医疗支付领域，区块链技术的应用还包括智能合约的使用，这使得医疗计费和保险赔付能够实现自动化处理。智能合约能够在满足预设条件后自动执行，如自动处理保险理赔，提高理赔效率，减少人工干预，降低运营成本和出错率 。

区块链技术在医疗支付中的应用还涉及医疗数据的共享和药品溯源等方面。例如，浙江、广东等地区通过区块链技术实现了医疗数据的全面上链存储与授权共享，推动了医疗信息的可信流转与安全共享。上海等地区则利用区块链技术打造了药品溯源系统，优化了药品流转效率并增强了监管效能 。

尽管区块链技术在医疗支付领域展现出了巨大的潜力，但在实际应用中仍面临一些挑战，如技术成熟度、法律监管、数据隐私保护等问题。未来，随着技术的不断发展和完善，预计区块链将在医疗支付领域发挥更加重要的作用，为人们提供更加便捷、安全、高效的支付体验 。

参考文献

[1] 世界卫生组织 . 空气质量指南 [Z]. 世界卫生组织，2006.

[2] 张华，李明 . 环境化学与人体健康 [M]. 北京：科学出版社，2010.

[3] 李红梅，张建华 . 绿色化学原理与应用 [M]. 上海：上海交通大学出版社，2012.

[4] 国家卫生健康委员会 . 中国居民膳食营养素参考摄入量 [M]. 北京：中国协和医科大学出版社，2018.

[5] 刘伟，张强 . 现代药物化学与合理用药 [M]. 南京：东南大学出版社，2013.

[6] 世界卫生组织 . 室内空气质量指南 [Z]. 世界卫生组织，2010.

[7] 国家卫生健康委员会 . 抗生素临床应用指导原则 [M]. 北京：人民卫生出版社，2015.

[8] 中国营养学会 . 中国居民膳食指南 [M]. 北京：人民卫生出版社，2016.

[9] 杨月欣，葛可佑 . 中国营养科学全书 [M]. 北京：人民卫生出版

社，2019.

[10] 刘政，张立实 . 食物营养与健康 [M]. 北京：中国轻工业出版社，2018.

[11] 李宁，张片红 . 特殊人群营养支持指南 [M]. 北京：人民卫生出版社，2017.

[12] 赵法伋 . 食品安全与健康 [M]. 北京：中国农业出版社，2017.

[13] 张文，刘烈刚 . 食品化学 [M]. 北京：中国轻工业出版社，2019.

[14] 王陇德，马冠生 . 营养与疾病预防：营养与健康系列科普 [M]. 北京：人民卫生出版社，2018.

[15] 孙长颢 . 营养与食品卫生学 [M]. 北京：人民卫生出版社，2017.

[16] 马玉海，苏佳灿，丁晋彪，等 . 运动与健康 [M]. 北京：清华大学出版社，2015.

[17] 赵丽华 . 饮食、运动与养生 [M]. 南京：东南大学出版社，2017.

[18] 张晓峰 . 心理养生与自我调节 [M]. 北京：中国中医药出版社，2016.

[19] 吴志宏 . 睡眠与健康 [M]. 杭州：浙江大学出版社，2015.

[20] 王晓东 . 情绪管理与健康 [M]. 上海：上海交通大学出版社，2019.

[21] 王丽，赵强 . 心理障碍的成因分析与应对策略 [M]. 北京：科学技术出版社，2021.

[22] 陈可明 . 健康心理学 [M]. 北京：科学出版社，2018.

[23] 文丹枫，韦绍锋 . 互联网 + 医疗：移动互联网时代的医疗健康革命 [M]. 北京：中国经济出版社，2015.

[24] 陈金雄 . 互联网 + 医疗健康：迈向 5P 医学时代 [M]. 北京：电子工业出版社，2015.

[25] 动脉网蛋壳研究院 . 区块链 + 医疗：新技术赋能医疗的应用与未来 [M]. 北京：中国经济出版社，2019.

[26] 王晓峰 . 食品安全与健康生活 [J]. 食品科学，2015，36（9）：1–5.

[27] 张爱珍 . 食物中毒预防与控制 [J]. 中国食品学报，2015，15（4）：1–5.

[28] 陈志钢 . 室内环境与健康 [J]. 环境与健康，2016，33（4）：1–4.

[29] 张晨，侯淑花 . 营养与健康综述 [J]. 中华护士杂志，2014，49（4）：311–314.

[30] 陈思，刘洋 . 情绪管理：做情绪的主人 [J]. 心理与健康，2019，（6）：52–55.

[31] 赵敏，周杰 . 应对挫折的心理策略 [J]. 心理月刊，2022，17（4）：44–47.

[32] 刘波，陈晨 . 人际关系对心理健康的影响 [J]. 社会心理科学，2021，（2）：105–108.

[33] 周涛，吴凡 . 心理偏差及其在日常生活中的表现 [J]. 心理探索，2023，（1）：30–33.

[34] 吴亮，张华 . 积极心理学视角下的自我激励策略 [J]. 心理技术

与应用，2020，8（3）：122–125.

[35] 张文，李强 . 心理健康与应对策略 [J]. 心理科学进展，2020，28（2）：335–344.

[36] 张华，李明 . 心理健康与生理健康的关系研究 [J]. 心理科学，2020，43（2）：355–361.

[37] 刘伟，张华 . 运动与心理健康的关系研究综述 [J]. 体育科学研究，2021，41（3）：82–90.

[38] 黄宇 . 传统养生文化与现代生活 [J]. 中华中医药杂志，2020，35（7）：1852–1854.

[39] 李红梅 . 时辰养生法的现代解读 [J]. 中医杂志，2019，60（9）：738–740.

[40] 周建华 . 音乐治疗在心理健康中的应用 [J]. 音乐时空，2018，（12）：45–47.

[41] 环境保护部 . 环境空气质量标准（GB 3095–2012）[S]. 北京：环境保护部，2012.

[42] 区苏娜，葛乐昕，范雯，等 . 区块链技术在数字医疗与健康中的应用进展 [J]. 数字医学与健康，2024，2（2）：119–123.